J. Freyschmidt · G. Freyschmidt

Haut-, Schleimhaut- und Skeletterkrankungen

SKIBO-Diseases

Springer

Berlin
Heidelberg
New York
Barcelona
Budapest
Hongkong
London
Mailand
Paris
Santa Clara
Singapur
Tokio

J. Freyschmidt · G. Freyschmidt

Haut-, Schleimhaut- und Skeletterkrankungen

SKIBO-Diseases

Eine dermatologisch-klinisch-radiologische Synopse

Mit 56, zum Teil farbigen Abbildungen
in 209 Einzeldarstellungen

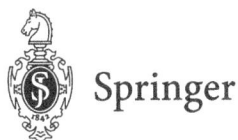 Springer

Prof. Dr. med. Jürgen Freyschmidt
Radiologische Klinik, Zentralkrankenhaus
St. Jürgen-Straße, 28205 Bremen

Dr. med. Gisela Freyschmidt
Oberneulander Landstraße 58, 28355 Bremen

ISBN-13:978-3-642-64645-4

Die deutsche Bibliothek – CIP-Einheitsaufnahme
Freyschmidt, Jürgen:
Haut-, Schleimhaut- und Skeletterkrankungen: eine dermatologisch-klinisch-radiologische Synopse/J. Freyschmidt; G. Freyschmidt. – Berlin; Heidelberg; New York; Barcelona; Budapest; Hongkong; London; Mailand; Paris; Santa Clara; Singapur; Tokio: Springer, 1996
ISBN-13:978-3-642-64645-4   e-ISBN-13:978-3-642-60991-6
DOI: 10.1007/978-3-642-60991-6

NE: Freyschmidt, Gisela:

Satz: K. Triltsch, Würzburg

SPIN: 10484450   21/3135-5·4 3 2 1 0 – Gedruckt auf säurefreiem Papier

Für Carla

Vorwort

Die zunehmende – notwendige – Spezialisierung in der Medizin bringt es mit sich, daß komplexere Krankheitsbilder mit „fachübergreifenden" Symptomen verkannt und falsch klassifiziert werden. Da solche Krankheitsbilder – vorerst – selten sind, ist auch der „Generalist" überfordert, denn in Anbetracht der heute kaum noch überschaubaren Fülle von medizinischen Fakten kann man vom ihm nicht verlangen, daß er bei seinen differentialdiagnostischen Überlegungen zuerst an das Seltene denkt. Andererseits hat jeder Kranke einen Anspruch auf eine korrekte, durch Erfahrung und Wissenschaft gesicherte Diagnose, unabhängig davon, ob die richtige Diagnose eine andere Therapie zur Folge hat als die falsche. Darüber hinaus wird bei zahlreichen angeborenen – seltenen – Syndromen eine genetische Beratung notwendig.

Zahlreiche der in dieser Monographie beschriebenen Krankheitsbilder wurden nur deshalb richtig klassifiziert, weil die – seit längerem miteinander verheirateten – Autoren im privaten Rahmen ihre in Klinik und Praxis beobachteten unklaren multisymptomatischen Krankheitsbilder diskutierten und sich durch den Zusammenfluß des Fachwissens aus zwei Disziplinen (Dermatologie und Röntgendiagnostik) der Spezialistennebel aufhob. Diese Monographie ist daher als ein aus der medizinischen Praxis und für eben diese geschriebenes Buch konzipiert. Es soll den diagnostisch tätigen Arzt anregen, an Krankheitsbilder mit Symptomen an Haut, Schleimhaut und Skelett (SKIN-BONE=SKIBO) zu denken und sie durch eine synoptische Betrachtung richtig zu *einem* Krankheitsbild zusammenzufügen. Dabei ist der entscheidende Schritt zur richtigen Diagnose im gezielten Suchen nach solchen Symptomen zu sehen, die eigentlich in ein anderes Fachgebiet (Dermatologie/Orthopädie/Innere Medizin/ Radiologie) gehören. Das Buch soll nicht dazu verleiten, in ein anderes Fachgebiet gehörende Veränderungen selbstsicher zu deuten, sondern vielmehr den Verdacht durch den jeweils anderen Spezialisten erhärten zu lassen.

Frau Oberärztin Dr. Zimmermann-Schröder danken wir für ihre große Hilfe bei der Beschaffung des dermatologischen Bildmaterials, das zu einem nicht unerheblichen Teil aus der Sammlung der Dermatologischen Klinik (Direktor: Prof. Dr. med. Friedrich A. Bahmer) am Zentralkrankenhaus St.-Jürgen-Straße stammt. Frau Gabi Ihlo danken wir für ihr hervorragendes Engagement bei der Abfassung des Manuskriptes.

Bremen, Herbst 1995   Die Autoren

Inhaltsverzeichnis

---

[1] In die Gruppe angeborener Erkrankungen gehören senso stricto manche Krankheitsbilder und Syndrome (z.B. Pachydermoperiostose oder Angiodysplasien), die wegen ihrer dominierenden klinischen und radiologischen Symptomatik anderweitig eingeordnet wurden.

Einführung

Die ätiologischen und pathogenetischen Zusammenhänge von Krankheitsbildern, die sich syn- oder metachron an der Haut, an den verschiedenen Schleimhäuten und am Skelett manifestieren, sind bei manchen Entitäten wohlbekannt, bei anderen unklar.

Nimmt man z.B. Schleimhautentzündungen, die auf der Basis einer immunologisch ausgelösten Vaskulitis entstehen, so wird es leicht verständlich, daß zu gleicher Zeit (synchron) oder zeitlich versetzt (metachron) Symptome überall dort auftreten, wo Schleimhäute anatomisch vorkommen, z.B. am Auge, im Mund oder im Magen-Darm-Trakt, an der Pleura oder an den großen und kleinen Gelenken der Gliedmaßen und der Wirbelsäule. Die jeweiligen Symptome (z.B. Konjunktivitis, Durchfall, Gelenkschwellung mit Bewegungseinschränkung) erklären sich aus der Lokalisation der entzündeten Schleimhaut. Weshalb bei bestimmten Erkrankungen zu welchem Zeitpunkt die unterschiedlichen Organsysteme mit einer bestimmten Gesetzmäßigkeit befallen werden, ist und bleibt vorerst unbekannt.

Wenn Fehler oder Defekte gesetzmäßig an verschiedenen bekannten Genen respektive Genlokalisationen gleichzeitig auftreten, sind auch komplexere Krankheitsbilder mit „uneinheitlichen", nicht auf eine anatomische Grundstruktur zurückzuführenden Symptomen verständlich, wie z. B. das Gardner-Syndrom.

Unklar sind dagegen genetisch noch nicht erforschte Syndrome, die – scheinbar? – wahllos z.B. mit Pigmentveränderungen an der Haut (etwa Café-au-lait-Flecken) *und* mit Veränderungen im Knochen (etwa nichtossifizierende Knochenfibrome) einhergehen.

Während es für viele Krankheitsbilder vorerst Spekulation bleibt, ob bislang unbekannte genetische Alterationen bestimmte biochemische Störungen an den verschiedenen *gemeinsamen* Grundstrukturen der Organsysteme Haut und Knochen (z.B. Kollagen) verursachen, kann man heute für die Psoriasisarthritis und Psoriasisspondylarthritis durchaus wissenschaftlich begründet argumentieren, daß der Proteoglykanverlust ein für die Haut-, Schleimhaut- und Knochenveränderungen gemeinsames, genetisch über den HLA-B27-Locus weitergegebenes pathogenetisches Prinzip darstellt. Es wäre sicherlich reizvoll, gerade solchen Syndromen ein eigenes Kapitel zu widmen, doch fehlt den Autoren dieses Buches dazu die entsprechende Kompetenz. Andererseits ist das Wissen um diese Dinge, insbesondere auf dem Gebiet der Molekularbiologie noch zu sehr im Fluß, so daß jetzt und hier aufgezeichnete Daten und Hypothesen Gefahr laufen, bei Erscheinen des Buches bereits veraltet zu sein. Der Schwerpunkt dieser Monographie soll auf gesicherten klinischen und radiologischen Fakten liegen, die eine Diagnose ermöglichen und die man bei der zuletzt genannten Gruppe von Krankheitsbildern lernen muß, ohne sie unbedingt zu verstehen.

Die Systematik dieses Buches orientiert sich an üblichen nosologischen und pathogenetischen Klassifikationen, zusätzliche differentialdiagnostische Tabellen sind an bestimmten dermatologischen, klinischen und/oder radiologischen Leitsymptomen orientiert.

Wann lohnt es sich, in diesem Buch nachzuschlagen?

Wenn ein mit der Skelettradiologie befaßter Arzt (Radiologe, Orthopäde, Rheumatologe) mit mehr oder weniger lokalisierten bzw. systematisierten radiologischen Veränderungen konfrontiert wird, die er zwar pathologisch-anatomisch (z.B. Osteolyse/Destruktion; Osteosklerose/Knochenneubildung), aber nicht nosologisch zuordnen kann, dann sollte er auf das

Äußere des *ausgezogenen* Patienten einen Blick werfen. Wenn er dann an der Haut oder den Schleimhäuten Veränderungen findet, kann er versuchen, sie *vorerst* einzuordnen und dann mit Hilfe dieser Monographie zu *einem* Krankheitsbild zusammenzufügen, falls es sich tatsächlich um einen bi-, oligo- oder multisymptomatischen, sich an Haut, Schleimhaut und Skelett abspielenden Prozeß handelt. Selbstverständlich wird er seine vorläufige dermatologische Diagnose durch einen Fachdermatologen absichern lassen müssen.

Umgekehrt sollte ein Dermatologe oder ein mit Hautveränderungen konfrontierter Arzt aufmerksam werden, wenn ein entsprechender Patient z.B. *auch* über rheumatische oder ganz allgemein über muskulo-skelettäre Symptome klagt, und überlegen, ob die präsentierten Hautsymptome damit zusammenhängen. Ein typisches Beispiel dafür stellt der Morbus Fabry dar: Das Angiokeratoma corporis diffusum geht überhäufig – vor allem bei jüngeren Patienten – mit rheumatischen Beschwerden einher, hinter denen Gefäßverschlüsse mit Knochenmarkinfarzierungen, Gelenkveränderungen etc. stecken. Es genügt also nicht, das Angiokeratoma corporis diffusum esoterisch zu diagnostizieren, vielmehr muß man versuchen, das *ganze* dahinterstehende Krankheitsbild aufzuspüren. Ein weiteres, allerdings häufiger vorkommendes, von uns in den letzten Jahren intensiv studiertes beispielhaftes Krankheitsbild stellt die Pustulosis palmoplantaris dar, bei der in mehr als 10% der Fälle die merkwürdigsten, bei isolierter Betrachtung zumeist fehldiagnostizierten Skelettveränderungen auftreten können. Diese Patienten haben oft eine medizinische Odyssee hinter sich, insbesondere dadurch, daß der eine Spezialist nicht die vom Patienten vorgebrachten Symptome beachtet, die in das Gebiet eines anderen Spezialisten gehören. Wenn der Patient entsprechende muskuloskelettäre Beschwerden nicht von sich aus vorträgt, sollte man sie hinterfragen. Andererseits zwingen bestimmte dermatologische Veränderungen (z.B. sarkoidotische Hautinfiltrate oder Histiozytose X-typische Alterationen) zur gezielten radiologischen Diagnostik des Patienten, um z.B. rechtzeitig die Gefahr einer Spontanfraktur zu erkennen oder den Ausgangsstatus für spätere differentialdiagnostisch schwierige Skelettphänomene festzuhal-

ten, wenn die dermatologischen Symptome vielleicht schon abgeklungen sind.

Vielleicht trägt das Studium dieser Monographie auch dazu bei, das Auge für seltene komplexe Krankheitsbilder zu schärfen – denn wenn man darauf vorbereitet ist, wird man sie auch finden.

Differentialdiagnostische Tabellen

Die Tabellen orientieren sich an dermatologischen oder radiologischen Leitsymptomen. Da viele Krankheitsbilder bekanntermaßen ausgesprochen polymorph sind, tauchen sie dementsprechend in Verbindung mit verschiedenen Leitsymptomen auf. Besitzt man ein entsprechendes Programm, kann man die Daten auch in den PC einspeichern und im gegebenen Fall das diagnostische „Puzzle" leichter zusammensetzen. Dazu könnten dann auch die – im Text – den einzelnen Krankheitsbildern vorangestellten blau unterlegten Kernsymptome ergänzt werden.

Dermatologische Leitsymptome	Denken an
▶ **Urtikarielle Reaktionen**	
Urtikaria	Rheumatisches Fieber, Plasmozytom, chronisch-rezidivierende Polychondritis
Quaddelbildung (n. Reiben)	Mastozytose
▶ **Erythematöse, erythematosquamöse und papulöse Hautveränderungen**	
Erytheme	
– sich kreisförmig ausbreitend	Erythema chronicum migrans
– lilafarben-weinrot	Dermatomyositis, Sharp-Syndrom
– Periungual mit Teleangiektasien	Dermatomyositis
– kleinfleckig	Rothmund-Thomson-Syndrom
– diffus	SLE, Sharp-Syndrom
– schmetterlingsförmig (Gesicht)	SLE
– hellrot	Lepra (indeterminanter Typ)
– papulös	rheumatisches Fieber
Multiforme und nodöse Erytheme	
– Erythema nodosum	M. Crohn, Colitis ulcerosa, chronisch-rezidivierende Polychondritis, Sarkoidose, Reiter-Syndrom, Yersiniaarthritis, Enterospondarthritis, rheumatisches Fieber, M. Behçet
– Erythema nodosum leprosum	Leprareaktion unter der Therapie
– Erythema exsudativum	chronisch-rezidivierende Polychondritis, rheumatisches Fieber
Erythematosquamöse Veränderungen	SLE, undifferenzierte Spondarthritis, Psoriasis vulgaris, Reiter-Syndrom, tuberkuloide Lepra, Lepra Typ Borderline, Rothmund-Thomsen-Syndrom, Mycosis fungoides, chronisch-rezidivierende Polychondritis
Erythrodermie	Psoriasis vulgaris, Mycosis fungoides
▶ **Blasenbildende Veränderungen**	Epidermolysis bullosa dystrophica mit Akroosteolysen
▶ **Pustulöse Veränderungen**	
Sterile Pusteln	Psoriasis pustulosa, Pustulosis palmoplantaris, Reiter-Syndrom, M. Behçet, Acne conglobata (fakultativ)
▶ **Keratosen**	
Diffuse Keratosen	
– Ichthyosis vulgaris	Refsum-Syndrom
– Ichthyosiforme Erythrodermie	Kongenitale ichthyosiforme Erythrodermie mit Akroosteolysen

Dermatologische Leitsymptome	Denken an
Follikuläre Keratosen	Skorbut
Wirbelförmige Keratosen	Ichthyosis mit Chrondrodysplasia punctata
Fakultative Keratosen	M. Fabry
Umschriebene Keratosen	SLE, Dermatomyositis
Palmoplantare Keratosen	Psoriasis vulgaris,
	Osteopoikilie mit Dermatofibrosis lenticularis,
	Bureau-Barrière-Thomas-Syndrom,
	mutilierende palmoplantare Keratodermie,
	Akroosteolysen bei Gitarren- und Geigen-
	spielern, Werner-Syndrom, Ainhum-Syndrom
Hyperkeratotischer Nagelfalz	Dermatomyositis

▶ **Atrophien**

▷ *Kongenitale Hautatrophien*

– diffus	Goltz-Gorlin-Syndrom,
	Rothmund-Thomsen-Syndrom,
	Werner-Syndrom,
	Epidermolysis bullosa dystrophica
	mit Akroosteolysen, Melorheostose
– fakultativ	Proteus-Syndrom
– follikuläre Atrophie	Conradi-Hünermann-Erkrankung
– Poikilodermie	Rothmund-Thomsen-Syndrom

▷ *Erworbene sekundäre Hautatrophien*

bei Kollagenosen	
– porzellanartige weißliche Atrophie	Dermatomyositis
– umschriebene Atrophie	SLE
– Poikilodermie	Progressive Sklerodermie, Dermatomyositis
bei granulomatösen Erkrankungen	
– zentrale Atrophie	Sarkoidose
bei Infektionskrankheiten	Acrodermatitis chronica atrophicans
	(Borreliose)

▶ **Sklerodermieartige Hautveränderungen**

Sklerose der Haut	Progressive Sklerodermie, Jo-1-Syndrom,
	Plasmozytom, POEMS-Syndrom
Lineare zirkumskripte Sklerodermie	Morphaea, Melorheostose
Pseudosklerose	Werner-Syndrom

▶ **Fistelbildungen der Haut**   Aktinomykose, Myzetom

▶ **Fettgewebsveränderungen**

Fettgewebshernien	Goltz-Gorlin-Syndrom
Fettgewebsatrophie	Lipoatrophischer Diabetes mellitus
Pannikulitis	Chronisch-rezidivierende Polychondritis

Dermatologische Leitsymptome	Denken an
► **Erkrankungen der Blutgefäße**	
▷ *Allgemein*	
Teleangiektasien	Goltz-Gorlin-Syndrom, Rothmund-Thomsen-Syndrom, Sarkoidose, Kollagenosen (progressive Sklerodermie, SLE, Dermatomyositis)
Raynaud-Phänomen	Undifferenzierte entzündliche systemische Bindegewebserkrankungen, Kollagenosen (progressive Sklerodermie, SLE, Sharp-Syndrom, Jo-1-Syndrom), Plasmozytom, fibroblastischer Rheumatismus
Entzündliche Angiopathien	
– Leukoklastische Vaskulitis	Chronisch-rezidivierende Polychondritis
– Vasculitis racemosa = Livedo racemosa	Rothmund-Thomsen-Syndrom, chronisch-rezidivierende Polychondritis
– Cutis marmorata = Livedo reticularis	Plasmozytom
– Pyoderma gangraenosum	Plasmozytom, Enterospondarthritis (M. Crohn, Colitis ulcerosa)
▷ *Erkrankungen der Venen*	
Varikosis	Periostale Verknöcherungen bei varikösem Symptomenkomplex
Variköse Venektasien	Klippel-Trenaunay-Syndrom
Ulcus cruris	periostale Verknöcherungen bei varikösem Symptomenkomplex
Pseudo-Kaposi bei chronisch-venöser Insuffizienz	Stewart-Bluefarb-Syndrom
Thrombosen und Thrombophlebitis	chronisch-rezidivierende Polychondritis, M. Behçet
Venöse Angiome	Angiodysplastische Haut- und Skelett-veränderungen (Typ Servelle-Martorell)
Venektasien	Angiodysplastische Haut- und Skelett-veränderungen (Typ Servelle-Martorell)
► **Hämorrhagische Diathese**	
Purpura	Rheumatisches Fieber, Plasmozytom (Kältepurpura), Skorbut
Punktblutungen im Nagelhäutchen	Progressive Sklerodermie, SLE
► **Ödematöse Hautveränderungen**	POEMS-Plasmozytom, Frühstadium der progressive Sklerodermie, Frühstadium der Sudeck-Erkrankung, Dermatomyositis, Jo-1-Syndrom
Prätibiales Myxödem	EMO-Syndrom
Lymphödem	M. Fabry, Melorheostose

Dermatologische Leitsymptome	Denken an
▶ **Störungen der Pigmentierung**	
Pigmentverschiebungen	POEMS-Plasmozytom
Hyperpigmentierungen	Goltz-Gorlin-Syndrom, Rothmund-Thomsen-Syndrom, Hämochromatose, Melorheostose, Kollagenosen (progressive Sklerodermie, Dermatomyositis)
– melasmaartige, strähnige, streifige	M. Gaucher
– graubraune	M. Whipple
Depigmentierungen (Haut oder Haare)	Proteus-Syndrom, Sarkoidose, abheilende Lues III, Lepra, Rothmund-Thomsen-Syndrom, angeborener Kupfermangel
Hypopigmentierungen – figuriert wie Café-au-lait-Fleck	Tuberöse Sklerose
– Stahlfarbe	Angeborener Kupfermangel
Lentigines	Neurofibromatose
Axilläre Epheliden	Neurofibromatose
▶ **Erkrankungen der Schweißdrüsen**	
Hyperhidrosis	Buschke-Ollendorf-Syndrom, Bureau-Barrière-Thomas-Syndrom, mutilierende palmoplantare Keratodermie, Sudeck-Syndrom, Pachydermoperiostose
Hypohidrosis	Kongenitale ichthyosiforme Erythrodermie mit Akroosteolysen
Hypoplasie d. Schweiß- und Talgdrüsen	Rothmund-Thomsen-Syndrom
▶ **Erkrankungen der Talgdrüsen**	
Acne conglobata	Chronisch-rezidivierende multifokale Osteomyelitis, pustulöse Arthroosteitis-ähnliche Veränderungen
▶ **Erkrankungen der Haare**	
Alopezien – diffuse	SLE, Hämochromatose
– narbige	Progressive Sklerodermie, Goltz-Gorlin-Syndrom, SLE
– sonstige	Cronkhite-Canada-Syndrom, Conradi-Hünermann-Erkrankung, Epidermolysis bullosa dystrophica mit Akroosteolysen, Werner-Syndrom, Satoyoshi-Syndrom, Lues
Hypotrichie	Rothmund-Thomsen-Syndrom

Dermatologische Leitsymptome	Denken an
Atrichie	Rothmund-Thomsen-Syndrom, metaphysäre Chondrodysplasie mit kompletter Alopezie
Hirsutismus	Lipoatrophischer Diabetes mellitus
Vorzeitiges Ergrauen der Haare	Rothmund-Thomsen-Syndrom, Werner-Syndrom
Haarschaftanomalien (Trichorrhexis nodosa congenita)	Angeborener Kupfermangel

▶ **Kalzinosen**

Interstitielle Kalzinosen (mit Aufbrüchen nach außen)	Progressive Sklerodermie (CRESTA), Dermatomyositis
Harte weiße Papeln, plaqueförmige Veränderungen und Perforation	Pseudotumoröse interstitielle Kalzinose (Teutschlaender)

▶ **Nävi**

▷ *Pigmentzellnävi*

Epidermale melanozytische Nävi	
– Café-au-lait-Fleck	Fibröse metaphysäre Defekte, Neurofibromatose, Mafucci-Syndrom, Proteus-Syndrom
– Naevus spilus	Solomon-Syndrom
– Lentigo simplex	

▷ *Nävuszellnävi* — Neurofibromatose

▶ **Hauttumoren**

Dermatofibrome	Buschke-Ollendorf-Syndrom (Osteopoikilie mit Dermatofibrosis lenticularis)
Neurofibrome	Neurofibromatose
Kutane und subkutane Lipome	Neurofibromatose
Epidermale Zysten	Gardner-Syndrom
Papillome	Goltz-Gorlin-Syndrom
„Adenoma sebaceum" (Angiofibrome)	M. Bourneville-Pringle (= tuberöse Sklerose)
Lentikuläre Fibrome	Goltz-Gorlin-Syndrom
Palmoplantare Tumoren	Proteus-Syndrom
Basaliome	Gorlin-Goltz-Syndrom (= Basalzellnävus-Syndrom)
Plattenepithelkarzinome (gehäuft)	Rothmund-Thomsen-Syndrom
Pilzförmige Hauttumoren	Mycosis fungoides
Neurogene Tumoren	Glomustumor

▶ **Tumoren der Blutgefäße**

Hämangiome (kutan und subkutan)	Mafucci-Syndrom, Neurofibromatose, Solomon-Syndrom
Naevus flammeus	Klippel-Trenaunay-Syndrom
Angiokeratome	Proteus-Syndrom, M. Fabry

Dermatologische Leitsymptome	Denken an
Lymphangiome	Neurofibromatose
Angiomatöse Papel	Bazilläre Angiomatose
► Ulzeröse Hautveränderungen	
Traumatische Ulzera	Akroosteolyse bei Gitarren- und Geigenspielern
Trophische Ulzera	mutilierende palmoplantare Keratodermie,
	Werner-Syndrom, Lepra,
	Bureau-Barrière-Syndrom
Gefäßbedingte Ulzera	Stewart-Bluefarb-Syndrom
► Papulöse Hautveränderungen	
– rötlichbraun-bläulich	Sarkoidose
► Papulonoduläre Hautveränderungen	Multizentrische Retikulohistiozytose,
	Plasmozytom, rheumatoide Arthritis
	(chronische Polyarthritis),
	Lepra (lepromatöser Typ),
	rheumatisches Fieber (Nodula rheumatica)
– gelenknah	fibroblastischer Rheumatismus, Borreliose
	(Spätstadium = juxtaartikuläre Knoten)
► Papulöse und/oder papulopustulo-vesikulöse Hautveränderungen mit petechialen Blutungen	
– gelblich-bräunlich	Abt-Letterer-Siwe-Erkrankung,
	Hand-Schüller-Christian-Erkrankung,
	eosinophiles Granulom
► Makulopapulöse Hautveränderungen	Lues connata
► Papulonekrotische Hautveränderungen	M. Behçet
► Subkutane Knoten	
– hautfarben	Sarkoidose
– gelblich-weiß	Gichtarthritis (Tophi)
– weiche, erythematöse	pankreatische Haut- und Skeletterkrankungen (subkutane Fettnekrosen)
► Plattenartige Infiltrationen der Haut	
– blaurote	Sarkoidose
– rote	Mycosis fungoideus
– brettharte	Aktinomykose
► Kalottenförmige Hautveränderungen	Lues III

Dermatologische Leitsymptome	Denken an
▶ **Nekrosen der Haut**	
– Fingerkuppen	Progressive Sklerodermie
▶ **Kontrakturen und Krallenhand**	Epidermolysis bullosa dystrophica mit Akroosteolysen, progressive Sklerodermie
▶ **Narbenbildungen**	Goltz-Gorlin-Syndrom, mutilierende palmoplantare Keratodermie, Epidermolysis bullosa dystrophica mit Akroosteolysen
Molluskoide Narben	Ehlers-Danlos-Syndrom
Zigarettenpapierähnliche Keloidbildungen	Ehlers-Danlos-Syndrom, Buschke-Ollendorf-Syndrom
▶ **Schnürfurchenbildungen der Haut**	Mutilierende palmoplantare Keratodermie, Ainhum-Syndrom
▶ **Cutis hyperelastica**	Ehlers-Danlos-Syndrom
▶ **Hautverdickungen**	
– Arme und Beine	Pachydermoperiostose
Hautfurchen (= Cutis verticis gyrata – Kopfhaut)	Pachydermoperiostose
▶ **Mundschleimhautveränderungen**	
Polypös	Plasmozytom
Plaqueförmig – gelblich	Lues connata tarda Sarkoidose
Aphthös (ulzerös)	SLE, M. Behçet, undifferenzierte Spondarthritis, Enterospondarthritis, Reiter-Syndrom, Lues miliaris ulcerosa, Histiozytose X
Platten- und knotenförmig	Eosinophiles Granulom (Histiozytose X), Hand-Schüller-Christian-Erkrankung
– glasige Knötchen	Sarkoidose
Papulös	Reiter-Syndrom, multisystemische Histiozytose X
Papillomatös	Goltz-Gorlin-Syndrom
Erytheme und Hämorrhagien	Reiter-Syndrom
Atrophische Veränderungen	Progressive Sklerodermie
Makrocheilie	Lues III
▶ **Genitale Schleimhautveränderungen**	
Balanitis circinata	Reiter-Syndrom, undifferenzierte Spondarthritis
Balanitis psoriatica	Psoriasis vulgaris
Ulzera	M. Behçet

Dermatologische Leitsymptome	Denken an
► **Veränderungen am Auge**	
Iridozyklitis	oligoartikuläre juvenile rheumatoide Arthritis, Reiter-Syndrom, undifferenzierte Spondarthritis
Konjunktivitis	Reiter-Syndrom, undifferenzierte Spondarthritis, M. Behçet
Keratitis	M. Behçet
Uveitis	Sarkoidose, intestinale Arthropathien, undifferenzierte Spondarthritis, M. Behçet
Iritis	M. Behçet, rezidivierende Polychondritis
Retinitis	M. Behçet
Skleritis	rezidivierende Polychondritis
► **Erkrankungen der Nägel**	
▷ *Nagel-Aplasie*	Patella nail-Syndrom
▷ *Nagel-Dysplasie*	Patella nail-Syndrom
▷ *Onychodystrophie*	Osteopathia striata mit fokaler Hautatrophie (Goltz-Gorlin), Cronkhite-Canada-Syndrom, Werner-Syndrom, Sklerodermie, Psoriasis, Reiter-Syndrom, undifferenzierte Spondarthritis
▷ *Nagelquerstreifen und -wülste*	Sklerodermie, Psoriasis
▷ *Punktblutungen im Nagelhäutchen*	Sklerodermie
▷ *Tüpfelnägel*	Psoriasis
▷ *Ölflecke des Nagels*	Psoriasis
▷ *Krümelnagel*	Psoriasis
▷ *Löffelartige Nageldeformitäten*	Osteopathia striata mit fokaler Hauthypoplasie (Goltz-Gorlin)
▷ *Leukonychie*	Psoriasis
▷ *Onycholyse*	Rothmund-Thomson-Syndrom, Undifferenzierte Spondarthritis, Psoriasis
▷ *Nagel-Hypertrophie*	Rothmund-Thomson-Syndrom
▷ *Nagelverlust*	Epidermolysis bullosa dystrophica
▷ *Uhrglasnägel*	kongenitale ichthyosiforme Erythrodermie mit Akroosteolysen, Hereditäre Palmoplantar-keratose (Bureau-Barrière-Thomas-Syndrom), Morbus Crohn, Colitis ulcerosa, Pachydermoperiostose, Angiodysplasien

Radiologische Leitsymptome	Denken an
▶ **Dominierend sklerosierende Skelettveränderungen**	
Monolokulär	POEMS-Syndrom (selten)
Oligolokulär	
– wachskerzenartig	Melorheostose
– ungleichmäßig	Psoriasisarthritis und Psoriasisspondarthritis
– fleckig	pustulöse Arthroosteitis, akneassoziiert, POEMS-Syndrom, Sarkoidose
Multipel	
– rundlich	Osteopoikilie, Gardner-Syndrom
– strichförmig	Osteopathia striata
– ungleichmäßig	Psoriasisarthritis und Psoriasisspondarthritis
– fleckig	pustulöse Arthroosteitis, akneassoziiert, POEMS-Syndrom, Sarkoidose, Mastozytose
Disseminiert	
– gleichmäßig	POEMS-Syndrom (selten), Mastozytose, Pyknodysostose, lipoatrophischer Diabetes mellitus
– irregulär	Gaucher-Erkrankung (Erlenmeier-Kolben-Deformitäten), lipoatrophischer Diabetes mellitus
▶ **Hypertrophie von Skelettabschnitten**	
Unilateral	Proteus-Syndrom, Angiodysplasie Typ Klippel-Trenaunay, Typ Weber
▶ **Osteoporose**	
Generalisiert	Werner-Syndrom, angeborener Kupfermangel, Mastozytose
Lokalisiert (Hände, Füße)	Progressive Sklerodermie, SLE, Jo-1-Syndrom, Sharp-Syndrom, M. Sudeck
▶ **Knochenmarkinfarkte**	Gaucher-Erkrankung, Fabry-Erkrankung, pankreatogen
▶ **Knochennekrosen**	
Klassisch (Hüfte, Knie)	Gaucher-Erkrankung, Fabry-Erkrankung
Osteomyelitis-ähnlich	Pankreatogen
▶ **„Zystische" Skelettveränderungen**[a]	
Monolokulär, monossär	Neurofibromatose beim Kind mit Verbiegung oder Pseudoarthrose der Tibia
Multipel, multilokulär	Tuberöse Sklerose, Basalzellnävussyndrom, progressive Sklerodermie (Karpus), SLE (Hände), Hämochromatose (subartikulär), Sarkoidose, pankreatogen

Radiologische Leitsymptome	Denken an
▶ Akroosteolysen	s. Tabelle 8.1, S. 197
▶ Periosterkrankungen	s. Tabelle 7.1 und 7.2, S. 185
▶ Gelenkdestruktionen	
Hände, Füße	Sharp-Syndrom, rheumatoide Arthritis, Gicht
Polyartikulär	Sharp-Syndrom, rheumatoide Arthritis, fibroblastischer Rheumatismus, Gicht, chronisch-rezidivierende Polychondritis, multizentrische Retikulohistiozytose, Cronkhite-Canada-Syndrom
▶ Arthrosebild (vor allem Hände)	Fabry-Erkrankung, protrahierte Gicht, Hämochromatose
▶ Sakroiliitis, Typ „buntes Bild"	Ankylosierende Spondylitis, chronisch-rezidivierende Polychondritis (fakultativ), Psoriasisarthritis und Psoriasspondarthritis, Reiter-Syndrom und andere reaktive Arthritiden, akneassoziiert
▶ Fibroostitis	Ankylosierende Spondylitis, Psoriasisarthritis und Psoriasspondarthritis, Reiter-Syndrom und andere reaktive Arthritiden, akneassoziiert
▶ Interstitielle Kalzinosen	
Lokalisiert (Finger)	Idiopathisch bei älteren Frauen
Disseminiert	Thiebièrge-Weissenbach-Syndrom bei progressiver Sklerodermie, CRESTA, Dermatomyositis, Sharp-Syndrom
Grob, paketartig, meist monolokulär	Pseudotumoröse Kalzinose

[a] „Zystisch" kennzeichnet hier alle runden oder rundlichen Aufhellungen mit scharfem Rand, ungeachtet, ob dahinter ein nekrotischer Prozeß, Fremdstoffablagerungen o.ä. stecken. Es handelt sich also nicht um echte Zysten, die als flüssigkeitsgefüllter Hohlraum mit einem Zytstenbalg definiert sind.

1 Angeborene Erkrankungen und Entwicklungsstörungen

1.1 Patella nail-Syndrom

Synonyme: Nagel-Patella-Syndrom, Osteoony-chodysplasie, Osteoonychodysostosis

Dysplastische Nägel, besonders Daumen und Zeigefinger.
Röntgen: hypoplastische Patellae; sog. Ilia-kalhörner. Dysplasie der radialen distalen Humerusgelenkabschnitte mit Radiusköpf-chenluxation.

Definition

Beim Patella-nail-Syndrom handelt es sich um eine autosomal dominant vererbbare Erkrankung mit einer Kombination von Nageldystrophien, Patelladysplasie, Radiusköpfchenluxation nach dorsal und sog. Beckenhörnern. Assoziiert ist überhäufig eine Nephropathie.

Allgemeine Klinik

Das veränderte Gen ist auf dem 9. Chromosom lokalisiert. Es ist mit einer Inzidenz von ca. 22 auf 1 Mio. Einwohner im zentraleuropäischen Bereich zu rechnen. Die Veränderungen an den Nägeln treten in etwa 98% der Fälle in Erscheinung; Hypoplasie, seltener Aplasie der Patellae mit Fehlen des vorderen Kreuzbandes kommen bei etwa 92% vor. Eine Einschränkung der Ellenbogenbeweglichkeit wird in etwa 90% der Fälle beobachtet und beidseitige Beckenhörner, die man durch die Bauchdecke tasten kann, finden sich bei etwa 81% (Vogel u. Wiegers 1980). Während die Veränderungen an den Kniescheiben und Knien zu entsprechenden mechanischen Symptomen (Sturzneigung in der Kindheit und verspätetes Gehen, später Sekundärarthrose) führen und die Radiusköpfchenluxa-

tion entweder asymptomatisch ist oder eine Einschränkung von Extension, Pronation und Supination nach sich zieht, ist eine in nahezu 60% der Fälle gleichzeitig vorkommende Nephropathie als gravierende Komplikation anzusehen, die in ein komplettes Nierenversagen einmünden kann (Bennet et al. 1973). Die Nephropathie wird elektronenmikroskopisch bewiesen, klinisch und auch lichtmikroskopisch können die Nieren normal sein.

In der Literatur werden Assoziationen mit weiteren Anomalien beschrieben, wie z.B. Klinodaktylie des kleinen Fingers, abnorme Pigmentation der Iris („Lester's sign"), Nierendysplasie, des weiteren gelegentlich Klumpfuß, Coxa valga und kongenitale Hüftluxation, Mißbildungen an der Wirbelsäule etc.

Dermatologie

Die dysplastischen Veränderungen an den Nägeln können sehr unterschiedlich ausgeprägt sein und reichen bis zur totalen Anonychie. Typischerweise fehlen die Hälfte bis ein Drittel der Nagelplatte. Die Hände sind häufiger als die Füße betroffen; Hauptmanifestationsorte sind Daumen und Zeigefinger (Abb. 1.1a).

Radiologie

Die Patellen sind hypoplastisch, gelegentlich fehlen sie auch. Beobachtet werden auch allgemeine Dysplasien der Kniegelenke, die schließlich zur Sekundärarthrose führen.

Die sog. Beckenhörner präsentieren sich als symmetrische, auch pyramidenförmige hornartige Knochenvorsprünge, die 2 – 3 Querfinger lateral der Sakroiliakalgelenke aus der Hinterfläche der Darmbeine hervorgehen und bis zu 4 cm hoch werden können. Die Hörner sind palpabel (Abb. 1.1b).

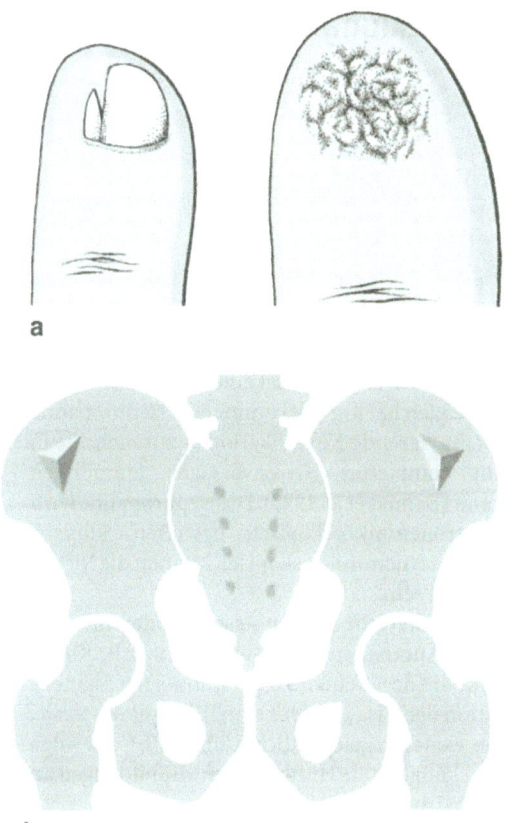

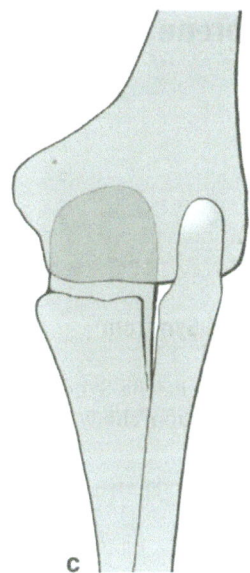

Abb. 1.1. a Der Daumennagel fehlt (*rechte Bildhälfte*), im Nagelbereich sieht man nur wulstförmige narbenartig anmutende Veränderungen; am Zeigefinger (*linke Bildhälfte*) Dystrophie der ulnaren Nagelhälfte. **b** In beiden Beckenschaufeln dreieck- oder pyramidenförmige hornartige Knochenvorsprünge. **c** Hypoplastisches Radiusköpfchen und Hypoplasie der gelenkbildenden radialseitigen Partien des Humerus; das Radiusköpfchen ist luxiert

Das Radiusköpfchen findet sich bei Hypoplasie und Deformierung der radialseitigen Partien des gelenkbildenden Humerus nach dorsal und radial subluxiert (Abb. 1.1 c).

Auf die weiteren möglichen Anomalien wurde oben bereits verwiesen.

Literatur

Bennet WM, Musgrave JE, Campbell RA et al. (1973) The nephropathy of the nail-patella syndrome. Am J Med 54: 304

Ferguson-Smith MA, Aitken DA, Turleau C et al (1976) Localisation of the human ABO: Np-1: AK-1 linkage group by regional assignment of AK-1 to 9q34. Hum Genet 34: 35

Korting GW, Gebhardt R (1967) Weitere Befunde zum Nagel-Patella-Syndrom. Arch Klin Exp Dermatol 229: 372

Pilling DW, Levick RK (1978) Radiological abnormalities associated with anomalies of the nineth chromosome. Pediatr Radiol 6: 215

Renwick JH, Lawler SD (1955) Genetical linkage between ABO and nail patella loci. Ann Hum Genet 19: 312

Spichtin H, Mihatsch MJ (1979) Diagnostic progress in familial nephropathy. Alport's syndrome, nail-patella syndrome and benign familial hematuria. Pathol Res Pract 164: 80

Vogel H, Wiegers U (1980) Das Nail-Patella-Syndrom. Röfo 133: 555

1.2 Enchondromatose mit kavernösen Hämangiomen (z.B. Mafucci-Syndrom)

Kavernöse Hämangiome unterschiedlicher Größe an jeder beliebigen Hautstelle.
Röntgen: multiple, auch generalisierte Enchondrome der Röhrenknochen und flachen Knochen ohne und mit Wirbelkörperdysplasien und Schädeldeformität; verkalkte Phlebolithen im Röntgenbild der Hämangiome; selten: interstitielle Kalzinose.

Definition

Enchondromatosen verschiedener Ätiologie und Ausdrucksform können mit kutanen und subkutanen kavernösen Hämangiomen einhergehen. Beim Mafucci-Syndrom im engeren Sinne liegen multiple Enchondrome der Röhrenknochen und flachen Knochen vor, ungleichmäßig verteilt, in unterschiedlicher Ausprägung – unter Aussparung der Schädelkalotte und Wirbelsäule – und in Kombination mit multiplen, überwiegend kutanen Hämangiomen.

Allgemeine Klinik

Im allgemeinen medizinischen Sprachgebrauch versteht man unter dem Mafucci-Syndrom, entsprechend der Erstbeschreibung A. Mafuccis aus dem Jahre 1881, die Kombination von Enchondromen mit multiplen Hämangiomen. Da sich in der Zwischenzeit aber verschiedene Formen der Enchondromatose, in Abhängigkeit von unterschiedlichen klinischen und radiologischen Veränderungen sowie von unterschiedlicher Ätiologie, herauskristallisiert haben, die zum Teil ebenfalls mit kutanen Hämangiomen einhergehen können, stellt das Mafucci-Syndrom insofern nur *eine* Präsentationsform der Kombination zwischen enchondromatösen Skelett- und hämangiomatösen Hautveränderungen dar. So beschrieben van Creveld et al. (1971) und Spranger et al. (1978) Fälle, die der Gruppe VI (generalisierte Enchondromatose) der in Tabelle 1.2 dargestellten Klassifikation entspre-

Tabelle 1.2. Klassifikation der Enchondromatosen. (Nach Spranger et al. 1978)

Erkrankung	Wesentliche Röntgenzeichen	Ätiologie	Bewertung der Klassifikation
I. Ollier-Erkrankung	Multiple Enchondrome der Röhren- und flachen Knochen, ungleichmäßig verteilt, in unterschiedlicher Ausprägung mit Aussparung der Schädelkalotte und Wirbelsäule	Sporadisch	Definitiv
II. Mafucci-Syndrom	Gleiche Symptomatik wie bei der Ollier-Erkrankung mit multiplen kutanen Hämangiomen	Sporadisch	Definitiv
III. Metachondromatose	Multiple Enchondrome mit betonter marginaler oder solider Kalzifikation, Exostosen, rascher Progression und Regression; bevorzugter Befall der kleinen Röhrenknochen	Autosomal-dominant	Definitiv
IV. Spondyloenchrondro-dysplasie	Unregelmäßig verteilte, zumeist diskrete Enchondrome der langen Röhrenknochen; generalisierte schwere Platyspondylie	Autosomal-rezessiv?	Wahrscheinlich bleibend
V. Enchondromatose mit unregelmäßigen vertebralen Läsionen	Multiple Enchondrome der langen Röhren- und flachen Knochen, generalisiert, unregelmäßige Dysplasien der Wirbelkörper	Ein Erbfaktor ist nicht bekannt	Versuchsweise
VI. Generalisierte Enchondromatose	Generalisierte, gleichmäßig verteilte Enchondrome mit massiver Beteiligung der Hände und Füße, leichte Platyspondylie und Schädeldeformität	Ein Erbfaktor ist nicht bekannt	Versuchsweise

chen und die ebenfalls kutane Hämangiome besaßen. Kaibara et al. (1982) beschrieben den über 12 Jahre beobachteten Fall eines Patienten mit einer generalisierten Enchondromatose, der im Alter von 4 Jahren multiple Hämangiome bekam, deren Größe von wenigen Millimetern bis zu 1,5 cm reichte. Einige von ihnen waren oral und nasal lokalisiert. Gleichzeitig hatte dieser Patient diffuse interstitielle Kalzifikationen im Subkutanbereich des rechten Oberschenkels, röntgenologisch im Alter von 4 Monaten dargestellt. Interessanterweise zeigten sich zu diesem Zeitpunkt multiple Café-au-lait-Flecken unterschiedlicher Größe im Rumpfbereich sowie an den oberen und unteren Extremitäten, das Kopfhaar war spärlich, die Fontanellen erwiesen sich geschlossen.

Die allgemeine klinische Symptomatik der Patienten mit einer Enchondromatose hängt ganz von der Lokalisation der Enchondrome, vom Typ der Erkrankung (s. Tabelle 1.2) und vom Manifestationsbeginn ab. Insbesondere der Typ 6 wird schon im Kleinkindalter an äußeren Deformierungen infolge des raumfordernden Effektes der Enchondrome entdeckt; es finden sich auch Längendifferenzen der Extremitäten, die Kinder lernen spät laufen und sitzen. Einzelne Enchondrome können zum Teil groteske Größen mit Perforation der Kompakta und Ausdehnung in die Weichteile erreichen. Grundsätzlich sind Träger einer Enchondromatose durch eine maligne Entartung einzelner Enchondrome stark gefährdet; die Rate einer malignen Entartung liegt bei etwa 30–35%. Ob es sich dabei tatsächlich um eine maligne Entartung einer primär benignen Läsion handelt oder ob primär ein nicht oder wenig aggressives Chondrosarkom mit späterer Aktivierung vorliegt, ist umstritten. Klinisch äußert sich eine solche maligne Entartung in plötzlich oder auch langsam einsetzenden zunehmenden Schmerzen im betroffenen Skelettbereich, wo sich dann zumeist auch eine Tumormasse palpieren läßt. Wir selbst konnten den Fall eines Mafucci-Syndroms im engeren Sinne mit einem Chondrosarkom an der Scapula beobachten (vgl. Freyschmidt 1993).

Dermatologie

Die Hämangiome an der Haut und Unterhaut sind kavernöser Natur. Sie präsentieren sich beim kutanen Typ als oberflächlich gelegene erhabene, prall mit Blut gefüllte und daher satt rot aussehende Läsionen (üblicherweise als Blutschwamm bezeichnet, Abb. 1.2 a). Beim subkutanen Hämangiomtyp tastet man einen weichen, manchmal schwammartig ausdrückbaren subkutanen Tumor, der das Hautniveau anheben kann; manchmal schimmert er bläulich durch. Die Hämangiome können an jeder Hautstelle, auch an Schleimhäuten lokalisiert sein. Ihre Größe variiert zwischen Durchmessern von wenigen Millimetern bis zu einigen Zentimetern. Große Exemplare können – in Analogie zu den Skelettveränderungen – auch maligne entarten (in Angiosarkome).

Radiologie

Das typische Enchondrom manifestiert sich als osteolytische Läsion, die aus dem Knochen herauswachsen kann unter Abbau der originären Kortikalis und Ausbildung einer sog. Neokortikalis. Die knorpelige Matrix verkalkt popcornartig. An den kleinen Röhrenknochen kommt es rasch zu Deformierungen in Form von Auftreibungen, die – bei früher Manifestation – mit Verbiegungen und Längenwachstumsstörungen einhergehen (Abb. 1.2 b). Bei Befall von Radius und Ulna kommt es zum Bild einer sog. Pseudo-Madelung-Deformität. Bei Enchondromatosen (Abb. 1.2 b–d) müssen die knorpelbildenden Tumoren nicht unbedingt vom Knocheninneren entspringen, sie können auch subperiostal wachsen oder in Form regelrechter Exostosen auftreten. Bei dem bereits erwähnten Typ VI der Enchondromatose finden sich zusätzlich eine leichte Platyspondylie und eine Schädeldeformität.

Bei ausgeprägten Enchondromen kommt es nach Perforation der Kompakta zu einer Ausdehnung in die Weichteile. Benachbarte Röhrenknochen (z.B. Tibia und Fibula) können sich dadurch verbiegen. Die Matrixkalzifikationen reichen oft weit in die Röhrenknochenschäfte hinein. Bei einer malignen Entartung imponiert zumeist eine rasche Größenzunahme der Läsion mit zunehmender Kompaktazerstörung und Ausbildung einer größeren paraossalen Geschwulstformation. Die vorher geordneten Matrixkalzifikationen werden zum Teil zerstört, zum Teil können sich auch neue unregelmäßige amorphe und punktierte entwickeln.

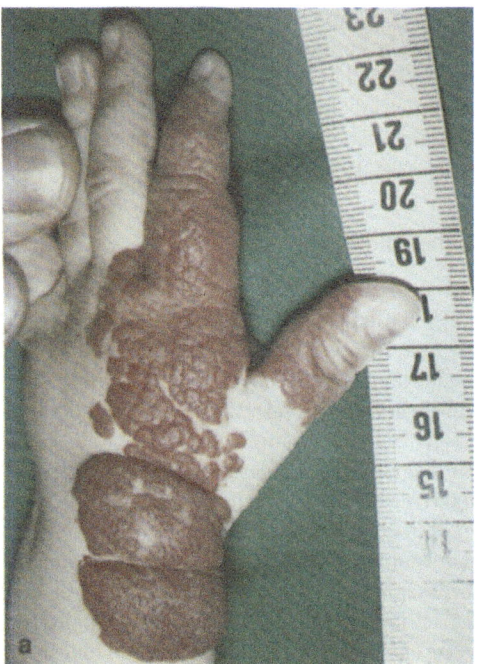

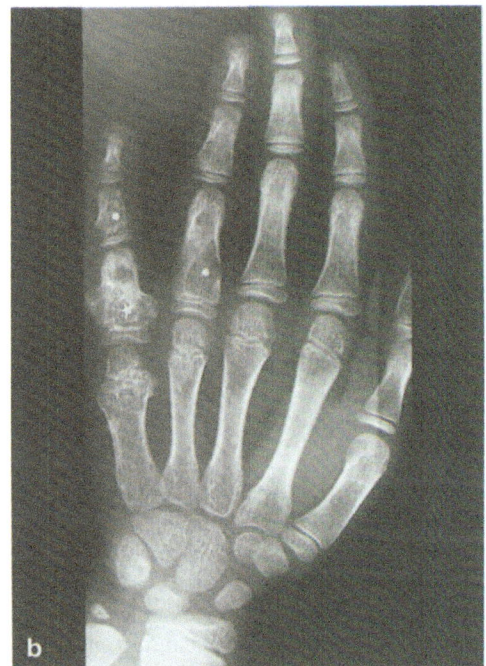

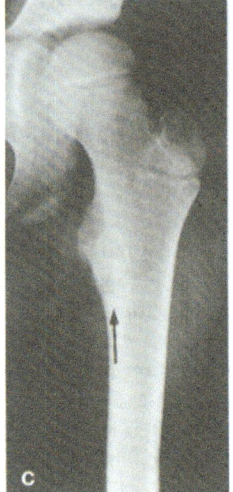

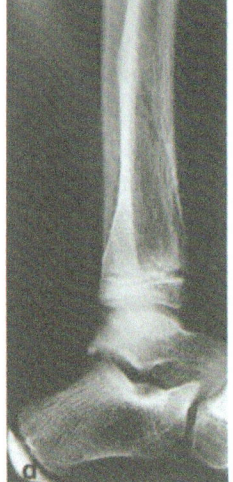

Abb. 1.2 a–d. Typisches Mafucci-Syndrom (9jähriges Mädchen). Kutane und subkutane Hämangiome am Stamm und am linken distalen Unterarm sowie an der radialseitigen Hand (**a**). Die chondromatösen Veränderungen sind überwiegend an der linken Hand und in der linken unteren Extremität lokalisiert. Beachte die vorwiegend enossalen Chondrome am 4. und 5. Finger, mit deutlicher Expansion an den entsprechenden Grundphalangen (**b**, *Asterisken*). An der Metaphyse von Os metacarpale V finden sich Osteochondrome. Chondromatöse Formationen zeigen sich des weiteren unterhalb des Trochanter minor (**c**, *Pfeil*) und in der distalen Tibiadiametaphyse, riefenartig auf der Kortikalisinnenfläche wachsend und diese ausdünnend (**d**)

Literatur

Creveld S van, Kozlowski K, Pietron K et al. (1971) Metaphyseal chondrodysplasia calcificans. A report of two cases. Br J Radiol 44: 773

Freyschmidt J (1993) Skeletterkrankungen. Klinisch-radiologische Diagnose und Differentialdiagnose. Springer, Berlin Heidelberg New York Tokyo, S 434

Holzmann H, Wessmann D, Schlieter A (1994) Chondrodysplasie-Hämangiom-Syndrom (Mafucci-Syndrom). Aktuelle Dermatol 20: 292

Kaibara N, Mitsuyasu M, Katsuki I et al. (1982) Generalized enchondromatosis with unusual complications of soft tissue calcifications and hemangiomas. Skeletal Radiol 8: 43

Mafucci A (1881) Di un caso enchondroma ed angioma multiplo. Mov Med-Chir 3: 399

Spranger J, Langer LO, Wiedemann HR (1974) Bone dysplasias: an atlas of constitutional disorders of skeletal development. Saunders, Philadelphia, p 199

Spranger J, Kemperdieck H, Bakowski H et al. (1978) Two peculiar types of enchondromatosis. Pediatr Radiol 7: 215

1.3 Fibröse metaphysäre Defekte mit Café-au-lait-Flecken (Jaffé-Campanacci-Syndrom)

Synonyme für fibrösen metaphysären Defekt: nichtossifizierendes Knochenfibrom, fibröser Kortikalisdefekt

> Café-au-lait-Flecken.
> **Röntgen:** fibröse metaphysäre Defekte vor allem an Femur und Tibia.

Definition

Beim fibrösen metaphysären Defekt (FMD) handelt es sich um einen spontan ausheilenden, durch Bindegewebe ersetzten Knochendefekt in den Metaphysen wachsender Röhrenknochen. Die Veränderung entspricht einer geschwulstähnlichen Läsion. Bei multiplem Auftreten sind Assoziationen mit Café-au-lait-Flecken nahezu obligat.

Allgemeine Klinik

Wie aus der Definition bereits hervorgeht, handelt es sich beim FMD um eine harmlose geschwulstähnliche Veränderung in den Metaphysen, vor allem um die Knieregion herum. Wahrscheinlich entspricht er lediglich einer Wachstumsstörung. Klinisch ist der FMD asymptomatisch; er wird als Zufallsbefund bei Röntgenaufnahmen aus anderem Anlaß (z.B. Unfall) entdeckt. Spontanfrakturen größerer Exemplare sind ausgesprochen selten. In fast 2–3% aller im Alter von 1–20 Jahren untersuchten Knieregionen wird in Deutschland der Befund beobachtet (Freyschmidt et al. 1981). Zirka 96% aller fibrösen metaphysären Defekte sitzen an der unteren Extremität und nur 4% an der oberen, wobei allein 62% in der distalen Femurmetaphyse zu finden sind. Die meisten fibrösen metaphysären Defekte werden im Alter zwischen 10 und 15 Jahren angetroffen. Sonstige Veränderungen bei Trägern von FMD kommen nicht vor, Laborparameter sind normal.

Kinder mit einer Neurofibromatose, bei der ja Café-au-lait-Flecken obligat sind, neigen extrem zur Bildung von FMD, die dann zumeist auch

relativ groß sind und Anlaß zu Spontanfrakturen geben können. Solitäre FMD gehen selten mit Café-au-lait-Flecken einher, während diese Kombination bei multiplen FMD nicht ungewöhnlich ist (Freyschmidt u. Ostertag 1988, Mirra et al. 1982).

Dermatologie

Der Café-au-lait-Fleck gehört im Hinblick auf die Systematik zu den Pigmentzellnävi, und zwar zur Untergruppe der epidermalen melanozytischen Nävi. Er imponiert als ein 1–10 cm großer rundlicher, auch ovaler Fleck von milchkaffeeartiger bis grau-bräunlicher Farbe (Abb. 1.3 a). Die Begrenzung zur gesunden Haut ist manchmal irregulär. Beim Nachweis von mehr als fünf Flecken ist an eine Neurofibromatose zu denken, insbesondere wenn sich gleichzeitig sommersprossenartige Hyperpigmentierungen in den Achselhöhlen nachweisen lassen. Möglicherweise entspricht die Kombination von multiplen FMD mit Café-au-lait-Flecken einer Forme fruste der Neurofibromatose (s. S. 20 und Abb. 1.3 a).

Die Café-au-lait-Flecken sind prinzipiell gutartig.

Radiologie

Der FMD durchläuft offensichtlich, wie Langzeitbeobachtungen demonstrieren, verschiedene Stadien. Initial imponiert eine manchmal multizentrische oväläre Kompaktaaufhellung – mit der Längsachse parallel zur Achse des befallenen Röhrenknochens – mit einem Durchmesser von 2–30 mm. Die Grenzen sind sehr scharf, manchmal wölbt sich das darübergelegene ossifizierte Periost uhrglasartig gegen die Weichteile vor. Größere Exemplare haben einen Sklerosesaum, die angrenzende Kompakta kann auch verdickt sein. Gelegentlich ist die Kompakta nach außen zu vollständig abgebaut, dann mutet die Begrenzung zum verkalkten Periost hin fransig und irregulär an. In diesem Stadium des FMD spricht man auch von einem *fibrösen Kortikalisdefekt.*

Wenn im Laufe eines raschen Wachstumsschubes dieser fibröse Kortikalisdefekt im Rahmen der metadiaphysären Verjüngung nicht „wegmodelliert" wird, entwickelt sich dar-

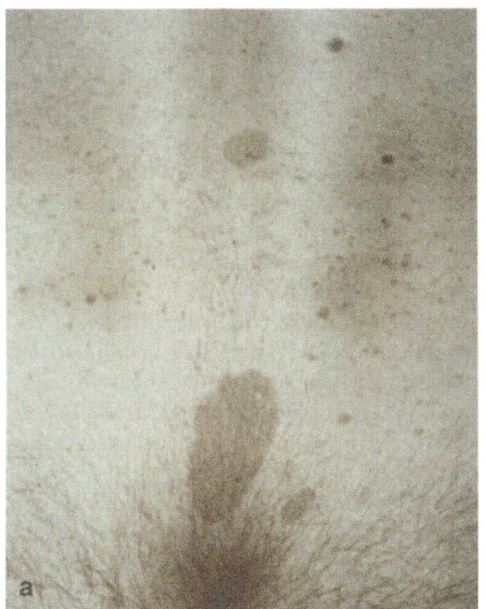
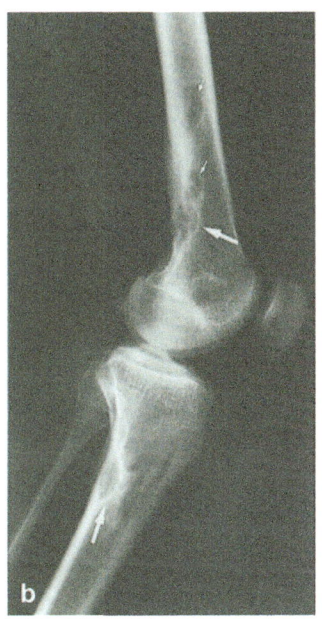

Abb. 1.3 a, b. Fibröse metaphysäre Defekte (FMD) mit Café-au-lait-Flecken. **a** An der Haut zahlreiche Café-au-lait-Flecken. Daneben Nävi unterschiedlichster Art, wie vor allem Nävuszellnävi. Ein solches „schecki-ges" Bild kann Hinweise geben auf eine Forme fruste der Neurofibromatose. **b** Multiple FMD (nichtossifizierende Knochenfibrome) im distalen Femur und in der proximalen Tibia, bilateral symmetrisch

aus ein *nichtossifizierendes Knochenfibrom* im engeren Sinne, das das typische Bild von traubenförmig konfigurierten Aufhellungen unter der leicht vorgewölbten restlichen Kompakta bietet (Abb. 1.3 b). Die Traubenkonfiguration wird durch riffartige Vorsprünge an der inneren Oberfläche der Läsion erklärt. Zumeist sind die Läsionen von einem girlandenartigen dichten Sklerosesaum umgeben und entwickeln sich in die Spongiosa hinein. Sie können bis zu 70 mm lang und 30 mm breit werden. Im Rahmen des Wachstums können sie verhältnismäßig weit diaphysär „auswandern".

Für die *Differentialdiagnose* gegenüber anderen osteolytischen Läsionen von entscheidender Bedeutung ist der enge Bezug des FMD zur Kompakta. In der distalen Femurmetaphyse sitzt die Läsion überwiegend dorsomedial. Ein weiteres differentialdiagnostisches Kriterium ist das Alter der Träger eines FMD: Es sollte immer in der 1. und 2. Lebensdekade liegen, später nachweisbare Herde, die wie ein nichtossifizierendes Knochenfibrom aussehen, müssen sehr kritisch betrachtet werden. In diesem Falle ist durchaus ein Knochenszintigramm angezeigt, das beim typi-schen FMD in der Regel unauffällig ausfällt. Grundsätzlich bedürfen typische FMD, auch im Stadium des nichtossifizierenden Knochenfibroms keiner weiteren radiologischen Beobachtung, insbesondere keiner weiteren radiologischen Abklärung z.B. durch CT oder MRT.

Literatur

Freyschmidt J, Ostertag H (1988) Knochentumoren. Klinik, Radiologie, Pathologie. Springer, Berlin Heidelberg New York Tokyo
Freyschmidt J, Saure D, Dammenhain S (1981) Der fibröse metaphysäre Defekt. I. Untersuchungen zur Häufigkeit. Röfo 134: 169
Mirra JM, Gold RH, Rand F (1982) Disseminated non-ossifying fibromas in association with café-au-lait spots (Jaffé-Campanacci syndrome). Clin Orthop 168: 192

1.4 Neurofibromatose Typ I

Verschiedene Formen von Pigmentzellnävi, Neurofibrome, Optikusgliom, Lisch-Knoten. **Röntgen:** anguläre Skoliose, Keilbeindysplasie, Verdünnung langer Röhrenknochen mit Pseudarthrose, Rippenerosionen, nichtossifizierende Knochenfibrome.

Definition

Die Neurofibromatose ist eine autosomal-dominante, zu den neurokutanen Syndromen (Phakomatosen) zählende Erkrankung mit unterschiedlicher Penetranz und daher sehr variablem klinischen Erscheinungsbild.

Allgemeine Klinik

Es ist mit einem Fall von Neurofibromatose auf 3000 Geburten zu rechnen. Man unterscheidet 8 verschiedene Formen der Neurofibromatose, von denen die Kombination von Haut- und Skelettveränderungen im wesentlichen durch den Typ I repräsentiert wird.
Diagnostische Kriterien dafür sind:

- mindestens 6 Café-au-lait-Flecken,
- 2 oder mehr Neurofibrome jedweden Typs oder ein plexiformes Neurofibrom,
- kleine sprenkelige, sommersprossenartige Flecken axillar und inguinal,
- Optikusgliom,
- 2 oder mehr Lisch-Knoten (Irishamartome),
- charakteristische Skelettveränderungen wie z.B. Keilbeindysplasie oder Verdünnung des Kortex der langen Röhrenknochen mit oder ohne Pseudarthrose,
- ein Verwandter ersten Grades (Eltern, Zwilling oder Kind) mit Neurofibromatose Typ I nach den obigen Kriterien.

Der Typ I entspricht dem klassischen Morbus Recklinghausen und stellt eine Mischung hereditärer Störungen neuroektodermaler und mesodermaler Gewebe dar. Das Spektrum klinischer Veränderungen ist ausgesprochen weit. Essentiell für die Diagnose ist der Nachweis von Neurofibromen in den peripheren Nerven und den Hirnnerven. Diese Neurofibrome können klinisch relativ spät zu Symptomen führen, da-gegen werden die Skelettmißbildungen zumeist schon im Kleinkindalter symptomatisch, so z.B. die anguläre Kyphoskoliose (s. Abb. 1.4b), die in ausgeprägten Fällen eine Paraplegie nach sich ziehen kann. Schwere neurologische Symptome können auch durch Meningomyelozelen, besonders im Thorakalbereich ausgelöst werden. Einzelne Finger oder ganze Extremitäten können vor allem bei einer Kombination mit plexiformen Neurofibromen extrem hypertrophieren. Augenfällig sind frühkindlich auftretende Verbiegungen, vor allem der Tibia, kombiniert mit kongenitaler Pseudarthrose (s. Abb. 1.4d).
Endokrine Störungen der Schilddrüse, Nebennieren und Hypophyse werden gelegentlich beobachtet.
Auf die Folgen von Tumoren an den Hirnnervenwurzeln (z.B. N. opticus, N. statoacusticus) sowie auf die Möglichkeit maligner Entartungen der neurofibromatösen Geschwülste kann im Rahmen dieser Monographie nicht näher eingegangen werden.

Dermatologie

Das Spektrum dermatologischer Veränderungen bei der Neurofibromatose, insbesondere vom hier zur Diskussion stehenden Typ I, ist außerordentlich breit. Die Neurofibrome können relativ diskret sein, und man muß gelegentlich nach ihnen suchen. Initial imponieren manchmal nur kleinste bräunliche „Flecken". Andererseits können die Neurofibrome aber auch massiv, vor allem am Rumpf, auftreten. Die Tumoren sitzen breit auf, können aber auch gestielt sein, sie sind weich und imponieren hautfarben oder bläulich (Abb. 1.4a). Wenn die Tumoren von der Subkutis her die Haut hernienartig durchbrechen und sich mit dem Finger wie durch ein Loch zurückdrücken lassen, spricht man von einem *Klingelknopfphänomen*. Bei der Palpation der Haut entdeckt man tiefergelegene, an den Extremitäten oft dem Nervenverlauf folgende Knoten, die druckschmerzhaft sein können. Die Haut kann umschrieben lappenartige Falten bilden im Sinne einer Dermatochalasis; sie können wammenartig herabhängen. Über die zu den diagnostischen Kriterien gehörenden Café-au-lait-Flecken (s. oben und Abb. 1.3a) hinausgehend finden sich weitere Pigmentzellnävi.

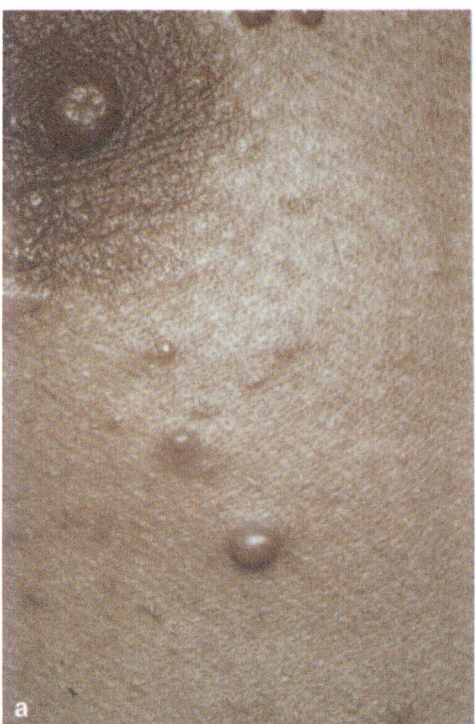

Abb. 1.4a–d. Neurofibromatose. **a** Scheckige Haut mit zahllosen kleinen und zum Teil sehr diskreten Nävi unterschiedlichster Art neben typischen Neurofibromen, die man an ihrer Prominenz erkennt. Zu beachten sind auch die feineren Flecken, die sich eben über das Hautniveau erheben und initialen Neurofibromen entsprechen. Der Patient hatte ausgeprägte Café-au-lait-Flecken am Rücken, ähnlich wie sie in Abb. 1.3a dargestellt sind, und sommersprossenartige Pigmentflecken in den Achselhöhlen. **b–d** s. S. 22

Zu ihnen gehören:

- Naevus spilus, der als großflächiger hellbrauner Pigmentfleck imponiert, in den 1–2 mm große braunschwarze sommersprossenartige Pigmentflecken eingestreut sind.
- Lentigo simplex, ein kleiner, scharf umschriebener, bis zu 5 mm groß werdender hell- bis dunkelbrauner Fleck, der im Hautniveau bleibt. Diese Flecken sind häufig schon bei der Geburt zu sehen und können sich dann vermehren. Treten sie disseminiert auf, spricht man von einer Lentiginose.
- Nävuszellnävi (s. Abb. 1.3a), die als Naevus pigmentosus, als molluskoider Nävuszellnävus, als Naevus pigmentosus et pilosus und als Naevus pigmentosus et papillomatosus

auftreten können; ihre Einzelbeschreibung würde den Rahmen dieses Buches sprengen.
- Sommersprossenartige Pigmentflecken in den Achselhöhlen. Gesamtheitlich gesehen imponiert oft eine ausgesprochen „gescheckte" Haut (Abb. 1.4a). Zusätzliche dermatologische Veränderungen treten in Form von Häm- und Lymphangiomen auf, es kommen auch Kombinationen mit Adenoma sebaceum und tuberöser Hirnsklerose vor (s. S. 23ff.). Des weiteren werden kutane und subkutane Lipome beobachtet.

Radiologie

Veränderungen des Skeletts können primär mesodermaler dysplastischer Natur sein, andererseits aber auch durch Erosionen der Weichgewebstumoren entstehen.

Die dysplastischen Veränderungen bevorzugen die Wirbelsäule, wo sich in fast der Hälfte aller Fälle eine anguläre Kyphoskoliose mit vorwiegendem Sitz im Thorakalbereich findet (Abb. 1.4b). Zusätzlich bestehen Wirbelmißbildungen im Sinne von Keilwirbeln, Defekten in den Wirbelbögen etc. (Abb. 1.4c). In fast der Hälfte der Fälle imponieren Wirbelkörperexkavationen, insbesondere dorsal (sog. „scalloping"), bedingt durch durale Ektasien mit Aufweitung des Subarachnoidalraumes, aber auch durch lokale Neurofibrome. Wenn zusätzliche ventrale Wirbelkörpereinbuchtungen bestehen, können sie auch dysplastischer Natur sein. Kombinationen mit Meningomyelozelen, insbesondere thorakal, sind häufig, sie imponieren als grobe paravertebrale Verschattungen, ähnlich wie neurofibromatöse Tumorgebilde.

Am Schädel findet sich typischerweise ein Defekt in der postero-superioren Orbitawand, verursacht durch einen Entwicklungsdefekt der Keilbeinflügel und der Pars orbitalis des Os frontale. Kommt dadurch der Temporallappen mit den Weichgeweben der Orbita in Berührung, kann ein pulsierender Exophthalmus resultieren. Die Clinoidfortsätze können fehlen oder deformiert sein, in der Schädelkalotte können sich mehr oder weniger große Defekte finden, bei Kindern sieht man häufig ein Makrokranium.

An den Rippen können interkostale Neurofibrome mehr oder weniger ausgeprägte Ero-

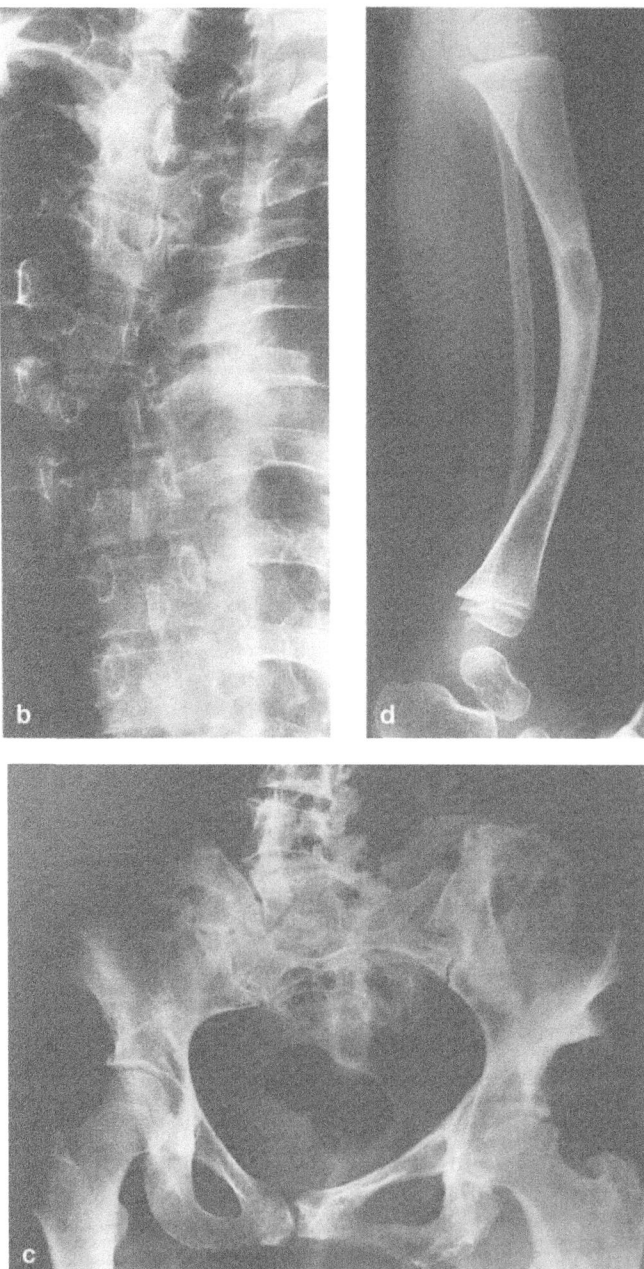

Abb. 1.4 (Fortsetzung). **b,c** Typische neurofibromatotische Skelettveränderungen. **b** Grobe Skoliose der oberen und mittleren BWS bei einem 28jährigen Neurofibromatotiker, bei dem sich neben anderen Veränderungen (z.B. Rippenerosionen durch Neurofibrome, FMD etc.) eine typische Keilbeindysplasie links nachweisen ließ. **c** 33jährige Frau mit grober Kyphoskoliose der unteren LWS durch Keilwirbel. Schwerste Dysplasien auch im Sakrum und im linken knöchernen Becken. Man beachte die höckerartigen Knochenneubildungen auf der linken Spina iliaca anterior inferior und auf dem linken Sitzbein sowie die dysplastische linke Hüfte und Verplumpung der Intertrochantärregion. **d** 2jähriger Junge mit erheblicher Verbiegung und Verdünnung der Tibia, weniger ausgeprägt der Fibula. In der spontan frakturierten Aufhellung im mittleren Tibiaschaft fanden sich Flüssigkeit und Bindegewebe, kein Neurofibrom. Weiter distal im Maximum der Verbiegung kam es 9 Monate später zu einer Spontanfraktur mit späterer Pseudarthrose. Klinisch zeigte das Kind erst Jahre später Café-au-lait-Flecken und Neurofibrome

sionen kranial und kaudal verursachen. Die Röhrenknochen imponieren manchmal ausgesprochen verdünnt (z.B. Fibula), andererseits können sie bei Kombinationen mit plexiformen Neurofibromen hypertrophieren (z.B. einzelne Finger). Charakteristisch ist eine Verbiegung vor allem der distalen Tibia, manchmal kombiniert mit einer kongenitalen Pseudarthrose (Abb. 1.4 d). In dieser Pseudarthrose ist interessanterweise kein neurofibromatöses Gewebe zu finden.

Intraossäre Neurofibrome sind selten. Sie imponieren als subperiostale oder kortikale Strukturaufhellungen, umgeben von einer zarten Knochenschale. Nichtossifizierende Knochenfibrome treten zumeist in großer Zahl auf (s. Abb. 1.3). Osteomalazien werden bei der Neurofibromatose vereinzelt beschrieben. Sie sind wahrscheinlich durch eine Stenosierung der Nierenarterien aufgrund von Neurofibromen bedingt, wodurch es zu einem allmählichen Nierenversagen kommt. Diskutiert werden ursächlich aber auch von Neurofibromen sezernierte Stoffe, die die Hydroxylierung von Vitamin D in die aktive Form verhindern (sog. tumorinduzierte hypophosphatämische Osteomalazie).

Literatur

Braun-Falco O, Plewig G, Wolff HH (1984) Dermatologie und Venerologie, 3. Aufl. Springer, Berlin Heidelberg New York Tokyo, S 501f.
Freyschmidt J (1993) Skeletterkrankungen. Klinisch-radiologische Diagnose und Differentialdiagnose. Springer, Berlin Heidelberg New York Tokyo

1.5 Tuberöse Sklerose

Synonyme: Adenoma sebaceum Pringle, Bourneville-Pringle-Erkrankung, Pringle's disease

Faziale Angiofibrome, „weiße Flecken"; epileptische Anfälle.
Radiologie: im CCT Verkalkungen, vorwiegend subependymal, im MRT Herde in der Hirnrinde; Skleroseherde in der Spongiosa von Wirbelsäule und Becken, feine „zystische" Aufhellungen am Hand- und Fußskelett; interstitielle Lungenveränderungen; Angiomyolipome in den Nieren.

Definition

Bei der tuberösen Sklerose handelt es sich um eine automal-dominant vererbte Erkrankung mit hoher Penetranz und sehr unterschiedlichen klinischen Veränderungen, bei denen aber faziale Angiofibrome und andere Hamartome in den verschiedensten Organen einschließlich des Gehirns mit epileptischen Krampfanfällen dominieren.

Allgemeine Klinik

Die tuberöse Sklerose wird zu den sog. Phakomatosen gezählt. Nach Rott u. Fahsold (1993) ist das pathogenetische Prinzip der Erkrankung „in multiplen lokal begrenzten Arealen unvollständiger oder abnormer Gewebedifferenzierung" zu sehen (sog. Hamartien). Wenn es in diesen Arealen zu gutartigen Proliferationen kommt, entwickeln sich Hamartome, im Falle einer malignen Differenzierung spricht man von Hamartoblastomen. Die sog. Hamartien sind zwischen Mißbildung und gutartiger Neubildung anzusiedeln. Zu den insbesondere bei der tuberösen Sklerose vorkommenden Hamartomen zählen Angiofibrome, Angiomyolipome, Gliawucherungen oder Rhabdomyome. Über die Ursache der fehlerhaften Gewebedifferenzierung ist in der sehr umfassenden Übersicht von Rott und Fahsold (1993) nachzulesen.

In Deutschland wird bei Neugeborenen mit einer Häufigkeit von 1:10000 gerechnet. Auf den autosomal-dominanten Erbgang wurde bereits in der Definition hingewiesen. In 60–80% aller Fälle ist jedoch von einer Neumutation auszugehen. Die genetische Aberration wird auf das Chromosom 9 lokalisiert.

Die epileptischen Anfälle beginnen schon im Säuglingsalter (etwa 80% der Fälle), etwa 50% der Patienten mit Krampfanfällen sind geistig retardiert. Pathologisch-anatomisch finden sich am Gehirn Gliaknötchen bis zu Bohnengröße subependymal in den lateralen Wänden der Seitenventrikel. Da sie verkalken, sind sie typischerweise im CT nachweisbar. Der computertomographische Nachweis dieser Verkalkungsareale, die zum Teil in die Ventrikel hineinragen können, ist als ziemlich sicheres Zeichen für das Vorliegen der Erkrankung bei Säuglingen und Kleinkindern anzusehen. Seltener werden Verkalkungsherde z.B. im Kleinhirn nachgewiesen (Abb. 1.5b). Darüber hinaus finden sich in der Hirnrinde weißliche Areale von festerer Konsistenz (sog. Tubera), die sich leicht über die Hirnoberfläche wölben können und die der Veränderung den Namen „tuberöse Sklerose" gegeben haben. Sie sind die Ursache der Epilepsie. Im CT lassen sie sich nicht abbilden, hingegen im T-2-gewichteten MRT.

Ganz typisch für die tuberöse Sklerose sind Angiomyolipome in den Nieren (bis zu 80%), häufig kombiniert mit Zysten (Abb. 1.5d, e). Ähnliche Veränderungen können sich in Leber und Pankreas neben polypösen Veränderungen im Gastrointestinaltrakt finden. Seltener, aber dann typisch für die tuberöse Sklerose sind interstitielle Lungenveränderungen (Abb. 1.5c), die zu einer Lungenfibrose führen können. Die Patienten fallen häufig durch einen Spontanpneumothorax auf. Hinter den Veränderungen steckt eine Lymphangiomyomatose. Im Herzen können sich schon früh (ab der 20. Schwangerschaftswoche) Rhabdomyome nachweisen lassen, die aber selten zu klinischen Symptomen führen.

An der Retina werden in ca. 50% der Fälle multiple, maulbeerartige astrozytäre Hamartome beobachtet, fernerhin finden sich kleine stanzlochartige pigmentfreie Zonen. Wenn die Macula nicht betroffen ist, haben die Patienten durch die Augenveränderungen keine klinischen Symptome.

Punktförmige Zahnschmelzdefekte lassen sich schon an den Milchzähnen nachweisen.

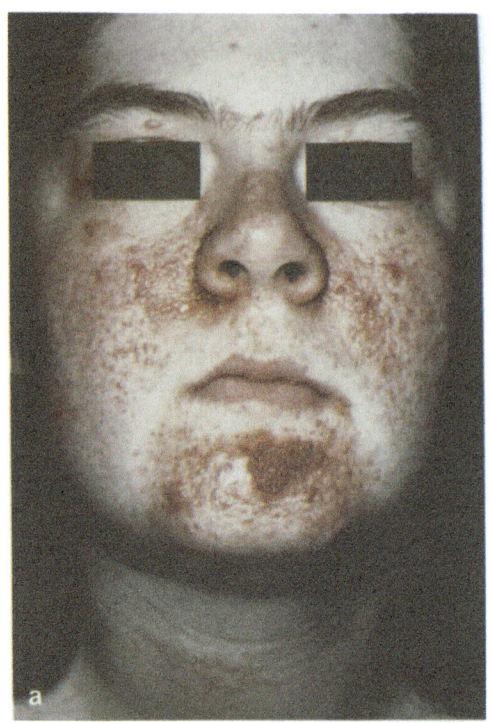

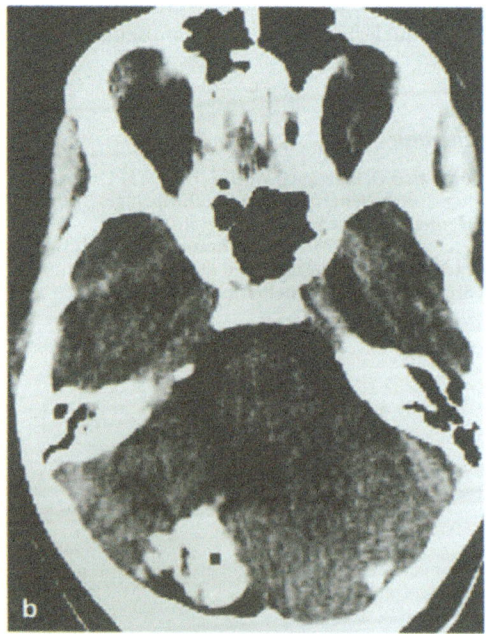

Abb. 1.5a–g. Tuberöse Sklerose. **a** Ausgeprägte Angiofibrombildung am Kinn und – schmetterlingsartig – an den Wangen. **b** Ungewöhnliche Verkalkungen in beiden Kleinhirnhemisphären. **c–g** s. S. 25

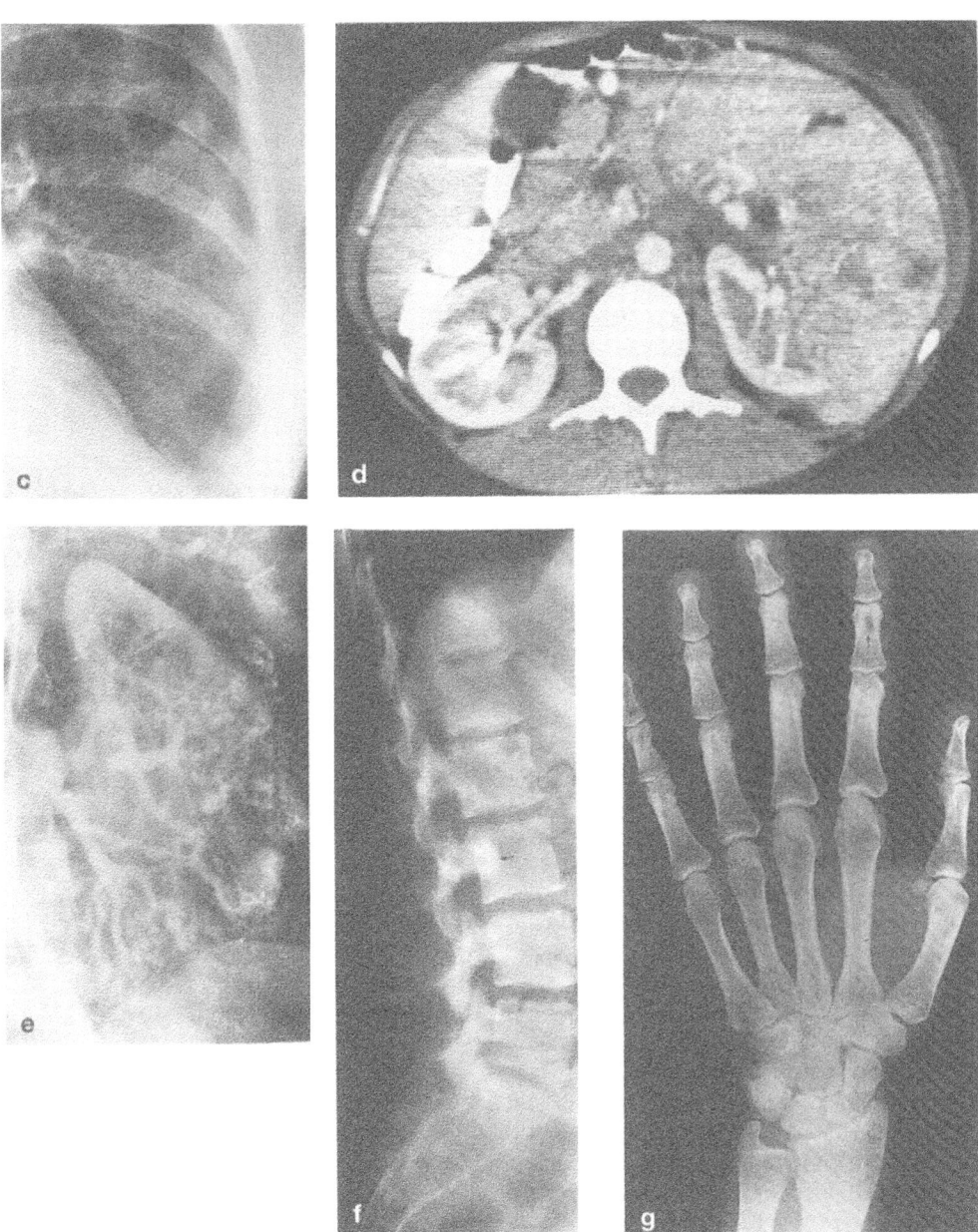

Abb. 1.5 (Fortsetzung). **c** Diffuser lymphangiomyomatotischer interstitieller Lungenprozeß mit Ausbildung eines Spontanpneumothorax links. Man beachte die deutlichen Überblähungszonen im linken Ober- und Mittelfeld. Ähnliche Veränderungen auf der kontralateralen Seite. **d, e** Grobes Hamartom der linken Niere, das sich bis zur vorderen und seitlichen Bauchwand ausdehnt; im Angiogramm (**e**) stellt sich die angiomatöse Komponente des Angiomyolipoms in Form einer massiven Hypervaskularisation und eines anarchischen Gefäßbildes dar. **f** Skleroseherde in der Spongiosa der Lendenwirbelsäule. Zu beachten ist insbesondere der ausgeprägte Herd im 3. Lendenwirbelkörper dorsal. **g** „Zystische" Veränderungen an den kleinen Röhrenknochen des Handskeletts, wobei auf dieser Reproduktion besonders der Herd in den distalen Partien der 2. Mittelphalanx auffällt. Ähnliche Veränderungen auf der kontralateralen Seite und am Fußskelett

Dermatologie

Typisch (in ca. 90% der Fälle) sind Angiofibrome, die um das 3. Lebensjahr auftreten und sich bis zur Pubertät schmetterlingsartig im Wangenbereich und am Kinn ausbreiten (Abb. 1.5 a). Die Angiofibrome sind als kleine rötliche oder gelbliche, stecknadelkopfgroße, halbkugelig prominente Knötchen zu identifizieren. Ursprünglich wurden sie als gutartige Talgdrüsentumoren fehlklassifiziert, woraus sich der Begriff „Adenoma sebaceum" ableitete.

Im Erwachsenenalter können sich in bis zu 50% der Fälle Angiofibrome im Bereich des Nagelfalzes entwickeln, die als Koenen-Tumoren bezeichnet werden. Sie können bis zu 1 cm Durchmesser erreichen und kommen überwiegend bei Frauen und hier besonders an den Zehen vor.

Als typisch für die tuberöse Sklerose – aber nur in Kombination mit anderen bereits beschriebenen Symptomen – können sog. *weiße Flecken* angesehen werden, die dieselbe Konfiguration wie Café-au-lait-Flecken haben, im Gegensatz dazu aber einer *Hypopigmentierung* entsprechen und weiß sind. Als eine weitere dermatologische Veränderung sind lederartig anmutende Hautareale mit Durchmessern bis zu mehreren Zentimetern (sog. Chagrin-Haut) zu nennen, die überwiegend im Beckenbereich angetroffen werden. Sie werden durch dichtstehende, pflastersteinartig angeordnete Bindegewebsnävi hervorgerufen.

Radiologie

Als typisch (in bis zu 80% der Fälle) zu bezeichnen sind umschriebene Skleroseherde von Erbsen- bis Fünfmarkstückgröße, die rundlich, ovoid oder von unregelmäßiger Begrenzung sind und vor allem im Becken und in der Lendenwirbelsäule (Abb. 1.5 f) vorkommen. Sie lassen sich auch an der Schädelkalotte finden. Am Hand- und am Fußskelett imponieren dagegen häufig feine zystenähnliche Aufhellungen, gelegentlich kombiniert mit periostalen Verknöcherungen (Abb 1.5 g). Klinisch verursachen die beschriebenen Skelettveränderungen keine Beschwerden.

Literatur

Hatlinghus S, Sager M (1982) Tuberous sclerosis: bone and lung changes mimicking metastatic malignancy. Eur J Radiol 2: 90

Holland B, Kubale R, Freyschmidt J, Lucka D (1985) Radiologische Befunde beim Bourneville-Pringle-Syndrom. Z Hautkr 61: 1524

Rott HD, Fahsold R (1993) Klinik und Genetik der tuberösen Sklerose. Dt Ärtzebl 90: C-274

1.6 Osteopoikilie mit Dermatofibrosis lenticularis disseminata und anderen Hautveränderungen

Synonyme für Osteopoikilie: Osteopathia condensans disseminata, „spotted bones"
Synonyme für die Kombination mit Dermatofibrosis lenticularis: Buschke-Ollendorf-Syndrom, Osteodermatopoikilosis, McKusick-Syndrom

> **Röntgen:** 2–5 mm große, rundliche Spongiosaverdichtungen, zumeist gelenknah
> **Haut:** Dermatofibrosis lenticularis disseminata, Keratoma hereditarium dissipatum palmare et plantare, Neigung zu Keloidbildung.

Definition

Die Osteopoikilie ist eine in der Regel nur auf röntgenologischem Wege erkennbare seltene erbliche Knochenveränderung mit charakteristischen 2–5 mm großen, scharf begrenzten Verdichtungen der Spongiosa, die bevorzugt die Epi- und Metaphysen des Gliedmaßenskeletts befällt. Sie kann Teilsymptom eines Syndroms sein, das im wesentlichen durch die Dermatofibrosis lenticularis disseminata verkomplettiert wird (Buschke-Ollendorf-Syndrom oder Osteodermatopoikilosis).

Allgemeine Klinik

Die Inzidenz der Osteopoikilie wird in Zentraleuropa mit etwa 12 auf 100 000 der normalen Bevölkerung angenommen. Sie wird, mit häufigerem Befall des männlichen Geschlechtes, vornehmlich dominant vererbt.
Die Betroffenen sind klinisch völlig beschwerdefrei, es handelt sich also um eine rein röntgenologisch festestellbare Veränderung, die möglicherweise erst dann zum Krankheitsbild wird, wenn sie mit der Dermatofibrosis lenticularis disseminata vergesellschaftet ist. Laborchemische Veränderungen kommen nicht vor. Eine Kombination mit anderen Skelettfehlbildungen ist beschrieben.

Dermatologie

Die Kombination der Osteopoikilie mit der Dermatofibrosis lenticularis disseminata wird auch als *Buschke-Ollendorf-Syndrom* bezeichnet, sie entspricht einer familiären mesenchymalen Dysplasie. Im Bereich des oberen Rumpfes und an den Oberschenkeln findet man multiple linsengroße Dermatofibrome mit unterschiedlichem Differenzierungsgrad (Abb. 1.6b). Sie treten meist erst im Erwachsenenalter auf.
Auch Kombinationen der Osteopoikilie mit palmoplantaren Verhornungsstörungen (Keratoma oder Keratosis) werden beschrieben. Beim klassischen Keratoma hereditarium dissipatum palmare et plantare handelt es sich um eine autosomal-dominant vererbliche Erkrankung, die in der 1. oder 2. Lebensdekade beginnt. An den Handinnenflächen und Fußsohlen finden sich dicke gelbliche, wachsartig anmutende Hornschichten in symmetrischer Anordnung, die durch Risse gefeldert sein können. Gegen die normale Haut sind sie durch einen rosaroten, bis zu 1 cm breiten Saum abgegrenzt. Häufig besteht eine gleichzeitige Hyperhidrosis. Das *differentialdiagnostische Spektrum* ist breit und reicht von der Psoriasis palmoplantaris über hyperkeratotisch-rhagadiforme Hand- und Fußekzeme bis zur hyperkeratotischen Tinea manuum et pedum, zum Morbus Darier und vielen anderen Krankheitsbildern.
Eine weitere seltene Assoziation mit der Osteopoikilie ist in der Neigung zur Keloidbildung beschrieben, die ja offensichtlich genetische Wurzeln hat.

Radiologie

Man kann 3 Formen der Osteopoikilie unterscheiden:

1. die fleckige oder lentikuläre Form
2. die streifige oder striäre Form
3. die sog. Mischform.

Am häufigsten ist die lentikuläre Form mit 2–5 mm großen, rundlichen, gut abgrenzbaren, in der Regel multipel auftretenden Spongiosaverdichtungen in den Epi- und Metaphysen des Gliedmaßenskeletts, wie oben bereits beschrieben (Abb. 1.6a). Bei der streifigen oder striären Form kann es sich um Übergänge zur Osteopathia striata handeln, möglicherweise sind Osteo-

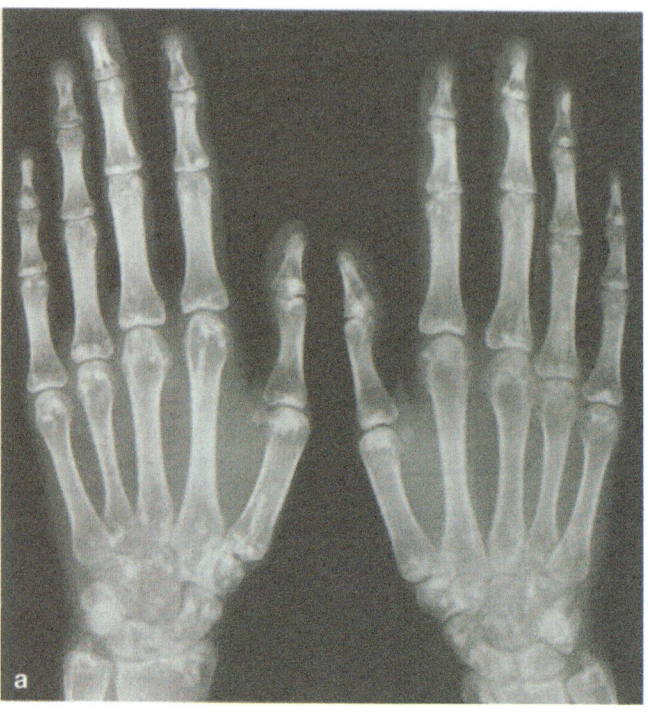

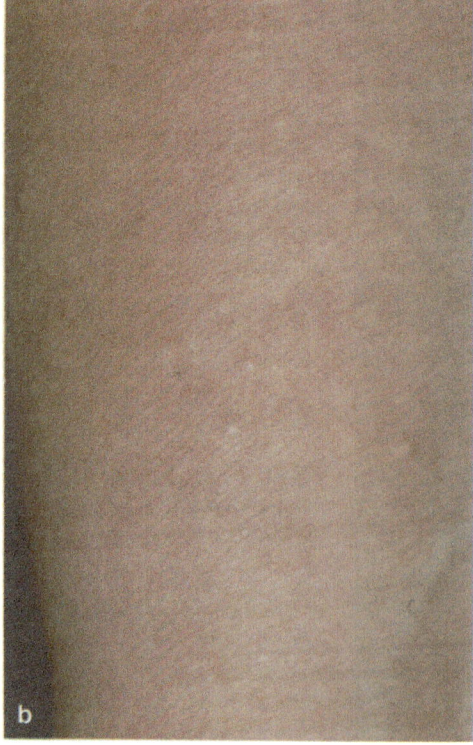

Abb. 1.6. a Typisches Bild der „spotted bones" bei Osteopoikilie mit nicht mehr zählbaren, scharf abgrenzbaren, zum Teil sehr dicht stehenden Skleroseherden in den spongiosareichen Abschnitten des Handskeletts. Man beachte die mehr strichförmig angeordneten Verdichtungen im distalen Os metacarpale II links, an der Basis der 2. Mittelphalanx und auch an der 3. Endphalanx links. Hierbei handelt es sich also um die striäre Komponente der Osteopoikilie mit Übergängen zur Osteopathia striata. Klinisch Dermatofibrosis lenticularis disseminata am Rumpf und an den Oberschenkeln (**b**)

pathia striata und Osteopoikilie ein und dasselbe Krankheitsbild mit verschiedenen Ausdrucksformen. Auf Mischformen mit anderen hyperostotischen Skelettveränderungen wird im Kapitel über die Osteopathia striata (1.7) hingewiesen. Osteopoikilotische Herde können im Wachstumsalter an Größe zu- und im Erwachsenenalter abnehmen (Lagier et al. 1984).

Die *Differentialdiagnose* der Osteopoikilie gegenüber osteoplastischen Metastasenherden stellt sich eigentlich nur bei asymmetrisch auftretenden Veränderungen, insbesondere im Beckenbereich. Eine Röntgenaufnahme des Handskeletts oder der Knieregion genügt aber, um beim Nachweis weiterer zumeist symmetrischer Herde die Diagnose Osteopoikilie zu verifizieren. Nur selten wird einmal eine Skelett-szintigraphie notwendig, die im Falle der Osteopoikilie keine Aktivitätsanreicherung – im Gegensatz zu Metastasen – erkennen läßt.

Literatur

Atherton DJ, Wells RS (1982) Juvenile elastoma and osteopoicilosis (the Buschke-Ollendorf syndrome). Clin Exp Dermatol 7: 109

Freyschmidt J (1993) Skeletterkrankungen. Klinisch-radiologische Diagnose und Differentialdiagnose. Springer, Berlin Heidelberg New York Tokyo

Lagier R, Mbakop A, Bigler A (1984) Osteopoikilosis: a radiological and pathological study. Skeletal Radiol 11: 161

McKusick VA (1972) Heritable disorders of connective tissue. Mosby, St. Louis

Uitto J, Santa Cruz DJ, Starcher BC et al. (1981) Biochemical and ultrastructural demonstration of elastin accumulation in the skin lesions of the Buschke-Ollendorf syndrome. J Invest Dermatol 76: 284

Verbov J (1977) Buschke-Ollendorf syndrome (disseminated dermatofibrosis with osteopoikilosis). Br J Dermatol 96: 87

1.7 Osteopathia striata und andere Skelettfehlbildungen mit fokaler Hauthypoplasie oder Hautatrophie (u.a. Goltz-Gorlin-Syndrom)

Synonyme für Goltz-Gorlin-Syndrom: Ektomesodermale Dysplasie, osteookulodermale Dysplasie

Röntgen: Streifige, auch fleckige Verdichtungen, vor allem in den Epiphysen der langen Röhrenknochen, aber auch im Becken und im Hand-Fuß-Bereich. Schwingen- oder flügelförmige Deformation der Beckenschaufeln.
Haut: Bei der Geburt universelle, aber asymmetrische narbenartige Hautveränderungen mit streifiger Hyperpigmentation, Atrophie und Teleangiektasien. Bei Geburt und später hernienartige Fettgewebsvorwölbungen im Bereich der Atrophie, insbesondere in Beckenkammhöhe, in den Leisten und an den Oberschenkelhinterflächen; multiple Papillome der Schleimhäute und perioral, narbige Alopezie, Nagelanomalien.
Sonstiges: Geistige Retardierung; Chorioretinale und Iriskolobome.

Definition

Die genetisch determinierte Osteopathia striata kann als isolierte, nur röntgenologisch nachweisbare, klinisch asymptomatische Skelettveränderung auftreten, Kombinationen mit anderen hyperostotischen Veränderungen, mit diversen Skelettfehlbildungen und mit Hautveränderungen sind möglich. Eine Kombination mit der fokalen dermalen Hypoplasie (Atrophie) und mit diversen Skelettfehlbildungen sowie mit Veränderungen an Zähnen und Augen wird als Goltz-Gorlin-Syndrom oder ekto- und mesodermale Dysplasie, auch als osteookulodermale Dysplasie bezeichnet.

Allgemeine Klinik

Die Osteopathia striata ist an sich eine völlig harmlose, wahrscheinlich dominant vererbliche Skelettveränderung, die durch Zufall im Röntgenbild gesehen wird. Laborchemisch ergeben sich keine Auffälligkeiten. Nach Larregue et al.

(1973) können zusätzliche Skelettveränderungen auftreten, wie z.B. osteopoikilotische Herde, eine partielle Osteopetrose, fernerhin eine Melorheostose und auch eine progressive diaphysäre Dysplasie (Engelmann-Erkrankung). Dabei finden sich gelegentlich auch Hautveränderungen in Form von lentikulären Fibromen.

Als Teil eines interdisziplinären Syndroms ist die Osteopathia striata von Interesse, wenn sie bei Patienten entdeckt wird, die unter dem sog. Goltz-Gorlin-Syndrom leiden. Dieses ist im engeren Sinne als ein Syndrom definiert, das aus einer Atrophie und einer linearen Hyperpigmentation der Haut besteht, fernerhin aus sekundären, an der Hautoberfläche erkennbaren Herniationen des subkutanen Fettgewebes, aus multiplen Papillomen der Schleimhäute und perioral, aus Anomalien der Nägel sowie aus verschiedensten Anomalien des Skeletts, insbesondere der Extremitäten. Einen sehr guten Überblick über das Goltz-Gorlin-Syndrom gaben Ginsburg et al. (1970). Demnach wird das Goltz-Gorlin-Syndrom fast ausschließlich bei Frauen weißer Hautfarbe beobachtet. Wahrscheinlich ist es X-chromosomal dominant vererblich. Interessanterweise kommt es bei den betroffenen Frauen häufig zu Schwangerschaftskomplikationen und Totgeburten. Häufig ist die allgemeine Entwicklung, insbesondere aber die geistige, retardiert. Chorioretinale und Iriskolobome gehören zu den häufigen Augenanomalien; weitere Veränderungen wie Strabismus, Nystagmus, Mikrophthalmie etc. werden beschrieben. Verschiedenste Ohrmißbildungen, unter anderem mit Hypoplasie des Knorpels, finden Erwähnung. Ob die vielen anderen von Ginsburg et al. (1970) beschriebenen Fehlbildungen am übrigen Körper in irgendeinem Kausalzusammenhang mit der eigentlichen fokalen dermalen Hypoplasie stehen, sei dahingestellt. Das gilt auch für Skelettveränderungen, für die exemplarisch Mikrozephalie und Dyszephalie, Skoliose und Segmentationsstörungen der Wirbelsäule, unzählige asymmetrische Fehlbildungen am Gliedmaßenskelett, insbesondere der Hände und Füße, genannt werden. Demgegenüber scheinen Syndaktylie und Zahnfehlbildungen mit Hypo- oder Oligodontie, Mikrodontie, Zahndeformierungen und -fehlstellungen mit einer gewissen Regelmäßigkeit zum Goltz-Gorlin-Syndrom zu gehören.

Dermatologie

An der Haut sieht man bald nach der Geburt zunächst erythematöse, dann umschriebene atrophische Veränderungen von teils retikulärer, teils streifenförmiger oder systematischer Anordnung. Die Herde sind rötlich-bräunlich verfärbt und narbenähnlich leicht eingezogen, die Kutis ist zigarettenpapierartig verdünnt und knitterbar (Abb. 1.7 a, b). Teilweise finden sich in ihnen hernienartige Fettgewebsvorwölbungen sowie Pigmentverschiebungen und Teleangiektasien, letztere finden sich gewöhnlich am Kopf und im Nacken. Die Fettgewebsherniationen muten gelblich oder pink-gelblich an und treten überwiegend in Höhe der Beckenkämme, in den Leisten und an den Hinterflächen der Oberschenkel auf. Sie sind das eigentliche Charakteristikum der fokalen dermalen Hypoplasie. Ginsburg et at. (1970) wiesen darauf hin, daß die Theorie der Fettgewebsherniation in hypoplastische Hautareale nicht ganz unumstritten ist. Histologische Untersuchungen von Hobel (1965) hätten ergeben, daß die Fettansammlungen in der Haut möglicherweise linearen Hamartomen, z.B. in Sinne von nävoiden Neoplasmen, entsprechen, wohingegen die umschriebenen Hautatrophien, linearen Hyperpigmentationen und Teleangiektasien einer anderen Gruppe von Hautläsionen zuzuordnen seien. Die Autoren spekulieren, ob die von ihnen als narbenartige Veränderungen beschriebenen frühen Läsionen – wie streifenförmige Hyperpigmentationen, Atrophie und Teleangiektasie – Folgen blasenähnlicher Veränderungen sein könnten, die schon intrauterin und zum Zeitpunkt der Geburt präexistent waren.

Als weitere charakteristische Hautveränderungen kommen Papillome im Bereiche der Lippen, der Genital- und der Analschleimhaut vor, und es imponieren Narben als Folge tieferer Gewebsdefekte ebenso wie narbige Alopezien und Onychodystrophien, gelegentlich auch löffelartige Nageldeformitäten. Ob die des weiteren erwähnten Symptome, wie Fotosensibilität, Hypohidrosis und Hyperhidrosis, palmare Hyperkeratose und Hauthyperelastizität sowie Akrozyanose nur zufällig mit den Kernsymptomen des Goltz-Gorlin-Syndroms assoziiert sind, sei – in Analogie zu den diversen Skelettfehlbildungen – dahingestellt.

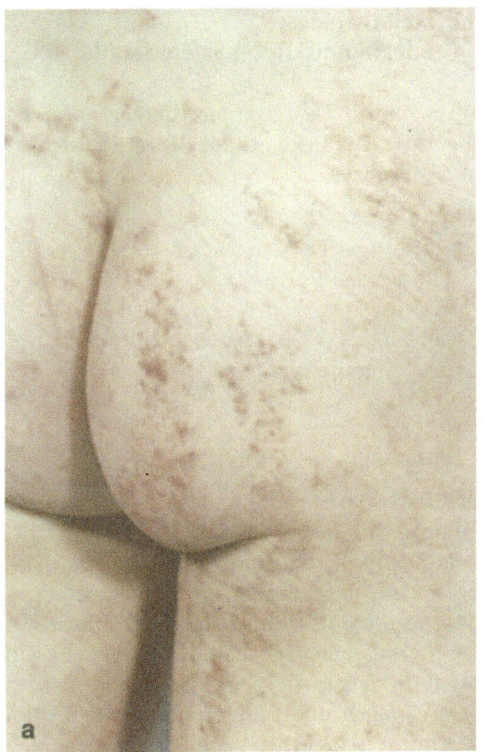

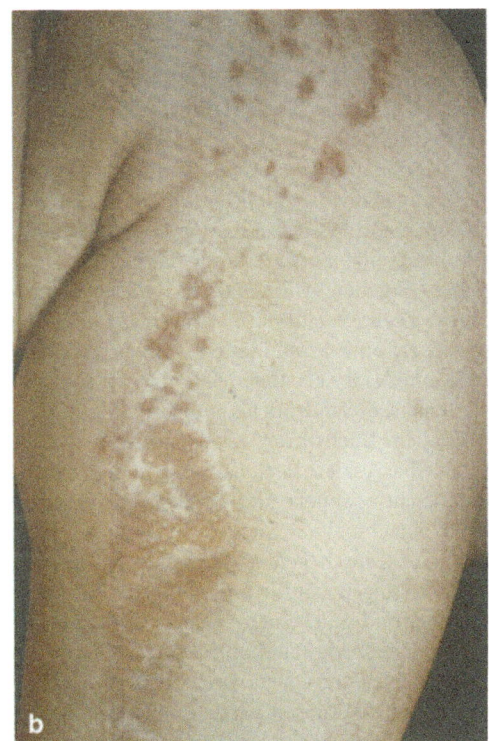

Abb. 1.7 a–c. Goltz-Gorlin-Syndrom. **a** Streifenförmig angeordnete rötlich-bräunliche Herde. Im *oberen Bildteil* (beckenschaufelnah) größeres Areal mit zigarettenpapierartig verdünnter und knitterbarer Haut. Die eingestreuten glänzenden gelblichen Areale entsprechen hernienartigen Fettgewebsvorwölbungen. Daneben Depigmentierungen. **b** Identische Veränderungen an der Oberarmstreckseite. (Abbildungen aus der Sammlung der Universitäts-Hautklinik Homburg/Saar, Prof. Dr. Bahmer). **c** Streifige Verdichtungen in der distalen Meta- und Diaphyse des Femurs, melorheostotische enossale Hyperostosen im Femurschaft. Es liegt also eine „mixed-sclerosing-bone-dysplasia" vor. Ähnliche Veränderungen am übrigen Gliedmaßenskelett

Radiologie

Das typische Röntgenbild der alleinigen Osteopathia striata besteht aus feinen linearen Spongiosaverdichtungen, die parallel zu den Achsen der langen Röhrenknochen verlaufen (Abb. 1.7 c). Sie sind am ausgeprägtesten in den Epimetaphysen, zu den Diaphysen hin werden sie schmaler und verdämmern schließlich. Hauptmanifestationsorte sind die Knieregionen, und zwar symmetrisch. Auch im Becken und an den Tarsal- und Karpalknochen werden

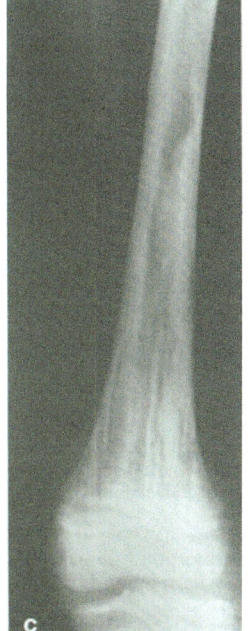

die streifigen Verdichtungen beschrieben. Bis auf schwingen- oder flügelförmige Deformitäten der Beckenschaufeln sind alle anderen Knochen, in denen sich die Herde finden, normal konfiguriert.

Auf Kombinationen der Osteopathia-striata-Veränderungen mit osteopoikilotischen Herden, mit einer partiellen Osteopetrose, mit der Melorheostose und mit der progressiven diaphysären Dysplasie (Engelmann-Erkrankung) wurde bereits hingewiesen. Beighton u. Cremin (1980) beschrieben eine Kombination von Osteopathia striata mit einer kranialen Sklerose; sie klassifizierten dieses Syndrom als autosomal-dominant vererblich. Nach ihren Beobachtungen ist die Schädelbasis sklerosiert, während die Schädelkalotte leicht erweitert und etwas verdichtet sein kann, manchmal nur im vorderen oder hinteren Bereich. Klinisch gehen diese sklerosierenden Veränderungen häufig mit erhöhtem Schädelumfang und mit einem Hervorspringen des Stirnbeines sowie Taubheit einher.

Zusätzlich zu den Osteopathia-striata-Veränderungen an den Gliedmaßen können bei diesem Syndrom flächige Sklerosen in den Rippen und am Becken, fernerhin auch in Grund- und Deckplattennähe der Wirbelkörper vorkommen, bei letzteren manchmal kombiniert mit einer Skoliose und anderen Wirbelsäulenfehlbildungen.

Die Kombination der Osteopathia striata mit anderen sklerosierenden Skelettveränderungen wird auch als „mixed-sclerosing-bone-dysplasia" oder „dystrophy" bezeichnet (u.a. Whyte et al. 1981).

Literatur

Beighton P, Cremin BJ (1980) Sclerosing bone dysplasias. Springer, Berlin Heidelberg New York

Ginsburg LD, Sedano HO, Gorlin RJ (1970) Focal dermal hypoplasia syndrome. Am J Roentgenol 110: 561

Holden JD, Akers WA (1967) Goltz's syndrome: focal dermal hypoplasia; combined mesoectodermal dysplasia. AMA Am J Dis Child 114: 292

Howell JB (1965) Nevus angiolipomatosus vs. focal dermal hypoplasia. AMA Arch Dermatol Syph 92: 238

Larregue M, Michel Y, Maroteaux J et al. (1973) L'ostéopathie striée et dysmorphies squelettiques associées dans l'hypoplasie dermique en aires. Rev Rhum Mal Osteoartic 6: 415

Whyte MP, Murphy WA, Fallon MD et al. (1981) Mixed-sclerosing-bone-dystrophy: report of a case and review of the literature. Skeletal Radiol 6: 95

1.8 Melorheostose mit zirkumskripter Sklerodermie

Synonyme für zirkumskripte Sklerodermie: Sclerodermia circumscripta, lokalisierte Sklerodermie, Morphaea

> **Röntgen:** wachskerzenartig am Knochen herabfließende Hyperostosen, segmental angeordnet.
> **Haut:** zirkumskripte lineare und bandförmige Sklerodermie.

Definition

Bei der Melorheostose handelt es sich um ein ätiologisch bisher unklares Krankheitsbild, bei dem sich typischerweise periostale Knochenneubildungen in segmentaler Verteilung finden, die aussehen, als würden sie an der Außenseite des betroffenen Knochens herabfließen. Klinisch bestehen an den betroffenen Partien Schwellungen und Indurationen; Kombinationen mit verschiedenen Veränderungen am Integument (z.B. zirkumskripte Sklerodermie) werden relativ häufig beobachtet.

Allgemeine Klinik

Der Begriff Melorheostose leitet sich vom griechischen „melos" (= Gliedmaße) und „rheos" (= Fluß) ab. Damit ist das wesentliche röntgenologische Zeichen der Melorheostose beschrieben, nämlich die periostale Hyperostose, die an der Außenseite des betroffenen Knochens „herabfließt" (s. Abb. 1.8b, c). Bisher wurden etwa 250 bis 300 Fälle publiziert, wir selbst konnten 5 Fälle diagnostizieren.

Die Ätiologie der angeborenen Erkrankung ist unklar, genetische Faktoren spielen offensichtlich keine Rolle. Aufgrund der Deckungsgleichheit zwischen dem segmentalen radialen Verteilungsmuster der Veränderungen mit sog. Sklerotomen (Zonen der sensiblen nervalen Skelettversorgung durch rein sensorische spinale Nerven) überlegten Murray u. McCredie (1979), ob eine frühe Infektion der sensiblen, für den Knochen zuständigen Nerven – in Analogie zum Herpes zoster – zu Narbenbildungen in ihnen führt, in deren Gefolge sich die segmenta-

len sklerotischen Knochenveränderungen entwickeln. Die häufig assoziierten subkutanen Fi-
brosen und Weichgewebsverknöcherungen mit
Muskelkontrakturen könnten durchaus in Be-
ziehung gebracht werden zu einer Beteiligung
von Dermatomen bzw. Myotomen derselben
sensorischen Nervenwurzeln.

Interessanterweise werden für die Entstehung
sog. – linearer oder bandförmiger – Morphaea
als Sonderform der zirkumskripten Sklerodermie periphere und auch zentrale nervale Läsionen diskutiert (Korting 1979).

Die Patienten mit einer Melorheostose werden
zumeist schon sehr früh, spätestens in der 2.
und 3. Lebensdekade, klinisch symptomatisch
mit chronischem Schmerz, einer Weichgewebs-
schwellung und Bewegungseinschränkung im
befallenen Skelettabschnitt. Klinisch-chemische
Alterationen werden nicht gefunden. Es kann
zu Kontrakturen der befallenen Extremität und
zu Gelenkankylosierungen kommen, bedingt
durch knöcherne Brückenbildungen zwischen
den Gelenkpartnern im Sinne einer Myositis
ossificans. Andererseits werden auch bei der zirkumskripten Sklerodermie, insbesondere bei
der Morphaea des Kindesalters, Muskelveränderungen (Myosklerose, Myositis, Muskelatrophie) beobachtet.

Die befallene Extremität kann verlängert oder
verkürzt sein.

Die in etwa 17% der Fälle einer Melorheostose
beobachteten Hautveränderungen mit fleckigen Hyperpigmentierungen, insbesondere über
dem befallenen Skelettabschnitt, mit Blut- und
Lymphgefäßfehlbildungen und mit der zirkumskripten Sklerodermie werden unten näher beschrieben. Die Hautveränderungen können den
Skelettveränderungen gelegentlich im Hinblick
auf den Manifestationszeitpunkt vorauseilen.
Weitere Kombinationen mit spinalen Lipomen
bei einem – seltenen – Befall der Wirbelsäule und
mit kalzifiziertem fibrolipomatösem Gewebe im
Retroperitonealbereich vor einem melorheosto-
tisch veränderten Os sacrum wurden von Raby
u. Vivian (1988) bzw. Garver et al. (1982) beschrieben.

Während bei der Melorheostose keine Ge-
schlechtsprädilektion bekannt ist, wird für die
zirkumskripte Sklerodermie eine ausgesprochene Gynäkotropie (1:2 bis 1:3) angegeben.

● Dermatologie

Die wichtigste hier zu erwähnende Kombination
einer Melorheostose mit Hautveränderungen ist
die zirkumskripte Sklerodermie, und zwar überwiegend in der linearen und bandförmigen
Form im Kindesalter. Bei der zirkumskripten
Sklerodermie (Synonyma: Sclerodermia circumscripta, lokalisierte Sklerodermie, Morphaea) handelt es sich um eine chronische
Erkrankung mit letztendlich unbekannter
Ätiologie, die nach einer entzündlichen
Phase durch eine Sklerose umschriebener
Hautareale charakterisiert ist (Abb. 1.8 a). Dabei werden verschiedenste Formen (herdförmige zirkumskripte Sklerodermie, kleinfleckige
zirkumskripte Sklerodermie, erythematöse zirkumskripte Sklerodermie, disseminierte zirkumskripte Sklerodermie, lineare oder bandförmige zirkumskripte Sklerodermie etc.) beschrieben (Braun-Falco et al. 1984). Die zirkumskripten Sklerodermieherde beginnen mit
einem fleckförmigen, mäßig entzündlichen
Erythem in Form eines großen, rundlichen oder
ovalen roten Fleckes, der sich ausdehnen kann.
Es kommt dann zu einer zunehmenden Pigmentierung, während das Zentrum hypo- oder
depigmentiert bleibt. Schließlich entsteht eine
gelblich-weißliche harte Platte, die von einem
schmalen oder auch breiteren, blauvioletten
oder fliederfarbenen Erythem, auch als „lilac
ring" bezeichnet, umgeben ist (Abb. 1.8 a).
Schließlich kann sich eine Atrophie (Verlust von
Haaren und Talgdrüsen) entwickeln mit Pigmentveränderungen innerhalb der Herde. Bei
der mit einer Melorheostose im wesentlichen
assoziierten Sonderform, nämlich der linearen
oder bandförmigen zirkumskripten Sklerodermie, finden sich an den Extremitäten lineare
bandförmige, auch systematisierte Herde, die
entsprechend der Achse der befallenen Gliedmaße ausgerichtet sind. Ziehen sie als derbe
sklerotische Herde über die Gelenke hinweg,
können Bewegungseinschränkungen die Folge
sein. Wie bereits erwähnt, können die Patienten
gleichzeitig Muskelveränderungen, z.B. in Form
einer Myosklerose, einer Muskelatrophie, auch
einer Myositis aufweisen.

Die Kombination mit einem primären Lymphödem im Sinne eines Meigeschen Trophödems
wird beschrieben (Goldschlag 1929, zit. in

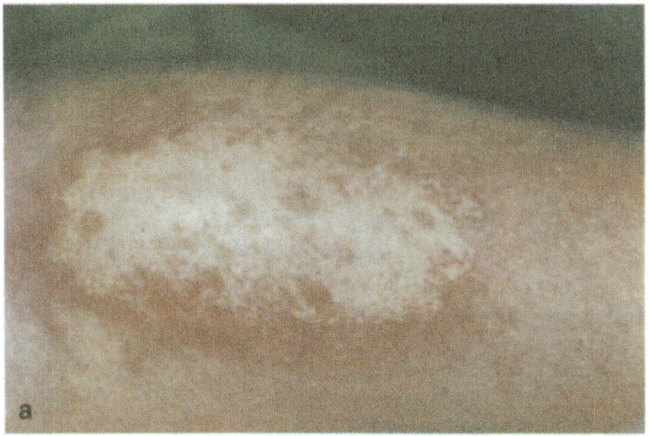

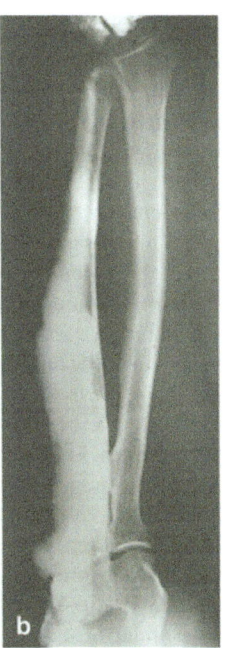
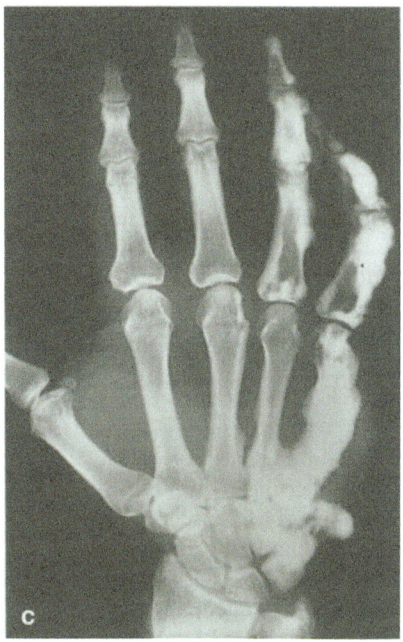

Abb. 1.8a–c. Melorheostose mit zirkumskripter Sklerodermie. **a** Plattenförmige, zentral depigmentierte indurierte Läsion, umgeben von einem fliederfarbenen Erythem („lilac ring"). Zuvor war ein entzündliches Erythem in diesem Bereich zu sehen. Später geht die Veränderung in eine Atrophie mit Hyper- und Depigmentierung sowie mit lokalem Haarverlust über. **b,c** An herabfließendes Kerzenwachs erinnernde Hyperostosen der Ulna sowie auf der Kortikalis des 4. und 5. Strahles, überwiegend exzentrisch angeord- net. Zu beachten ist die Beugekontraktur des Klein- fingers. Die Veränderungen waren unilateral rechts lokalisiert (Ulnarisbereich). In der rechten Axilla Weichteilverknöcherungen bei derber subkutaner Fi- brose. Klinisch bestanden im Bereich der Ulna- und Handverknöcherungen erhebliche Schmerzen und eine derbe Fibrose, die den rechten Arm gebrauchs- unfähig machten. Der jetzt 36jährige Mann hatte erste Symptome bereits im Pubertätsalter verspürt

Morris et al. 1963). Dieses genetisch bedingte Lymphödem tritt im Gegensatz zum Trophödem des Typs Nonne-Milroy erst mit der Pubertät auf, und zwar bei Frauen fast doppelt so häufig wie bei Männern. Dabei sind an den Unterschenkeln und Füßen schmerzlose, nicht eindrückbare Schwellungen feststellbar, die durch eine reaktive Fibrose auf ein vorhergehendes Ödem bedingt sind.

Zusätzlich zu diesen Veränderungen werden geistige Retardierung, Hypogenitalismus, Minderwuchs, Reithosenfettsucht, eine Ptosis der Augenlider und rezidivierende intrahepatische Cholestasen beschrieben. Hall (1961) beschrieb die Kombination einer Melorheostose mit kutanem Hämangiom und „lymphatischen Bläschen". Hyperpigmentierungen, insbesondere über den von einer Melorheostose befallenen Skelettabschnitten, beschrieben Höffken et al. (1951).

In der Literaturübersicht von Morris et al. (1963) finden sich Kombinationen mit Hämangiomen, Glomustumoren, vergrößerten Oberflächenkapillaren oder -venen, arteriovenösen Mißbildungen und vaskulären Nävi. Auch das gemeinsame Auftreten mit einer Neurofibromatosis wird angegeben.

Radiologie

Im Zusammenhang mit der Namensherleitung wurde auf die wesentliche Röntgensymptomatik bereits hingewiesen. Die fokalen Knochenneubildungen sind typischerweise segmental verteilt (z.B. eine Beckenhälfte und ipsilateraler Ober- und Unterschenkel). Dabei liegt der neue Knochen untrennbar der Kortikalis an; er ist außen wellig konturiert und erinnert an herabfließendes Kerzenwachs (Abb. 1.8 b, c). Es kommen aber auch enossale Knochenneubildungen vor, insbesondere in irregulären und flachen Knochen, die sie dann ganz ausfüllen können. Häufigster Manifestationsort sind die langen Röhrenknochen der unteren Extremität, es können aber auch die kleinen Fußknochen betroffen sein. Die hyperostotischen Veränderungen liegen überwiegend exzentrisch, d.h. an einer Seite eines Knochens. Ungewöhnliche Manifestationen an den Rippen, am Becken und insbesondere an der Wirbelsäule wurden von Garver et al. (1982) u. Raby und Vivian (1988) beschrieben.

Das Röntgenbild ist eigentlich so typisch, daß man nur selten in die Verlegenheit *differential-diagnostischer Überlegungen* kommt. Zu solchen gehören dann bei monostotischer Melorheostose das juxtakortikale Osteosarkom. Dieses sieht aber in der Regel nicht so dicht, solide und außen gewellt aus wie die Melorheostosis. Beim juxtakortikalen Osteosarkom sind die paraossalen Ossifikationen zumeist breiter, die daruntergelegene Kortikalis ist nicht selten zerstört. Mit CT und mit MRT läßt sich beim Sarkom meist ein nicht-ossifizierter Weichgewebsanteil des Tumors, der Verknöcherung direkt aufsitzend, nachweisen, was bei der Melorheostose nicht der Fall ist. Weitere Differentialdiagnosen sind kortikale Osteoidosteome. Deren Anamnesen sind aber in der Regel kürzer als die einer monostotischen Melorheostose und die Schmerzsymptomatik ist leicht durch Aspirin zu beeinflussen. Sogenannte kortikale Osteome sind von der Melorheostose letztendlich nicht zu differenzieren; möglicherweise sind sie eine „Miniaturausgabe" der zumeist längerstreckig ausgebreiteten Melorheostose.

Die Histologie der Melorheostose ist sehr unspezifisch, d.h. auf der Basis einer histologischen Untersuchung läßt sich die Diagnose einer Melorheostose nicht stellen.

Literatur

Braun-Falco O, Plewig G, Wolff HH (1984) Dermatologie und Venerologie,. 3. Aufl. Springer, Berlin Heidelberg New York Tokyo

Garver P, Resnick D, Haghighi P et al. (1982) Melorheostosis of the axial skeleton with associated fibrolipomatous lesions. Skeletal Radiol 9: 41

Hall R (1961) A case of Melorheostosis with cutaneous haemangioma and lymphatic vesicles. J Bone Joint Surg (B) 43: 335

Höffken W, Heim G (1951) Melorheostose mit Sklerosierung der Knochen im rechten oberen Körperquadranten, Schädelbeteiligung und Hautveränderungen. Röfo 74: 289

Korting GW (1979) Dermatologie in Klinik und Praxis, Bd III 34. Thieme, Stuttgart

Morris JM, Samilson RL, Corley CL (1963) Melorheostosis. Review of the literature and report of an interesting case with a nineteen-year follow-up. J Bone Joint Surg (Am) 45: 1191

Murray RO, McCredie J (1979) Melorheostosis and the sclerotomes: a radiological correlation. Skeletal Radiol 4: 57

Raby N, Vivian G (1988) Case report 478 (Melorheostosis of the axial skeleton with associated intrathecal lipoma). Skeletal Radiol 17: 216

1.9 Gardner-Syndrom

Röntgen: multiple Osteome, insbesondere am und im Unterkiefer, an den Röhrenknochen, seltener im Becken; Zahnanomalien.
Haut/Schleimhäute: Epidermoidzysten, intestinale Polyposis.

Definition

Beim Gardner-Syndrom handelt es sich um eine Variante der familiären adenomatösen Polyposis, die – autosomal dominant vererblich – mit Multiorganveränderungen einhergeht, wobei die Skeletterscheinungen mit multiplen Osteomen ein wesentliches Merkmal sind.

Allgemeine Klinik

Das Gardner-Syndrom im engeren Sinne (Darmpolyposis, multiple Osteome, Epidermoidzysten) und die familiäre adenomatöse Polyposis sind wahrscheinlich auf verschiedene Mutationen des gleichen Gens auf dem langen Arm des Chromosoms V zurückzuführen. Die Penetranz des dominanten Gens liegt bei 95%; 40% der Fälle treten sporadisch auf, d.h. sie sind im wesentlichen auf neue Mutationen zurückzuführen.

Da das Gardner-Syndrom ein variantes Teilsymptom der familiären adenomatösen Polyposis darstellt, können sämtliche Symptome der allein familiären adenomatösen Polyposis beim Gardner-Syndrom zu finden sein. Sie seien im folgenden kurz geschildert: In der 1. und 2., spätestens in der 3. Lebensdekade treten tubuläre und tubulovillöse Adenome (sog. Polypen) bis zu Hunderten im Kolon auf; ihre Zahl nimmt vom Colon ascendens zum Rektum hin zu (Abb. 1.9a). Klinisch haben die Patienten Blut- und Schleimbeimengungen im Stuhl. Wird nicht behandelt, ist zu fast 100% eine maligne Entartung einzelner Polypen die Folge. Im Magenfundus ist mit benignen Polypen zu rechnen (bis zur Hälfte der Fälle), Adenome werden ebenfalls bei etwa der Hälfte der Fälle beobachtet, vor allem bei Japanern. Vorkommende Duodenaladenome haben ein sehr hohes Entartungsrisiko. In ca. 4% der Fälle kommen benigne Desmoidtumoren in Form einer aggressiven mesenterialen Fibromatose vor, besonders nach Kolektomie. Diese Veränderungen können durch eine hochdosierte Tamoxifentherapie in ihrem Wachstum gehemmt werden.

Typisch für das Krankheitsbild (in etwa 85% der Fälle) ist eine kongenitale Hypertrophie des retinalen Pigmentepithels der Netzhaut, die aber das Sehvermögen nicht beeinträchtigt. Als extrakolische pseudotumoröse Veränderung sind im Rahmen dieses Buches Epidermoidzysten zu nennen, die bei etwa 50–65% der Fälle mit familiärer Polyposis vorkommen. Patienten mit einer familiären Polyposis leiden häufig unter endokrinen Störungen und endokrinen Tumoren, z.B. in der Schilddrüse, den Ovarien und den Nebennieren.

Dermatologie

Die Hautveränderungen beim Gardner-Syndrom entwickeln sich kurz nach der Geburt oder in früher Kindheit und sind vorwiegend im Gesicht und im Kopfbereich sowie auch am Hals lokalisiert. Es handelt sich um:

1. *Epidermale Zysten* von langsamem Wachstum. Sie sind rund und erhaben, etwa 1–5 cm groß und liegen subkutan. Der Zysteninhalt ist von weicher, breiiger Konsistenz und fötidem Geruch.
2. *Talgdrüsenzysten.* Diese epithelialen Zysten mit kleinen Nestern von Sebozyten in der Zystenwand kommen beim Gardner-Syndrom multipel vor und sind vorwiegend in der Hals- und Skrotalregion lokalisiert.

Radiologie

Auf die radiologische Symptomatik der tumorösen Darmveränderungen wird im Rahmen dieses Buches nicht näher eingegangen. Am Skelett imponieren vor allem Osteome der Kiefer- und der langen Röhrenknochen. Sie treten in mehr als der Hälfte der Fälle einer familiären Polyposis auf und sind beim Gardner-Syndrom selbstverständlich als pathognomonisch anzusehen. Besonders betroffen sind der Unterkiefer (Kieferwinkel, Abb. 1.9b), der Sinus frontalis und die Schädelkalotte (Tabula externa). Begleitet werden diese Kieferveränderungen häufig von Zahnanomalien (Hyperzementome, dentogene

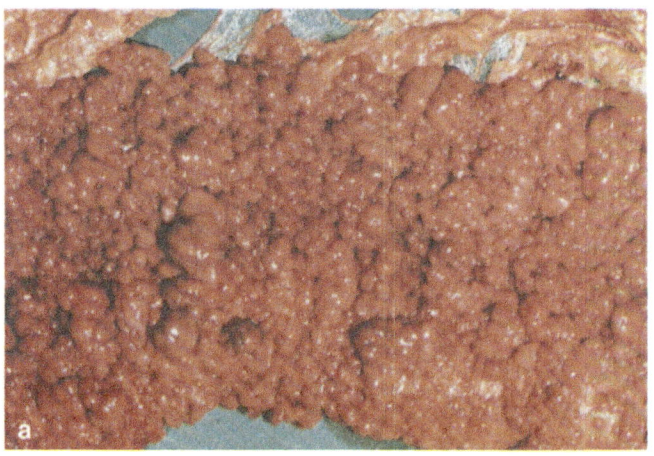

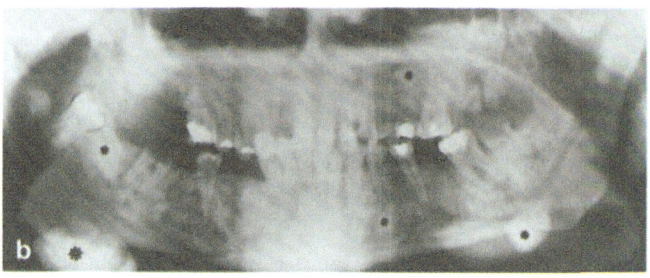

Abb. 1.9a, b. Gardner-Syndrom. 27jährige Patientin mit exzessiven Enostombildungen im Ober- und Unterkiefer sowie an der unteren lateralen Außenkontur der Mandibula (*Asterisken*, **b**), wobei der Tumor rechts gelappt erscheint. Wegen dieses Tumors war die Patientin auffällig geworden und zunächst in unsere Kieferchirurgische Klinik überwiesen worden. Auf dem Orthopantomogramm sieht man des weiteren ausgeprägte Zahnanomalien neben einer fortgeschrittenen Karies. Am Skelett waren weitere hyperostotische Veränderungen feststellbar: Osteome an der Schädelkalotte, periostale und kortikale Osteome an den langen Röhrenknochen. In **a** ausgeprägte Kolonpolyposis (Abb. von Herrn Prof. Dr. P. Otto, Großburgwedel). Die Mutter war – bei generalisierter Polyposis – an einem Kolonkarzinom gestorben. Es liegt also eine familiäre Polyposis – mit Skelettveränderungen – vor. Weitere Auffälligkeiten bei der Patientin: thyreoidale und ovarielle endokrine Störungen, epidermale Ölzyste oberhalb der Rima ani (radiologisch ist der Fall komplett in *Freyschmidt*, 1993, S. 108 dokumentiert)

Zysten, überzählige Zähne, multilokuläre Karies). Im Becken erscheinen die Osteome als feine punktförmige Verdichtungen, an den langen Röhrenknochen sehen sie wie kortikale Hyperostosen aus und betreffen vor allem die Diaphysen. Auch mit melorheostoseähnlichen Hyperostosen ist zu rechnen (s. S. 32). Die Knochenveränderungen können den Darmveränderungen beim Gardner-Syndrom vorausgehen.

Literatur

Freyschmidt J (1993) Skeletterkrankungen. Klinisch-radiologische Diagnose und Differentialdiagnose. Springer, Berlin Heidelberg New York Tokyo
Harned RK, Buck JL, Olmsted WW et al. (1991) Extracolonic manifestations of the familial adenomatous polyposi syndromes. Am J Roentgenol 156: 481

1.10 Cronkhite-Canada-Syndrom

Synonym: Ménétrier-Syndrom

Da dieses Krankheitsbild überwiegend in der Gastroenterologie Bedeutung hat, wird es hier nur sehr kurz dargestellt. Es handelt sich um eine systemische Erkrankung mit einer gastrointestinalen Polyposis vom hamartösen Typ, die mit ektodermalen Veränderungen wie Alopezie, Nageldystrophien und Hauthyperpigmentationen einhergeht. Bisher wurden nur etwa 60 Fälle beschrieben.

Die Ätiologie des Krankheitsbildes ist unklar. Die Patienten leiden überwiegend unter Diarrhö und Gewichtsverlust. Die Erkankung verläuft rezidivierend und in Schüben. Sanders et al. (1985) beschrieben den Fall einer 72jährigen Frau mit massiver klinischer Symptomatik und röntgenologisch sowie endoskopisch nachgewiesener Polyposis des gesamten Gastrointestinaltraktes. Mit der Diarrhö traten allmählicher Kopfhaarverlust, Verlust der Augenbrauen und Nägel auf. Nach massiver alimentärer Substitution besserte sich die Symptomatik, wobei sich auch die Alopezie zurückbildete. Ein Jahr später kam es zu einem erneuten Schub, während dessen die Patientin Gelenksymptome an der Schulter und an den distalen Interphalangealgelenken entwickelte. Radiographisch fanden sich erosivdestruktive Veränderungen, wobei die distalen Interphalangealgelenke marginal und zentral zerstört waren, ähnlich wie bei einer multizentrischen Retikulohistiozytose. Die Synovialisbiopsie aus einer Bursa ergab nur eine unspezifische Synovitis mit fokaler Hyperämie. Der Gelenkerguß war übrigens blutig, sämtliche bakteriologischen Untersuchungen fielen negativ aus. Maurer u. Berek (1980) beschrieben einen ähnlichen Fall mit Gelenkveränderungen bei einer 62jährigen Frau.

Aus radiologischer und klinischer Sicht lassen sich erosive Arthritiden wie bei der Psoriasis, dem Morbus Reiter und bei der multizentrischen Retikulohistiozytose eindeutig abgrenzen.

Literatur

Cronkhite LW, Canada WJ (1955) Generalized gastrointestinal polyposis: an unusual syndrome of polyposis, pigmentation, alopecia and onychotrophia. N Engl J Med 252: 1011

Maurer H-J, Berek L (1980) Knochen- und Gelenkveränderungen bei Ménétrier- bzw. Cronkhite-Syndrom. Röfo 132: 728

Sanders KM, Resnik CS, Owen DS (1985) Erosive arthritis in Cronkhite-Canada-Syndrome. Radiology 156: 309

1.11 Proteus-Syndrom

Unilaterale Hypertrophien einer Körperhälfte oder Extremität, Makrodaktylie; gyriforme knotige Verdickungen palmoplantar, epidermale Nävi in Form multipler, kleiner verruköser Papeln; subkutane Lipome, Hamartome; kartilaginäre Exostosen, Skoliose durch Wirbelhypertrophie.

Definition

Beim Proteus-Syndrom handelt es sich um eine genetisch determinierte Erkrankung, die mit mehr oder weniger umschriebenen Hypertrophien und hamartomatösen Läsionen an der Haut und Unterhaut sowie am Skelett einhergeht.

Allgemeine Klinik, Dermatologie und Radiologie

Das Krankheitsbild, von dem bisher weniger als 100 Fälle publiziert wurden, ist ätiologisch noch nicht ganz aufgeklärt. Vermutlich liegt ihm eine Spontanmutation autosomal-dominanter Gene zugrunde, möglicherweise der Gene, die für die lokale Produktion und Regulation der Gewebewachstumsfaktoren zuständig sind. Betroffen sind offensichtlich alle drei Keimblätter. Klinisch prägend sind eine komplette oder inkomplette unilaterale Hypertrophie einer Körperhälfte oder nur einer Extremität, des weiteren eine Makrodaktylie, subkutane mesodermale Tumoren, palmoplantare Tumoren, Exostosen, epidermale Nävi und eine Skoliose. Weniger häufig kommen an der Haut Depigmentierungen, Café-au-lait-Flecken, subkutane Atrophien, eine superfiziale Varikose und Angiokeratome vor.

Die *Leitsymptome* seien im einzelnen etwas genauer beschrieben: Bei den dominierenden palmoplantaren tumorösen Veränderungen finden sich zumeist symmetrisch gyriform angeordnete knotige Verdickungen, über denen die Haut gelblich verfärbt sein kann. Manchmal sind auch nur palmoplantare Hautverdickungen zu tasten. Die epidermalen Nävi sind ein weiteres auffallendes Merkmal des Proteus-Syndroms. Sie finden sich überwiegend am Hals, am Stamm, in den Axillen, den Leisten sowie an den Extremitäten, können hyperpigmentiert sein und sind unter anderem als multiple, kleine, unscharf begrenzte, verruköse Papeln zu beschreiben.

Die Hypertrophien einzelner muskuloskelettärer Abschnitte oder einer ganzen Körperhälfte sind bereits äußerlich schon zu sehen und beziehen nicht nur das Skelett, sondern auch die Weichteile mit ein. Es können beträchtliche Bein- oder Armlängendifferenzen resultieren. Klinische und röntgenologische Auffälligkeiten bestehen in fazialen Asymmetrien und „Buckelschädel" (durch knöcherne Protuberanzen), aus einer Makrodaktylie einzelner oder mehrerer Finger oder Zehen, kartilaginären Exostosen an den Meta- und Apophysen der langen Röhrenknochen, skoliotischen Verformungen der Wirbelsäule durch eine mehr oder weniger begrenzte Wirbelhypertrophie (Megalospondylodysplasie).

Die wesentliche *dermatologische Differentialdiagnose* stellt sich gegenüber dem *Solomon-Syndrom* (epidermales Nävus-Syndrom), bei dem epidermale Nävi, Wirbelsäulenanomalien und Hämangiome auftreten können. Möglicherweise entspricht das Solomon-Syndrom nur einer Variante des Proteus-Syndroms. Auch die Neurofibromatose ist differentialdiagnostisch in Erwägung zu ziehen (s. S. 20). Wegen der Hemihypertrophie und Makrodaktylie stellt sich die Differentialdiagnose gegenüber dem *Klippel-Trenaunay-Syndrom* und dem *Parkes-Weber-Syndrom*.

Wesentlich ist, daß die Patienten mit einem Proteus-Syndrom regelmäßig beobachtet werden müssen, denn es handelt sich schließlich um eine hamartoneoplastische Erkrankung mit der Möglichkeit maligner Entartungen der einzelnen tumorösen Formationen.

Literatur

Baykal C, Gögüs A, Gürsoy EÖ et al. (1994) Proteus-Syndrom. Hautarzt 45: 237

Costa T, Fitch N, Azouz EM (1985) Proteus syndrome: report of two cases with pelvic lipomatosis. Pediatrics 76: 984

Maassen D, Voigtlaender V (1991) Proteus-Syndrom. Hautarzt 42: 186

Samlaska CP, Levin SW, James WD et al. (1989) Proteus-Syndrome. Arch Dermatol 125: 1009

Solomon LM, Fretzin DF, Dewald RL (1968) The epidermal nevus syndrome. Arch Dermatol 97: 273

Wiedemann HR, Burgio GR, Aldenhoff P et al. (1983) The proteus syndrome. Eur J Pediatr 140: 5

1.12 Basalzellnävussyndrom (Gorlin-Goltz)

Synonyme: Gorlin-Goltz-Syndrom; Syndrom der Kieferzysten, hereditäre kutaneomandibulare Polyonkosis

> Multiple, breitbasige hautfarbene oder bräunliche Tumoren, die in echte Basaliome übergehen im Gesicht, am Nacken, Stamm und an proximalen Extremitäten.
> **Röntgen:** große Unter- auch Oberkieferzysten; Zysten auch in Röhrenknochen; frontoparietale Hyperostose, Falxverkalkung, flache Sella; Rippenanomalien; Skoliose.

Definition

Beim Basalzellnävussyndrom handelt es sich um eine autosomal-dominant vererbbare Erkrankung, die mit multiplen nävoiden, pigmentierten oder verhornenden Basalzellepitheliomen, multiplen Kieferzysten und isolierten oder multiplen Rippendeformitäten sowie mit weiteren Veränderungen am Skelett einhergeht.

Allgemeine Klinik

Seit der Erstbeschreibung des Krankheitsbildes durch Gorlin u. Goltz (1960) sind weit mehr als 150 Fälle dieser Erkrankung beschrieben worden. Ob man sie wegen der am Zentralnervensystem, selten am Auge vorkommenden Krankheitserscheinungen als 5. Phakomatose klassifizieren kann, ist umstritten. Die Patienten werden wegen der dermatologischen Veränderungen schon in der Kindheit, häufiger aber zwischen dem 20. und 30. Lebensjahr auffällig, das Syndrom findet sich in seiner vollen Ausprägung zumeist aber erst jenseits des 30. Lebensjahres. Nicht selten werden die Patienten auch von seiten der Unterkieferzysten zuerst symptomatisch und konsultieren einen Zahnarzt oder Kieferchirurgen (s. Abb. 1.12b).
Neben den unten beschriebenen kutanen und osteologischen Anomalien können die Patienten ophthalmologisch einen Hypertelorismus, eine Kanthusdystopie, kongenitale Blindheit und einen Innenstrabismus haben. Neurologisch werden – selten – geistige Retardierung, ein kongenitaler Hydrozephalus, Medulloblastome, durale

Kalzifikationen und eine Agenesie des Corpus callosum beobachtet. Seltener kommen auch Hypogonadismus bei Männern und Ovarialtumoren bei Frauen vor.

Dermatologie

Man unterscheidet bei den Hautveränderungen – die als nävoide Systemerkrankung aufzufassen sind – eine nävoide von einer onkogenen Phase. In der nävoiden Phase bilden sich in der Kindheit oder Pubertät multiple breitbasige hautfarbene oder bräunliche Tumoren, die ulzerieren und verkrusten können. Diese Tumoren sind im Gesicht, am Nacken, am Stamm und an den proximalen Extremitätenabschnitten lokalisiert. Etwa um das 20. Lebensjahr erfolgt der Übergang in die onkogene Phase. Jetzt erkennt man, daß es sich sowohl klinisch als auch histologisch eindeutig um Basaliome handelt (Abb. 1.12a). Bei Handinnenflächen- und Fußsohlenlokalisation spricht man von „Pits".

Radiologie

Die klassischen Merkmale und integrierter Bestandteil des Gorlin-Goltz-Syndroms sind Rippenanomalien und Unterkieferzysten. Die Rippenanomalien (in etwa 45% der Fälle) sind vielfältig, das Spektrum reicht von rudimentären Rippen, Synostosen, Rippenverkürzungen, Gabelrippen bis hin zu Verbreiterungen und Verschmächtigungen. Wie Novak u. Bloss (1976) aufgrund von 4 eigenen Beobachtungen und 105 Fällen aus der Literatur nachweisen konnten, sind die genannten Rippenanomalien nicht Zufallsbefunde, denn einzeln betrachtet kamen sie in der normalen Population nur in ca. 2–5% aller Fälle vor.
Unterkieferzysten sind die häufigsten Knochenveränderungen (Abb. 1.12b). Histologisch handelt es sich dabei um benigne folliculäre oder odontogene Keratozysten. Wie bereits erwähnt, können sie vor den Hautveränderungen auftreten. Die Zysten sind multipel und neigen zu Rezidiven. Oberkieferzysten werden in etwa 35% der Fälle gefunden. Eine weitere radiologische Auffälligkeit kann eine frontale und/oder parietale Hyperostose (s. Abb. 1.12b) sein. Am Schädel kann ferner eine Prognathie beobachtet werden. Das Röntgenbild zeigt in fast 50% der

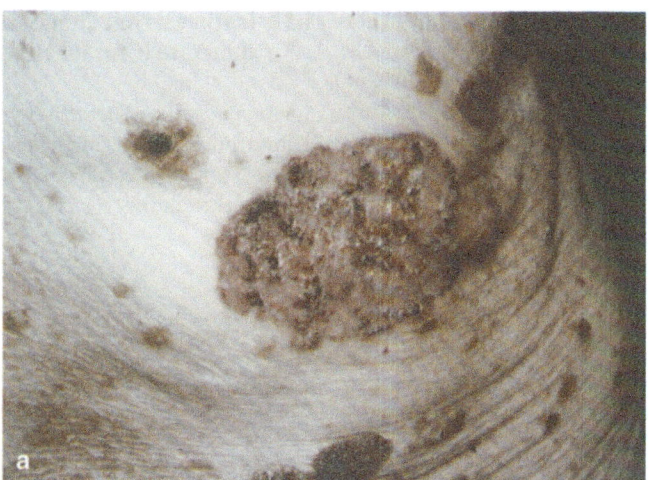

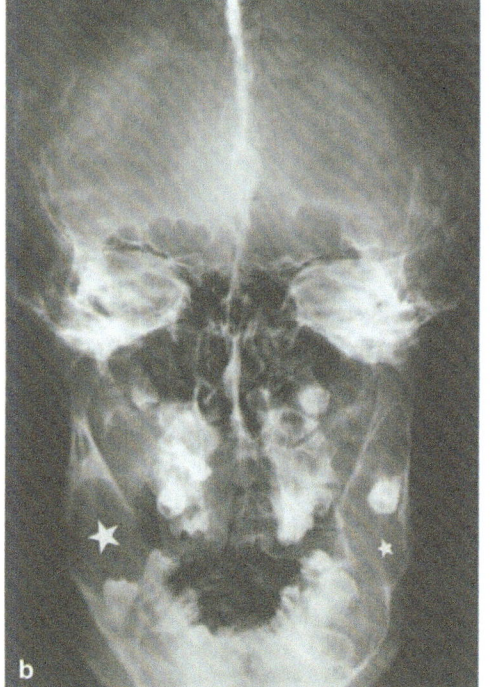

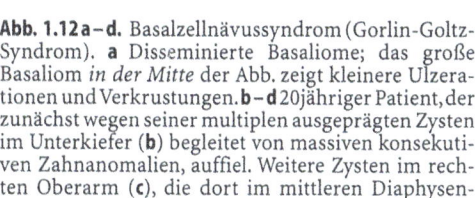

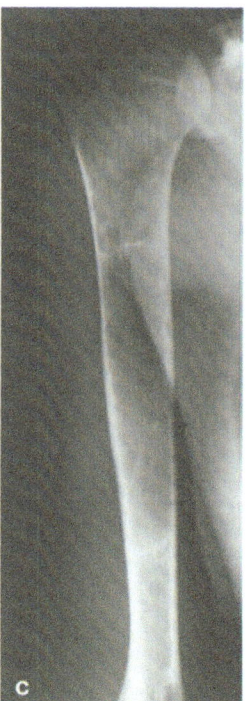

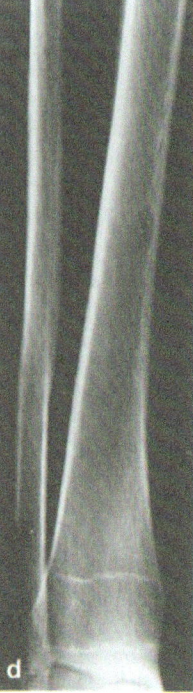

Abb. 1.12 a – d. Basalzellnävussyndrom (Gorlin-Goltz-Syndrom). **a** Disseminierte Basaliome; das große Basaliom *in der Mitte* der Abb. zeigt kleinere Ulzerationen und Verkrustungen. **b – d** 20jähriger Patient, der zunächst wegen seiner multiplen ausgeprägten Zysten im Unterkiefer (**b**) begleitet von massiven konsekutiven Zahnanomalien, auffiel. Weitere Zysten im rechten Oberarm (**c**), die dort im mittleren Diaphysen- drittel zu einer großen Zyste zusammenfließen. Multiple Zysten bis zu 2 cm Durchmesser auch an den anderen Röhrenknochen (**d**) inklusive Handskelett. Deutliche Hyperostosis frontalis et parietalis und erhebliche Falxverkalkungen (**b**); im CT (nicht abgebildet) Hydrocephalus internus und meningeale Verkalkungen

Fälle eine Falxverkalkung (Abb 1.12 b), die in der normalen Population nur in etwa 7% der Fälle auftritt. Weitere Verkalkungen kommen am Tentorium sowie an der Dura vor. Die Sella kann ausgesprochen flach und klein sein, auch Sellabrücken mit petrosellärer Verkalkung sind feststellbar.

Eine Skoliose der Wirbelsäule findet sich in etwa 32% der Fälle, weitere Wirbelsäulenfehlbildungen sind Blockwirbel, Spina bifida und vieles mehr.

Sehr charakteristisch können zystische Veränderungen an den Röhrenknochen sein (Abb. 1.12 c, d). Novak u. Bloss (1976) beschrieben 2–3 mm große zystenartige Aufhellungen an den Händen sowie an Radius und Ulna. Blinder et al. (1984) publizierten den Fall von 3 Familienmitgliedern mit ausgeprägten zystischen Veränderungen in allen Röhrenknochen, kombiniert mit fleckigen osteopoikilotischen Herden. Die zystischen Veränderungen waren scharf begrenzt ohne Randsaum oder Weichgewebskomponente, zum Teil muteten sie flammenartig an.

In unserem Fall konnten wir am rechten Humerus eine größere zusammenfließende Zyste beobachten (Abb. 1.12 d) sowie kleinere ebenfalls flammenartig begrenzte zystische Veränderungen an den Unterarmen und Unterschenkeln und am Handskelett. Die Häufigkeit zystischer Veränderungen am Handskelett wird mit etwa 50% der Fälle angegeben.

▪ Literatur

Blinder G, Barki Y, Pezt M et al. (1984) Widespread osteolytic lesions of the long bones in basal cell nevus syndrome. Skeletal Radiol 12: 196

Camisa C, Rossana C, Little L (1985) Naevoid basal-cell carcinoma syndrome with unilateral neoplasms and pits. B J Dermatol 113 : 365

Gorlin RJ, Goltz RW (1960) Multiple nevoid basal cell epithelium jaw cysts and bifid rib syndrome. N Engl J Med 262: 908

Lile HA, Rogers JF, Gerald B (1968) The basal cell nevus syndrome. Radiology 103: 214

Novak D, Bloss W (1976) Röntgenologische Aspekte des Basalzell-Naevus-Syndroms (Gorlin-Goltz-Syndrom). Röfo 124: 11

Potaznik D, Steinherz P (1984) Multiple nevoid basal cell carcinoma syndrome and Hodgkin's disease. Cancer 53: 2713

Ramström G, Anniko M (1985) Clinical and histopathologic findings in a patient with Gorlin's Syndrome. Arch Otorhinolaryngol 241: 157

1.13 Ichthyosis mit Chondrodysplasia punctata (Conradi-Hünermann)

Synonyme für Chondrodysplasia punctata: Chondrodystrophia calcificans congenita punctata, „stippled epiphyses", Conradi-Hünermann-Erkrankung

> Wirbel- oder strudelförmige Hyperkeratosen, follikuläre Hautatrophien der distalen Extremitäten, narbige Alopezieherde.
> **Röntgen:** „stippled epiphyses", weitere Skelettanomalien.

Das Erkrankungsbild ist im radiologischen Schrifttum vor allem wegen der eigentümlichen stippchenförmigen Kalzifikationen der Epiphysen bekannt geworden. Es entspricht einer seltenen epiphysären Dysplasie. Besonders an den Hüften, Knien, Schultern sowie Hand- und Fußwurzeln finden sich im 1. Lebensjahr feine punktförmige Kalzifikationen vor Erscheinen der Ossifikationskerne (Abb. 1.13). Pathologisch-anatomisch steckt dahinter eine extreme Vaskularisation des Epiphysenknorpels mit fleckförmiger mukoider Degeneration und Fragmentation. Die Fragmente stellen die Zentren für die pathologische Kalzifikation dar. Die Veränderungen können bis zum 3. Lebensjahr verschwinden oder fließen zu einem normalen Ossifikationszentrum zusammen. Möglicherweise als Folge der pathologisch-anatomischen Veränderungen kann es zu asymmetrischer Verkürzung der Röhrenknochen kommen, ein beschleunigtes Wachstum wurde aber ebenso beobachtet. Im Gegensatz zu den epiphysären Fragmentationen beim Kretinismus oder bei multipler epiphysärer Dysplasie sind die Kalzifikationen der „stippled epiphyses" feiner. Am Skelett kommen weitere Anomalien wie Klumpfuß, Hüftgelenkluxation, diverse Wirbelsäulenfehlbildungen vor. Allgemein imponieren unter anderem Sattelnase, Mikrozephalie, Beugekontrakturen, auch Katarakt, Herzfehler. Kalzifikationen der Synovialmembran wurden ebenfalls beschrieben.

Die Patienten sind häufig geistig retardiert.

An der Haut finden sich streifige wirbel- oder strudelförmige Hyperkeratosen, die sich

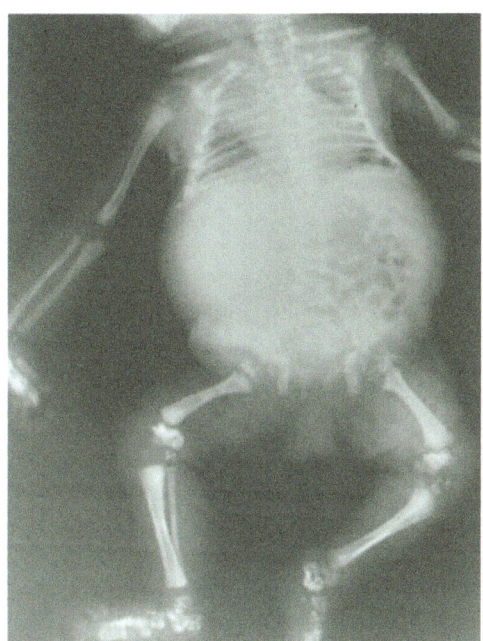

Abb. 1.13. Sogenanntes Babygramm mit Darstellung einer klassischen Chondrodysplasia punctata. Feine punktförmige, zum Teil auch zusammenfließende irreguläre dichte Kalzifikationen in allen Epiphysenkernen der oberen Extremität sowie der Beine. Klinisch wirbel- und strudelförmige Hyperkeratosen im Sinne einer Ichthyosis

im 1. Lebensjahr zurückbilden können. Korting et al. (1980) gaben als persistierende Hautveränderungen follikuläre Atrophien der distalen Extremität und narbige pseudopeladenartige Alopezieherde an.

Literatur

Brogdon BG, Grow NE (1958) Chondrodysplasia calcificans congenita. Am J Roentgenol 80: 443
Korting GW et al. (Hrsg) (1980) Dermatologie in Praxis und Klinik. Band 2, 21.11. Thieme, Stuttgart
Mason RC, Kozlowski K (1973) Chondrodysplasia punctata. Radiology 109: 145

1.14 Kongenitale ichthyosiforme Erythrodermie mit Akroosteolysen

> Fischschuppenartige Verhornungsstörungen am Nacken, um Nabel und Brustwarzen, beugeseitig an den Extremitäten, Uhrglasnägel, Trommelschlegelfinger.
> **Röntgen:** Akroosteolysen.

Bei der ichthyosiformen Erythrodermie handelt es sich um eine seltene, wahrscheinlich autosomal-rezessiv (mit unterschiedlicher Expression) vererbte Hauterkrankung, die zur kongenitalen Ichthyosisgruppe gehört und in diesem Rahmen eine relativ schwache Form der kongenitalen Ichthyosis darstellt. Die Patienten haben schon bei der Geburt fischschuppenartige Verhornungsstörungen. Die welke und trockene Haut wirkt knitterbar und ist von feinen Hornplatten bedeckt. Bei manchen Fällen treten die Veränderungen bevorzugt an den seitlichen und dorsalen Partien des Nackens, um Nabel und Brustwarzen sowie beugeseitig an den Extremitäten auf. Der von Vidal et al. (1979) beschriebene Fall mit Akroosteolysen hatte ein schon bei der Geburt bestehendes leichtgradiges generalisiertes Erythem, das am stärksten beugeseitig ausgeprägt war. Noch im Kindesalter bekommen die Patienten bei pergamentartig konfigurierter Gesichtshaut ein Ektropion. Nach Braun-Falco et al. (1984) werden auch Hypotrichose sowie Oligophrenie, allgemeiner Minderwuchs und Herzfehler beobachtet. Bei dem bereits erwähnten, von Vidal et al. (1979) beschriebenen Fall einer ichthyosiformen Erythrodermie bestanden zusätzlich Uhrglasnägel und Trommelschlegelfinger. Im Alter von 16 Jahren wurden Resorptionen der distalen Partien der Endphalangen an den Händen und Füßen bei verdicktem umgebenden Weichteilmantel festgestellt.

Die Akroosteolysen (typisches Beispiel s. Abb. 7.1 f) dürften Folge von Durchblutungsstörungen sein, die durch die ausgeprägte Ichthyosis an den Händen und Füßen bedingt sind.

Literatur

Braun-Falco O, Plewig G, Wolff HH (1984) Dermatologie und Venerologie, 3. Aufl. Springer, Berlin Heidelberg New York, S 476 f.
Vidal JJ, Ruiz J, Santiago T et al. (1979) Case report 106: Ichthyosiform erythroderma associated with osteolysis of the terminal tufts of the hands (and feet). Skeletal Radiol 4: 251

1.15 Refsum-Syndrom

Nachtblindheit, periphere Neuropathie, ze-
rebellare Ataxie, Ichthyosis an Rumpf und
Extremitäten.
Röntgen: epiphysäre Abflachungen und Skle-
rosen Femurkondylen, Verkürzungen und
Verplumpungen kleiner Röhrenknochen
Hände und Füße, Endplattenirregularitäten
Wirbelsäule.

Beim Refsum-Syndrom handelt es sich um eine
autosomal-rezessiv vererbbare Erkrankung des
Phytinsäurestoffwechsels. Dabei fehlt das oxyda-
tive Enzym, das als erster Schritt die Phytinsäure
abbaut. Die Phytinsäure ist eine Fettsäure und
wird unabgebaut als Lipid in roten Blutkörper-
chen, in der Leber, in den Nieren, im Herzen sowie in den peripheren Nerven und anderen Organen abgelagert. Aufgenommen wird die Phytinsäure durch chlorophyllhaltige Nahrungsmit-
tel. Das Krankheitsbild beginnt etwa in der 3.–4.
Lebensdekade. Durch eine atypische Form der
Retinitis pigmentosa kommt es zunächst zur
Nachtblindheit, später folgen periphere Neuropathie, zerebellare Ataxie und gelegentlich eine
Ichthyosis an Rumpf und Extremitäten, auch eine
ichthyosiforme Erythrodermie, weshalb das
Krankheitsbild hier unter anderem kurz erwähnt
wird. Die Ichthyosis ähnelt klinisch und histologisch sehr der dominanten Ichthyosis vulgaris.
Laborchemisch findet sich ein erhöhter Phy-
tinsäurespiegel im Serum und im Liquor.
Die röntgenologischen Besonderheiten sind in
epiphysären Anomalien in Form von Abflachungen vor allem der Femurkondylen mit subchondralen Strukturveränderungen im Sinne
von Sklerosen, ähnlich wie bei ischämischer
Nekrose, zu sehen, fernerhin in auffallenden
symmetrischen Verkürzungen und Verplumpungen einzelner kleiner Röhrenknochen an
Händen und/oder Füßen. Insbesondere an der
Brust- und Lendenwirbelsäule können sich
Endplattenirregularitäten nachweisen lassen
(Lovelock u. Griffiths 1981).

Literatur

Lovelock J, Griffiths H (1981) Case report 175. Skele-
tal Radiol 7: 214
Wall WJH, Worthington BS (1979) Skeletal changes in
Refsum's disease. Clin Radiol 30: 657

1.16 Hereditäre Palmoplantarkeratose mit Uhrglasnägeln und Knochenhypertrophie

Synonym: Bureau-Barrière-Thomas-Syndrom

Diffuse symmetrische Keratose der Handinnenflächen und Fußsohlen; Trommelschlegelfinger und Trommelschlegelzehen,
Uhrglasnägel, Hyperhidrose palmoplantar.
Röntgen: periostale Knochenneubildungen,
vor allem an den Hand- und Fußknochen mit
allmählicher Dickenzunahme.

Definition

Beim Bureau-Barrière-Thomas-Syndrom handelt es sich um eine autosomal-rezessiv vererbte
Erkrankung, die mit typischen hyperkeratotischen Veränderungen an den Händen und
Füßen, mit Hyperhidrose, Trommelschlegelfingern und -zehen, Uhrglasnägeln und periostalen
Knochenneubildungen an den Röhrenknochen
einhergeht.

Allgemeine Klinik

Das Bureau-Barrière-Thomas-Syndrom ist –
vorerst – vom sog. *Bureau-Barrière-Syndrom*
abzugrenzen, bei dem es sich um eine ulzero-
mutilierende Akropathie handelt und das zuerst
von Bureau u. Barrière (1955) beschrieben
wurde. Ob es sich hierbei überhaupt um ein eigenständiges Krankheitsbild oder nur um die
dermatologische Symptombeschreibung von
Komplikationen verschiedener Stoffwechseler-
krankungen (s. unten) handelt, sollte diskutiert
werden.
Leitsymptome des Bureau-Barrière-Syndroms
sind schmerzlose Ulcera (mala perforantia) an
den belasteten Stellen der Fußsohle, denen kal-
lusartige Hyperkeratosen mit Fissuren, Blasenbildungen und Sekundärinfektionen vorausgehen, außerdem zumeist periphere Sensibili-
tätsstörungen und später Osteodestruktionen,
insgesamt also Veränderungen, wie wir sie als
trophische Osteoarthropathie in gut beschrei-
bender Weise (und ohne Eigennamen) kennen.
In den meisten Fällen stecken dahinter ein
manifester oder latenter Diabetes mellitus mit

diabetischer Neuropathie, ferner Fettstoffwech-
selstörungen primärer oder sekundärer (Alko-
holismus) Art in Kombination mit einer Polyneuropathie. Bei den 17 von Thoma et al. (1993)
untersuchten Fällen mit einem Bureau-Barrière-
Syndrom hatten allein 8 einen Diabetes mellitus
und fast alle irgendwie geartete Fettstoffwech-
selstörungen; 14 waren Alkoholiker!

Das *Bureau-Barrière-Thomas-Syndrom* wird
autosomal-rezessiv vererbt. Die Symptome beginnen bereits in der Kindheit mit den unten
beschriebenen charakteristischen Palmoplan-
tarkeratosen und mit einer generalisierten Hyperhidrose, wie bereits in der Definition erwähnt. Die hyperostotischen Veränderungen
an den Röhrenknochen können gelegentlich
rheumaähnliche ziehende Schmerzen verursachen. Schon sehr früh entwickeln sich Trommelschlegelfinger und Uhrglasnägel. Laborchemische Parameter sind unauffällig.

Dermatologie

Die diffuse Hyperkeratose an den Handflächen
und Fußsohlen setzt sich scharf gegen die gesunde Haut ab. Die dorsalen Regionen der Hände
und Füße sind immer frei. Die Hyperkeratose
selbst ist diffus angelegt und besteht aus einer
dicken, wachsartigen, gelblichen, auch rissig
gefelderten Hornschicht. In der Regel sieht man
einen scharfen rosaroten, einige Millimeter breiten Saum zwischen der Hyperkeratose und der
gesunden Haut. Diese Veränderungen sind
häufig assoziiert mit einer Hyperhidrose. Auf
Trommelschlegelfinger und -zehen sowie Uhrglasnägel, wahrscheinlich Ausdruck einer vagalen Fehlsteuerung der akralen Durchblutung,
wurde bereits hingewiesen.

Radiologie

An den Röhrenknochen der Hände und Finger
finden sich periostale Knochenneubildungen,
insbesondere metakarpal und metatarsal,
außerdem an den Unterarm- und Unterschenkelknochen. Die proliferierenden periostalen
Verknöcherungen führen allmählich zu einer
Verdickung der Kompakta. Die Nagelkränze
können grobe Spikulierungen bekommen. Das
Bild mutet insgesamt an wie die Pachydermoperiostose (s. S. 187), weiter muß die hypertrophi-

sche Osteoarthropathie (s. S. 191) differentialdiagnostisch abgegrenzt werden.

Literatur

Bureau Y, Barrière H, Thomas M (1959) Hippocratisme
digital congénital avec hyperkératose palmo-plan-
taire et troubles osseux. Ann Dermatol Syph 86: 611
Freyschmidt J (1993) Skeletterkrankungen. Klinisch-
radiologische Diagnose und Differentialdiagnose.
Springer, Berlin Heidelberg New York Tokyo
Rauch HJ, Neumayer K (1981) Bureau-Barrière-Thomas-Syndrom. Eine seltene hereditäre Palmoplantarkeratose mit assoziierten Symptomen. Z Hautkr
56: 102
Thoma E, Ruzicka Th, Dornhauser G (1993). Bureau-
Barrière-Syndrom. Hautarzt 44: 5

1.17 Mutilierende palmoplantare Keratodermie

Synonyme: Brauer-Syndrom, kongenitale Keratodermie der Hände und Füße, Vohwinkel-Syndrom

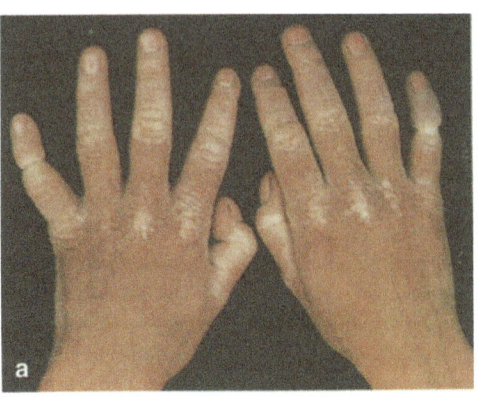

> Im Kleinkindalter beginnende, massive palmoplantare Keratose mit schwersten Kontrakturen und anulären keratotischen Schnürfurchen sowie Verstümmelungen der betroffenen Finger oder Zehen. Mutilierende Veränderungen an den Hand- und Fußröhrenknochen.

Definition

Die mutilierende palmare und plantare Keratodermie ist eine autosomal-dominant vererbliche Erkrankung, bei der die exzessive Hyperkeratose zu tiefen Strikturen mit konsekutiven Mutilationen und Kontrakturen sowie zu schwersten trophischen Störungen, insbesondere am benachbarten Knochen führt.

Allgemeine Klinik

Das Krankheitsbild beginnt in der Regel im 3. oder 4. Lebensmonat, nie nach dem 6. Lebensjahr. Im Vordergrund stehen hyperkeratotische Läsionen an den Händen und Füßen, die schon bald zu erheblichen Behinderungen führen. Dabei setzen Kontrakturen von Fingern oder Zehen ein, fernerhin trophische Ulzerationen. Schon früh werden auch spontane Finger- oder Zehenamputationen beobachtet. Die Krankheit schreitet bei schlechter Prognose fort, so daß schließlich Amputationen von Händen und Füßen erforderlich werden, insbesondere dann, wenn Superinfektionen hinzukommen.

Dermatologie

Die palmoplantare Keratose weist einen lividen Rand auf, und es findet sich eine Hyperhidrose. Die polsterförmigen verruziformen hyperkeratotischen Veränderungen konfluieren und greifen auf die Dorsalflächen über, bald kommt es zu Mazerationen, Pseudoainhum-Schnürfurchenbildungen und Infektionen, vor allem von tro-

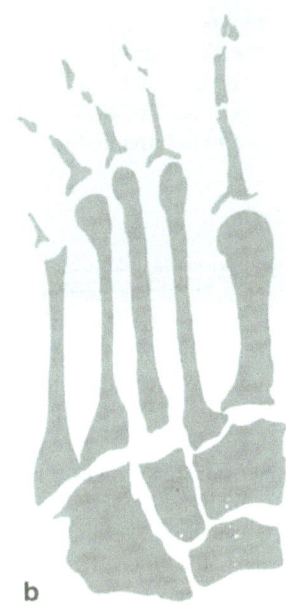

Abb. 1.17 a, b. Palmoplantare Keratodermie. **a** Typisches Erscheinungsbild. Ausgeprägte Schnürfurchen an den Kleinfingern, angedeutet auch am linken Ringfinger sowie Beugekontrakturen der Daumen. Es ist leicht vorstellbar, daß bei diesen schwersten narbigen Veränderungen über eine Abschnürung der Vaskularisation allmählich auch der Knochen abstirbt. Um einem Mißverständnis vorzubeugen: die palmoplantare Hyperkeratose befindet sich selbstverständlich auf der palmaren Seite der Hände, sie greift aber allmählich auf die dorsalen Partien über. Dieses Foto wurde wegen der ausgeprägten Schnürfurchen in der dorsalen Projektion ausgewählt. **b** Zeichnung der schwersten mutilierenden Veränderungen am Beispiel des Fußskeletts

phischen Ulzerationen (Abb. 1.17a). Auch über den Malleolen, Achillessehen, Ellenbogen und Knien können die verruziformen Keratosen auftreten. Wie bereits erwähnt, führen die tiefen Narbenbildungen zu Kontrakturen und Strangulationen von Gefäßen und schließlich zu Selbstamputationen. Von Nguyen et al. (1986) wurden andere ektodermale Dysplasien mit Veränderungen an den Haaren, Nägeln, Zähnen und Schleimhäuten berichtet.

Differentialdiagnostisch läßt sich u.a. das *Olmstedt-Syndrom* abgrenzen, bei dem zusätzlich umschriebene hyperkeratotische Plaques perioral, perinasal und perianal mit Entartungsneigung entstehen.

Radiologie

Die befallenen Hand- und Fingerröhrenknochen werden atrophisch, zeigen pathologische Frakturen und verstümmeln schließlich mit typischer zuckerstangenartiger Konfiguration (Abb. 1.17b). Auch die Metakarpalia und Metatarsalia können von der Atrophie mit starker Verschmächtigung der Schäfte und Verstümmelungen der Epiphysen betroffen sein. Differentialdiagnostisch ist an andere mit trophischen Störungen einhergehende Erkrankungen wie Lepra oder Erfrierungen zu denken. Von anderen seltenen, mit Mutilationen einhergehenden Syndromen, wie z.B. dem Werner-Syndrom, ist die mutilierende palmare et plantare Keratodermie nur durch die klinische Symptomatik abzugrenzen.

Literatur

Haußer I, Frantzmann Y, Lamprecht IA et al. (1993) Olmstedt-Syndrom. Hautarzt 44: 394

Kaveggia L, Afshani E, Gole D et al. (1989) Mutilating palmoplantar keratoderma. Case Report 581. Skeletal Radiol 18: 610

Nguyen TQ, Greer KE, Fisher GB Jr. et al. (1986) Papillon-Lefevre Syndrome. Report of two patients treated successfully with isotretinoin. J Am Acad Dermatol 15: 46

1.18 Epidermolysis bullosa dystrophica mit Akroosteolysen

Pergamentähnliche, dünne glänzende Haut, die extrem vulnerabel ist; bei Verletzungen Blasenbildungen und narbige Ausheilung mit Kontrakturen der Finger und Zehen, Nagelverlust.
Röntgen: Akroosteolysen.

Definition

Die Epidermolysis bullosa ist eine autosomal-rezessiv vererbte Erkrankung, bei der es schon bei der Geburt infolge einer ursächlich nicht bekannten extremen Vulnerabilität der Epidermis und der Schleimhautmembranen gegenüber kleinsten Traumen zu unspezifischen Blasenbildungen mit späterer Ruptur, Infektion und Narbenbildung kommt. Die Pathogenese der epidermolytischen Blasenbildung erklärt sich aus einer Trennung zwischen Epidermis und Dermis infolge degenerativer Veränderungen in den Basalzellen.

Allgemeine Klinik, Dermatologie und Radiologie

Bevorzugt befallen werden Hände und Füße, wo es infolge von Narbenbildungen zu grotesken *Kontrakturen der Finger und Zehen* und zum *Verlust der Nägel* kommen kann. Herde an der behaarten Kopfhaut hinterlassen fleckförmige narbige Alopezien. Die Haut ist dünn glänzend und pergamentähnlich. Infolge der mit den erheblichen Weichteilveränderungen einhergehenden Gefäßverschlüssen kommt es zu *Akroosteolysen* der distalen Phalangen. Hoeffel et al. (1992) zeigen Röntgenaufnahmen der Hände einer Patientin mit grotesken Fehlstellungen in nahezu allen Gelenken und Akroosteolysen. Dieselbe Patientin entwickelte durch Blasenbildungen an der Ösophagusschleimhaut ab dem 10. Lebensjahr eine zunehmende Ösophagusstriktur und es fanden sich auch zahlreiche Blasen im Mund, an den Lippen und perianal.

Wenn die Erkrankung in ihrer dystrophen oder atrophen Form schon früh nach der Geburt beginnt, sterben zwei Drittel der Kinder zumeist an den Folgen einer Sepsis. Überlebende bekommen später Blasenbildungen und Narbenformationen auch an den Konjunktiva, der Mundschleimhaut, am Ösophagus, im Analkanal und am äußeren Genitale.

Literatur

Hoeffel JC, Bigard MA, Merle M et al. (1992) Epidermolysis bullosa: Radiological patterns in childhood. Röfo 157: 427

1.19 Rothmund-Thomson-Syndrom

Synonym: Poikilodermia congenitalis

Kleinwuchs mit kleinen Händen und Füßen; komplexe Skelettmißbildungen; Katarakt und Hypogonadismus; vorzeitiges Ergrauen des Haares; Livedo-racemosa-ähnliche Streifen beginnend im Gesicht, dann am Gesäß und an den Extremitäten mit allmählicher Entwicklung in eine Poikilodermie.

Definition

Beim Rothmund-Thomson-Syndrom handelt es sich um eine autosomal-rezessive Erkrankung, die mit Minderwuchs, komplexen Skelettmißbildungen und allgemeinen progerischen Erscheinungen einhergeht und deren Besonderheit in einer Poikilodermie besteht. Das Krankheitsbild beginnt im Gegensatz zum Werner-Syndrom bereits mit dem 6. Lebensmonat.

Allgemeine Klinik

Vom Rothmund-Thomson-Syndrom wurden bisher etwas mehr als 100 Fälle beschrieben. Es kommt bei Männern häufiger vor als bei Frauen (Verhältnis etwa 2:1) und tritt aufgrund des autosomal-rezessiven Erbganges in Familien mit Blutsverwandtschaft gehäuft auf. Die kutanen Symptome beginnen schon im 6. Lebensmonat, ganz im Gegensatz zum Werner-Syndrom, zu dem das Krankheitsbild hinsichtlich seiner progerischen Züge sonst erhebliche Parallelen aufweist. Klinisch fallen eine kleine Statur sowie kleine Hände und Füße auf, die Nägel sind dystrophisch. Das Haar wird früh grau. Beidseitiger Katarakt findet sich etwa in 50% der Fälle, fernerhin kommt Hypogonadismus vor. Nach Ansicht von Gaetani et al. (1988) grenzt sich das Rothmund-Thomson-Syndrom gegen das *Werner-Syndrom* u.a. durch das Fehlen von Osteoporose, Minderwuchs, Ulzerationen an den Beinen und Arteriosklerose ab. Das Krankheitsbild entwickelt sich nur in den ersten Lebensjahren und bleibt dann stehen, so daß die Patienten ein normales Leben führen können. Bemerkenswert ist aber die ausgesprochene Neigung der Rothmund-Thomson-Syndromträger zur Bildung von Malignomen. Dieser Befund wird u.a. durch fehlende oder mangelhafte DNA-Repairvorgänge, insbesondere in Fibroblasten erklärt (Moss 1990; Paterson et al. 1984). Es werden gehäuft Basaliome, Magenkarzinome, Plattenepithelkarzinome und auch Osteosarkome beobachtet.

Dermatologie

Livedo-racemosa-ähnliche Streifen beginnen an der Stirn, am Kinn, an den Wangen und Ohren und gehen dann auf die Extremitäten und das Gesäß über. Der Stamm ist unauffällig. Als Beginn wird der 6. Lebensmonat angegeben. Aus diesen Veränderungen entwickelt sich dann allmählich eine Poikilodermie mit diffuser Atrophie, kleinfleckigen, auch netzförmigen Hyper- und Depigmentierungen, irregulären, auch netzartigen Teleangiektasien (Abb. 1.19). Es werden auch kleinfleckige Erytheme sowie pityriasiformi Schuppung beschrieben. Die Hautveränderungen verlaufen im Schub und kommen in der Regel spätestens bis zum 6. Lebensjahr zum Stehen. Weitere dermatologische Auffälligkeiten sind Hypo- oder Atrichie, Hypo- oder Aplasie der Talg- und Schweißdrüsen sowie Nageldystrophien (Hypertrophie, Onycholysis etc.).

Gegenüber dem *Bloom-Syndrom* (Konsanguinität der Eltern, Minderwuchs, Skelettanomalien, niedriges Geburtsgewicht, Immunopathien mit Neigung zu Malignombildung) grenzt sich das Rothmund-Thomson-Syndrom vor allem durch die dermatologischen Phänomene ab: Beim Bloom-Syndrom bestehen exzematoide Hautveränderungen am Stamm und im Gesicht, fernerhin wird eine erhöhte Photosensibilität beschrieben.

Radiologie

Neben diversen Mißbildungen an Wirbelsäule (Kyphoskoliose) und Becken (dysplastische Hüften) werden vor allem eine Hypoplasie von Ulna, Radius und Daumen sowie eine fehlende Patella beschrieben. Auch metaphysäre chondrodysplastische Veränderungen, Verplumpungen der Röhrenknochen („undertubation") und Osteopathia-striata-ähnliche Störungen sind erwähnt. Sim et al. (1992) publizierten den ungewöhnlichen Fall eines multizentrischen

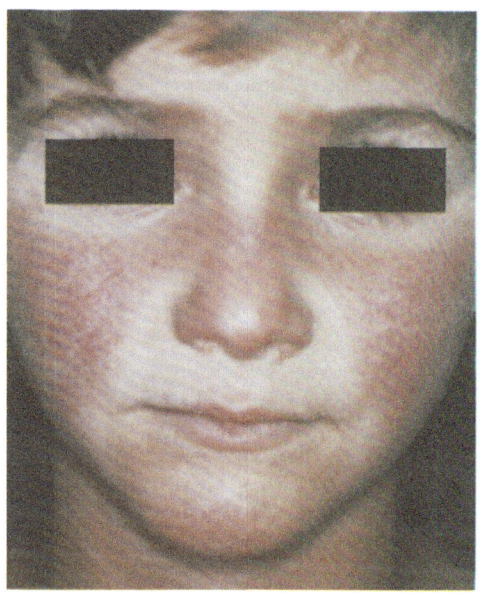

Abb. 1.19. Poikilodermia congenitalis. Typisches Dreiecksgesicht mit Teleangiektasien und Erythem über Nase, Wangen und Kinn. An den Ohren, am Gesäß, an Händen und Füßen weitere typische poikilodermische Veränderungen, bei denen auch die Depigmentierungskomponente der Poikilodermie stärker zum Ausdruck kommt. (Abb. mit freundlicher Genehmigung von Prof. Dr. O.E. Hornstein, Direktor der Dermatologischen Klinik der Universität Erlangen)

Osteosarkoms bei einem Patienten mit Rothmund-Thomson-Syndrom.

Literatur

Braun-Falco O, Plewig G, Wolff HH (1984) Dermatologie und Venerologie, 3. Aufl. Springer, Berlin Heidelberg New York Tokyo, S. 510 f.

Gaetani SA, Ferraris AM, D'Agosta A (1988) Werner's syndrome. Skeletal Radiol 17: 298

Gerecht K, Fuhrmann U (1993) Rothmund-Thomson-Syndrom bei zwei Brüdern. HG Zeitschr Hautkrankh 68: 814

Hall JG, Pagon RA, Wilson KM (1980) Rothmund-Thomson syndrome with severe dwarfism. Am J Dis Child 134: 165

Katzenellenbogen J, Larun Z, Tiquva P (1960) A contribution to Bloom's syndrome. Arch Dermatol 82: 177

Moss C (1990) Rothmund-Thomson syndrome: a report of two patients and a review of the literature. Br J Dermatol 122: 821

Paterson MC, Bech-Hansen NT, Smith PJ et al. (1984) Radiogenic neoplasia, cellular radiosensitivity, and faulty DNA repair. Prog Cancer Res Ther 26: 319

Sim FH, DeVries EMG, Miser JS et al. (1992) Osteoblastic osteosarcoma (grade 4) with Rothmund-Thomson-syndrome. Case Report Nr. 760. Skeletal Radiol 21: 543

1.20 Werner-Syndrom

Synonym: Progeria adultorum

Minderwuchs, prämature Senilität, Katarakt, Atrophie von Haut und Unterhaut mit sklerodermieartiger dermaler Fibrose, insbesondere an den unteren Extremitäten; Atrophie der Muskulatur, trophische Ulzerationen im Bereich der Hautveränderungen; Diabetes mellitus, generalisierte Osteoporose, trophische Deformationen und osteomyelitisähnliche Läsionen an den Füßen; Weichgewebsatrophie, heterotope Kalzifikationen an den Insertionen von Sehnen, Ligamenten und an der Synovialmembran.

Definition

Beim Werner-Syndrom handelt es sich um eine seltene, familiär gehäuft auftretende, wahrscheinlich autosomal rezessiv vererbliche systemische mesenchymale Erkrankung, deren wesentliche Charakteristika eine kurze Statur, prämature Senilität, Katarakt, sklerodermische und ulzeröse Hautveränderungen und Diabetes mellitus sind. Die Skelettveränderungen sind im wesentlichen Folgeerscheinungen im Sinne trophischer Störungen.

Allgemeine Klinik

Das Werner-Syndrom entspricht einer adulten Form der Progerie. Die Patienten sind von kleiner Statur, weil das Knochenwachstum sehr früh abgeschlossen ist. Spätestens um das 20. Lebensjahr herum werden eine progrediente Haut- und Muskelatrophie und die Entwicklung einer sklerodermieartigen Hautfibrose beobachtet, insbesondere an den unteren Extremitäten (vor allem Füße und Knöchelregion). Die Patienten berichten von frühzeitiger Ergrauung der Haare und Alopezie. Klinisch entwickelt sich durch die Hautatrophie eine Art von Vogelgesicht mit spitzer Nase und Verlust des Orbitalfettes, straffer Haut und konsekutiv eingeschränkter Mimik. Die Stimme wird durch Schrumpfung der Stimmbänder hoch und fistelig. Früh setzt ein Katarakt ein, desgleichen ein Diabetes mellitus und endokrine Störungen, wie frühe Menopause

und – beim Mann – Hodenatrophie. Eine ebenfalls früh beginnende komplizierende Arteriosklerose führt zum Tod in der 4. bis 5. Lebensdekade. Die Patienten sollen auch ein höheres Risiko für die Entwicklung maligner Tumoren haben, ähnlich wie beim Rothmund-Thomson-Syndrom (s. S. 48).

Dermatologie

An den Füßen und um die Knöchelregion herum, später auch im Unterschenkelbereich verschwindet zunehmend das subkutane Fettgewebe, begleitet von einer Atrophie der Muskulatur. Aus einer Atrophie der Haut entwickelt sich eine Fibrose, die sklerodermieartig anmutet und dementsprechend auch als Pseudosklerodermie bezeichnet wird. Dadurch, daß die atrophische sklerodermische Haut bei Schwund des subkutanen Fettgewebes der Unterlage anliegt, entwickeln sich an Druckstellen, z.B. der Knöchel oder im Achillessehnenansatzbereich, trophische Ulzerationen, die außerordentlich schlecht heilen, ferner kommt es an den Fußsohlen zu Hyperkeratosen. Die Nägel werden dystrophisch.

Radiologie

Es läßt sich eine generalisierte Osteoporose nachweisen, die insbesondere an den Händen durch Kombinationen mit sklerosierenden Veränderungen fleckig erscheint. Folge trophischer Störungen der Haut und Unterhaut sind spindelförmige Deformierungen der kleinen Röhrenknochen, insbesondere der Füße. Auch typische Akroosteolysebilder mit zuckerstangenartigen Knochendeformierungen kommen vor. Gaetani et al. (1988) beschrieben osteomyelitisartige Veränderungen mit Weichgewebsschwellung am Fußskelett. Dieselben Autoren beobachteten außerdem ausgedehnte heterotope Kalzifikationen im Insertionsbereich von Sehnen, Bändern und Gelenkkapseln. Auch interstitielle subkutane Kalzifikationen werden erwähnt. Aus radiologischer Sicht bieten sich an den Röhrenknochen Ähnlichkeiten mit der neuropathischen Osteoarthropathie, z.B. beim Diabetes mellitus.

Literatur

Epstein CJ, Martin GM, Schultz AL et al. (1966) Werner's syndrome: A review of its symptomatology, natural history, pathologic features, genetics and relationship to the natural aging process. Medicine 45: 177

Gaetani SA, Ferraris AM, D'Agosta A (1988) Werner's syndrome. Case Report 485. Skeletal Radiol 17: 298

Jacobson HG, Rifkin H, Zucker-Franklin D (1960) Werner's syndrome: a clinical-roentgen entity. Radiology 74: 373

1.21 Ehlers-Danlos-Syndrom

Hyperelastische und leicht verletzliche Haut, zigarettenpapierartige dunkel pigmentierte Narben; Hypermobilität der Gelenke; Kyphoskoliose; blaue Skleren, Epikanthus, präpubertäre Parodontitis und Zahnverlust; Hämorrhagien; Hernien.

Röntgen: Darmdivertikel, Aortenaneurysma, Spondylolisthesis.

Definition

Hierbei handelt es sich um eine komplexe Gruppe von Krankheiten, die mit einer erblichen Bindegewebsschwäche einhergehen und sich vor allem in hyperelastischer Haut, Überbeweglichkeit der Gelenke, Gewebsbrüchigkeit, Augenveränderungen und in einer vasalen Blutungsbereitschaft äußern.

Allgemeine Klinik

Die erbliche Fehlanlage des Bindegewebes kann sich in unterschiedlich schweren und in der klinischen Symptomatik varianten Formen äußern. Es werden heute 10 verschiedene Formen in Abhängigkeit von der Beteiligung einzelner Organe oder Organsysteme, der Genetik sowie spezifischer Enzymdefekte unterschieden, wobei der autosomal-dominant vererbte Typ I (Gravis-Typ) der häufigste ist. Im folgenden sollen die wesentlichen Merkmale der Gesamtkrankheitsgruppe kurz dargestellt werden.

Im Vordergrund steht eine Hypermobilität der Gelenke mit der Gefahr von Luxationen, Instabilitäten und Gelenkblutungen. Am muskuloskelettären Apparat finden sich außerdem Kyphoskoliose und überhäufig Spondylolisthesen. Zu den Skelettveränderungen gehört auch der Plattfuß. An den Augen lassen sich neben blauen Skleren häufig ein Strabismus sowie ein Epikanthus beobachten. Linsenektopien sind ebenfalls häufig, des weiteren Retinaablösungen und Bulbusrisse schon nach leichten Traumen. Vielfach sind die Patienten kurzsichtig. Sie können schon präpubertär eine Parodontitis und damit zusammenhängend einen frühen Zahnverlust haben. Weitere Manifestationen der Bindege-

websschwäche sind Inguinal- und Zwerchfell-
hernien, fernerhin Narbenbrüche. Divertikel im
Dünn- und Dickdarm können leicht perforieren.
Allgemein leiden die Patienten unter schneller
körperlicher Ermüdbarkeit. Außerdem kann ein
Raynaud-Phänomen beobachtet werden.
Typisch sind Hämorrhagien in den verschiedensten Körperregionen. Nach Zahnextraktio-
nen treten verstärkt Blutungen auf. Schon nach
leichtem Druck kann es zu punktförmigen Blutungen kommen (sog. Rumpel-Leede-Zeichen).
Als schwere Komplikation kann das Aneurysma
dissecans angesehen werden. Besonders bei
Schwangerschaften kann es zu massiven Komplikationen, z.B. durch Gefäßrupturen, Uterus-
risse und schwere Nachblutungen kommen.
Die einzelnen Symptome können schon sehr
früh nach der Geburt auftreten. Die Prognose ist
insgesamt aufgrund der oben beschriebenen
möglichen Komplikationen dubiös.

Dermatologie

Im Vordergrund der Symptomatik steht eine hyperelastische Haut, die sich wie ein Gummiband
von der Unterlage abheben läßt und wieder
zurückschnellt (Abb. 1.21). Fernerhin ist eine
leichte Verletzbarkeit der Haut bemerkenswert,
es kommt also leicht zu Rissen, besonders über
den Knien, Ellenbogen und im Gesicht. Die
Wunden klaffen fischmaulartig, sind auch fetzig
konfiguriert und heilen verzögert mit zigaret-
tenpapierartigen Narben. Bei wiederholten
Traumen pigmentieren sie dunkel. Des weiteren
werden molluskoide Pseudotumoren über
knöchernen Prominenzen und Muskel- sowie
Sehneninsertionen gefunden. Die Ohren der
Patienten sind sehr elastisch und leicht ver-
formbar. Subkutane Fettzysten sowie auch
Haut- und Weichteilblutungen neigen zu Kalzifikationen, die röntgenologisch als reiskornar-
tige Hyperdensitäten imponieren.

Radiologie

Die Radiologie des Skeletts beim Ehlers-Danlos-
Syndrom ist wenig spezifisch und bezieht sich
im wesentlichen auf orthopädische Probleme,
wie Dislokationen der verschiedenen großen
Gelenke, kombiniert mit Hämarthros (Weichteilschwellung). Festzustellen sind fernerhin ein

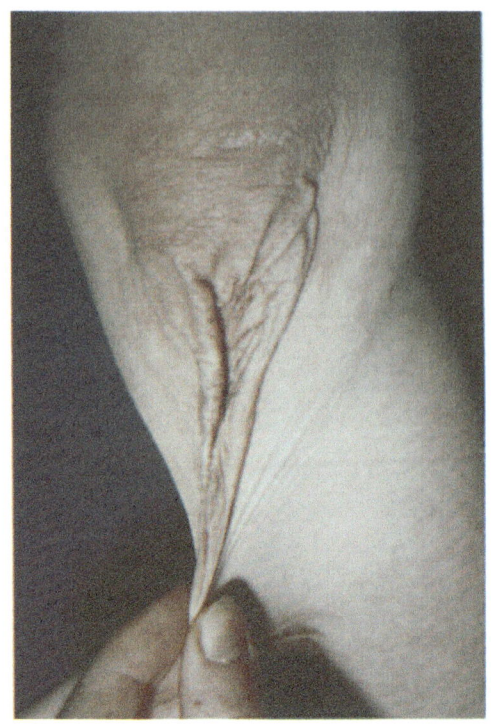

Abb. 1.21. Cutis laxans beim Ehlers-Danlos-Syndrom

Genu recurvatum, eine Hyperabduktion der
Daumen. An der Wirbelsäule sind Kyphoskoliose, Spondylolisthesis, Spina bifida und vieles
mehr zu diagnostizieren. Zahnaufnahmen lassen schon präpubertär einen Schwund der Al-
veolarfortsätze und einen vorzeitigen Zahnverlust erkennen. Das Lungenbild mit interstitieller
Lungenfibrose und Ausbildung einer Honigwa-
benlunge ist relativ unspezifisch. Ähnliche Veränderungen werden unter anderem bei der
Histiozytose X beobachtet.

Literatur

Fridrich KL, Fridrich HH, Kempf KK et al. (1990) Den-
    tal implications in Ehlers-Danlos syndrome. Oral
    Surg Oral Med Oral Pathol 69: 431
McKusick VA (1974) Multiple forms of the Ehlers-Dan-
    los syndrome. Arch Surg 109: 475
Sartoris DJ, Luzzatti L et al. (1981) Type IX Ehlers-Dan-
    los syndrome. Radiology 152: 665

1.22 Metaphysäre Chondrodysplasie mit kompletter Alopezie

Komplette Alopezie bei Geburt; kurze Statur. **Röntgen:** konische Epiphysen, becherförmige Metaphysen; multiple sonstige Skelettanomalien.

Hierbei handelt es sich um ein offensichtlich extrem seltenes Krankheitsbild, von dem bisher nur zwei Fälle in Italien bekannt wurden (Bellini u. Bardare 1966; Jequier u. Bellini 1981).

Die beschriebenen Kinder wurden komplett haarlos geboren und waren von kurzer Statur. Das eine Kind (Bellini u. Bardare 1966) hatte zusätzlich eine Hypospadie und einen Kryptorchismus, das zweite (Jequier u. Bellini 1981) wies bei der Geburt eine Skoliose, Flexionskontrakturen beider Knie, eine Ulnardeviation der Finger mit arachnodaktylieähnlichem Aussehen, Hüftdysplasien, Hyperextensionen der distalen Fingergelenke, einen hohen Gaumenbogen, Retrognathie, eine kleine spitze Nase und einen bilateralen Epikanthus auf. Die Eltern waren gesund.

Radiologisch imponierten bei beiden Kindern konische Epiphysen und becherförmige Metaphysen der langen Röhrenknochen sowie der Röhrenknochen der Hände und Füße, fernerhin zentrale Eindellungen der Wirbelkörper und eine Hypoplasie des Processus odontoideus. Während anfangs das Knochenwachstum beschleunigt war (mit verfrühtem Auftreten epiphysärer Knochenkerne im 1. Lebensjahr), folgte im 2. Lebensjahr ein verlangsamtes Wachstum.

Das Krankheitsbild läßt sich gegen das *Ellis-van-Creveld-Syndrom* und die sog. *Knorpel-Haar-Hypoplasie* durch den stark beschleunigten Epiphysenfugenschluß abgrenzen.

Literatur

Bellini F, Bardare M (1966) Su un caso di disotosi periferica. Minerva Pediatr 18: 105

Jequier S, Bellini F, Mackenzie DA (1981) Metaphyseal chondrodysplasia with ectodermal dysplasia. Skeletal Radiol 7: 107

1.23 Satoyoshi-Syndrom

Alopezie; Diarrhö; progrediente Muskelspasmen mit Sekundärveränderungen, vor allem an den Wachstumsregionen.
Röntgen: Epiphysenlösungen, Irregularitäten in den Metaphysen etc.

Beim Satoyoshi-Syndrom handelt es sich um eine Erkrankung unbekannter Ätiologie, die mit progredienten Muskelspasmen, Alopezie, Diarrhö und Skelettanomalien einhergeht. Das Syndrom wurde zuerst von Satoyoshi u. Yamada im Jahre 1967 in Japan beschrieben. Über ein Vorkommen außerhalb Japans liegen uns keine Berichte vor.

Die Erkankung beginnt in der Kindheit mit zunehmenden intermittierenden Muskelspasmen, vor allem der Beine. Allmählich nehmen diese Spasmen an Intensität und Stärke zu und involvieren auch die Arme, Rumpf, Nacken und Masseteren. Ihr Charakter ist anfallartig, wobei sie, mit Intervallen, einige Minuten anhalten. Diese Episoden dauern bis zu 30 min, manchmal eine Woche lang. Die Spasmen sollen so intensiv sein, daß die betroffenen Extremitäten regelrecht fixiert sind. Die Alopezie kann unterschiedlich ausgeprägt sein, desgleichen die Diarrhö. Laborchemische Parameter sind normal.

Die Skelettveränderungen werden von Ikegawa et al. (1993) als – durch die Krämpfe – überwiegen traumatisch bedingt erklärt. Im wesentlichen handelt es sich dabei um Irregularitäten und Aufweitungen der Epiphysenfugen mit Aufhellungen und Sklerosierungen der Metaphysen, Epiphysenlösungen, zystische Läsionen (z.B. am Olekranon oder im Fibulaköpfchen), Akroosteolysen, Knochenfragmentationen an Sehneninsertionen, Ermüdungsfrakturen und frühe Arthrose.

Literatur

Ikegawa S, Nagano A, Satoyoshi E (1993) Skeletal abnormalities in Satoyoshi's syndrome: a radiographic study of eight cases. Skeletal Radiol 22: 321

Satoyoshi E (1978) A syndrome of progressive muscle spasm, alopecia, and diarrhea. Neurology 28: 458

Satoyoshi E, Yamada K (1967) Recurrent muscle spasms of central origin. Arch Neurol 16: 254

1.24 Gaucher-Erkrankung

Synonym: Morbus Gaucher

Haut: bräunliche Hyperpigmentierungen an exponierten Stellen.
Röntgen: Osteopenie, Erlenmeierkolben-Deformität der langen Röhrenknochen, irreguläre Spongiolyse und -sklerose, Periostverknöcherungen, aseptische Knochennekrosen, Pseudoosteomyelitis (Krise).
Klinik: Leber-Milz-Vergrößerung, Anämie, thrombozytopenische Blutungen.

Definition

Beim Morbus Gaucher handelt es sich um eine angeborene, autosomal-rezessive metabolische Erkrankung mit Speicherung von Glukozerebrosiden im retikuloendothelialen System und im ZNS mit klinischen Manifestationen an Leber, Milz, Skelett, Haut und am ZNS.

Allgemeine Klinik und Dermatologie

Zugrunde liegt der Erkrankung ein Defekt in der Glukozerebrosid-β-Glukosidase, wobei die Ausprägung des Enzymdefekts den Schweregrad und die Geschwindigkeit des Krankheitsbildes bestimmt. Bewiesen wird die Erkrankung durch den histopathologischen Nachweis typischer Gaucher-Zellen im retikuloendothelialen System.

Man unterscheidet die rasch zum Tode führende infantile von einer viszeralen Form, die zwischen dem 6. Monat und der Pubertät manifest wird und bei der eine Hepatosplenomegalie dominiert. Die befallenen Kinder können früh an Infektionen oder Blutungen sterben.

Näher besprochen wird hier die *Skelettform*, die zwischen dem 6. Lebensmonat und dem Erwachsenenalter manifest werden kann und bei der Splenomegalie und Knochenveränderungen dominieren. Die Patienten können durchaus ein normales Lebensalter erreichen. Männer und Frauen sind gleichermaßen betroffen, besonders aber Aschkenasim-Juden. Bei Leber- und Milzvergrößerung, aber nur geringer Vergrößerung von Lymphknoten, dominieren allgemeine Abgeschlagenheit und Müdigkeit sowie Gewichtsverlust und uncharakteristische Abdominalbeschwerden. Selten werden die Lungen beteiligt, wobei sich eine interstitielle Fibrose entwickelt mit Dyspnoe und trockenem Husten. Bei stärkerer Markverdrängung kommt es zur Anämie und zu thrombozytopenischen Blutungen, auch im Knochen.

An der *Haut* finden sich melasmaartige (bräunliche) Hyperpigmentierungen im Gesicht und streifig-fleckige an den Beinen, also an exponierten Stellen. Die Hyperpigmentierungen können teilweise bronze- oder bleifarben dunkel werden und mit zunehmendem Alter nachdunkeln. Äußerlich fallen gelegentlich Verdickungen der Konjunktia auf.

Mit Skelettveränderungen ist bei 50–75% der Patienten zu rechnen. Klinik und Radiologie der Skelettveränderungen sind unten näher beschrieben.

Radiologie

Durch eine Überwucherung des Knochenmarkraumes mit Gaucher-Speicherzellen und reaktivem Proliferationsgewebe kommt es zu einem Abbau und zu einer Zerstörung der normalen Knochenarchitektur mit Osteopenie, Knochendestruktion, Osteosklerose, pathologischen Frakturen, ischämischen Nekrosen, subperiostalen Blutungen und Kortikalisveränderungen durch periostale Knochenneubildungen (Abb. 1.24 a, b).

Spezifisch für die Radiologie ist die *Erlenmeierkolben-Deformität* der Röhrenknochen, die durch eine expandierende Infiltration des Knochenmarks durch kerasinbeladene Zellen mit allmählichem Abbau der Kompakta von innen her und periostalem Anbau von außen her erklärt wird. Die Röhrenknochen verlieren also ihre normale Taillierung. Der Spongiosaabbau kann durchaus mottenfraßartige Züge annehmen, die originäre Kompakta ist dünn, irregulär und aufgespleißt, in der Bilanz findet sich die Knochenschale aber verdickt infolge der *periostalen Knochenneubildungen*. Insgesamt wird der Knochenabbau durch *Sklerose* beantwortet, die fleckig und irregulär anmutet. Wenn die proliferativen Knochenmarkveränderungen die Kompakta nach außen durchdringen, kann es zu soliden, aber auch zart und samtartig anmutenden periostalen Verknöcherungen kom-

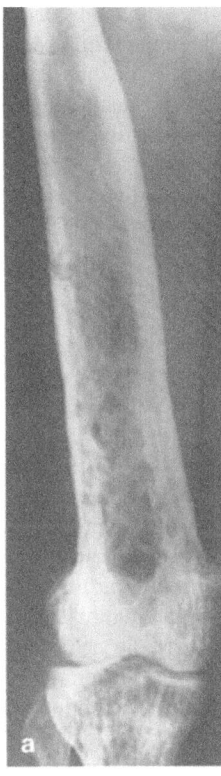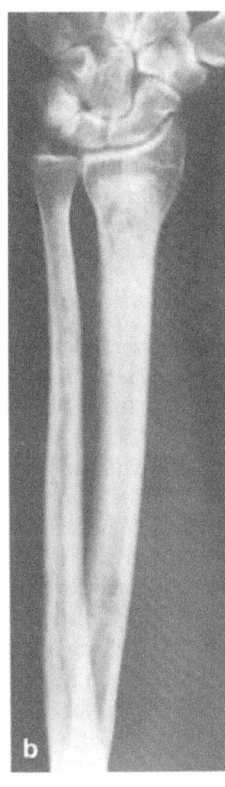

men. Da der Knochen seine Stabilität verliert, sind Frakturen häufig; das gilt auch für die Wirbelkörper. So kann sich an der Wirbelsäule allmählich eine typische *Kyphoskoliose* einstellen.

Stärkere regionale Konglomerate von abnormen Gaucher-Zellen und proliferativem Gewebe führen zu regelrechten blasenähnlichen *lytischen Läsionen*, in die es einbluten kann. Andererseits können größere Blutungen in den Knochen aber auch durch Reperfusion nach Gefäßverschlüssen und avaskulärer Nekrose entstehen.

Ein typisches radiologisches Zeichen der Gaucher-Erkrankung ist die *aseptische Knochennekrose*, die sich durch Kompression kleinerer Venen mit sekundärer Ödembildung infolge der Gaucher-zellhaltigen Gewebsproliferation entwickelt (mit sekundärer Ödembildung). Solche aseptischen Nekrosen finden sich typischerweise an den Femurköpfen, aber auch an den Diaphysen, insbesondere der Femora. Des weiteren werden aseptische Nekrosen im Kniebereich, an den Tali sowie auch an den Humeri gefunden. Bei akuten Gefäßverschlüssen eines größeren Knochensegments treten klinisch – insbesondere bei Kindern – starke Schmerzen und eine Schwellung im betroffenen Extremitätenbereich auf, fernerhin hohes Fieber, eine Leukozytose und eine beschleunigte Blutsenkung. Diese Situation wird auch als *Krise* oder *Pseudoosteomyelitis* bezeichnet.

Abb. 1.24 a, b. Typische Veränderungen bei Gaucher-Erkrankung. Klinisch hatte der 40jährige Patient bräunliche Hyperpigmentierungen im Gesicht und an den streckseitigen Ober- und Unterschenkelpartien. Es imponierte eine Hepatosplenomegalie (**a**). Röntgenologisch ausgeprägte Erlenmeierkolben-Deformität beider Femora mit Markraumaufweitung und solider, vor allem medial gelegener Periostverknöcherung, wodurch die Kortikalis eine annähernd normale Dicke erhält. Wabig-netzige Strukturveränderungen zeigen sich vor allem in den Epi- und Metaphysenpartien. In der distalen Dia- und Metaphyse demarkiert sich ein Bezirk, der wie ein Pfropfen im Knochen steckt, feinfleckige irreguläre Verdichtungen aufweist und sich nach außen hin gegenüber dem Markraum durch einen feinsten Sklerosesaum abgrenzt. Zur angrenzenden Kompakta hin wiederum eine feine Aufhellungsstreifen. Bei diesem pfropfenartigen Gebilde handelt es sich um einen ausgedehnten Infarzierungsbezirk. Die größere Osteolyse proximal davon entspricht wohl der Folge einer stärkeren intraossären Einblutung mit Knochenresorption oder einem Konglomerat von abnormen Gaucher-Zellen und proliferativem Gewebe, die den örtlichen Knochen ersetzt haben. In diesem Bereich ist es zu einer Spontanfraktur gekommen. Ähnliche Veränderungen auf der Gegenseite (**b**). Irreguläre Markraumsklerosierungen und Spongiosklerosierungen an den Ober- und Unterarmen sowie den Unterschenkeln, in die feinste, mottenfraßartig anmutende Osteolysen eingesprengt sind

Literatur

Goldblatt J, Sacks S, Beighton P (1978) The orthopedic aspects of Gaucher's disease. Clin Orthop 137: 208

Goldman AB, Jacobs B (1984) Femoral neck fractures complicating Gaucher disease in children. Skeletal Radiol 12: 162

Greenfield GB (1970) Bone changes in chronic adult Gaucher's disease. Am J Roentgenol 110: 800

Groen J (1964) Gaucher's disease: hereditary transmission and racial distribution. Arch Intern Med 113: 543

1.25 Fabry-Erkrankung

Synonym: Morbus Fabry

> Angiokeratome im Gesäßbereich, am Skrotum und periumbilikal, seltener an Rumpf und Extremitäten, entwickeln sich aus dunkelroten oder schwarzen Papeln.
> **Klinik:** Rheumabild mit Fieberattacken, Senkungsbeschleunigung.
> **Röntgen:** Knochenmarkinfarkte und Nekrosen, Interphalangealarthrose, Akroosteolysen.
> *Junge Patienten!*

Definition

Beim Morbus Fabry handelt es sich um eine X-chromosomal rezessiv vererbte Lipidspeicherkrankheit mit Ablagerungen von Zeramiden in Gefäßen und Geweben der inneren Organe sowie der Haut. Klinisch dominieren die Folgen von Gefäßverschlüssen mit ischämischen Nekrosen, vor allem am Skelett, arthropathische Veränderungen an den Interphalangealgelenken und sog. Angiokeratome.

Allgemeine Klinik

Ursächlich liegt der Ablagerung von Zeramiden ein Defizit an Zeramidtrihexosid-α-Galaktosidase zugrunde, wodurch der Abbau bestimmter Glykosphingolipide gestört ist, mit konsekutiver ubiquitärer intrazellulärer Ansammlung von Zeramiden. Die bevorzugte Ablagerung im Endothel und in der glatten Muskulatur der Gefäße führt zur Lumeneinengung und zur Ischämie der nachgeschalteten Organe. Die klinische Symptomatik ist dementsprechend bunt: es fallen bei den zumeist sehr jungen Patienten Hirninfarzierungen auf. Bei Ablagerungen im Herzen und in den Nieren kann sich eine Kardiomyopathie bzw. eine Niereninsuffizienz entwickeln. Gefäßverschlüsse der Synovialmembran ziehen eine Rheumasymptomatik mit Schmerzen an den Akren und Gelenken mit konsekutiver Bewegungseinschränkung, vor allem Streckhemmung, nach sich. Uncharakteristische ziehende Schmerzen in den Röhrenknochen sind Folge von Knochenmarkinfarzierungen.

Seltener bekommen die Patienten Fieberattacken. Die BSG ist eigentlich immer erhöht. Aus dieser Symptomatik leitet sich die häufigste *Fehldiagnose chronischer Gelenkrheumatismus* oder *rheumatisches Fieber* ab, falls die Symptomatik in der Kindheit oder Jugend auftritt. Der Schlüssel zur korrekten Diagnose sind die unten näher beschriebenen Angiokeratome.

Dermatologie

Die Hautveränderungen sind meistens schon in der 1. Lebensdekade erkennbar und bestehen zunächst aus dunkelroten oder schwarzen teleangiektatischen Flecken oder entsprechenden Papeln mit einem Durchmesser bis zu 4 mm. Die keratotische Komponente ist nicht immer nachweisbar. Die beschriebenen Hautläsionen sind häufig eher diskret ausgeprägt und überwiegend im Gesäßbereich, am Skrotum und periumbilikal zu finden. In stärker ausgeprägten Fällen sieht man kleine Angiokeratome, die sich exanthematisch am Rumpf und an den Extremitäten ausbreiten (Abb. 1.25). Keratotisch verändert ist nur ein Teil der Herde.
Chevrant-Breton et al. (1981) beschrieben ein Lymphödem und eine ulzerierende und mutilierende Akropathie, offensichtlich Folge von Gefäßverschlüssen.

Radiologie

Die radiologische Symptomatik des Morbus Fabry ist bei den etwa 20 bis 30 bisher publizierten Fällen nur in einigen Kasuistiken etwas genauer beschrieben worden. Lacroux (1960) und Wise et al. (1962) beschrieben ischämische Knochennekrosen, „multiple Verdichtungen in den Femurköpfen" und degenerative Veränderungen an den Interphalangealgelenken. Von Fone u. King (1964) sowie Chevrant-Breton et al. (1981) wurden ausgedehnte Akroosteolysen einiger Zehen und Metakarpophalangealgelenke sowie Talusnekrosen angegeben.
An das Vorliegen eines Morbus Fabry sollte dann gedacht werden, wenn bei jüngeren Männern mit uncharakteristischen rheumatischen Symptomen (Schmerzen und leichte Schwellungen an den Fingergelenken, Fieberattacken, Blutsenkungsbeschleunigung) inspektorisch Angiokeratome, z.B. am Rücken, nachzuweisen sind und

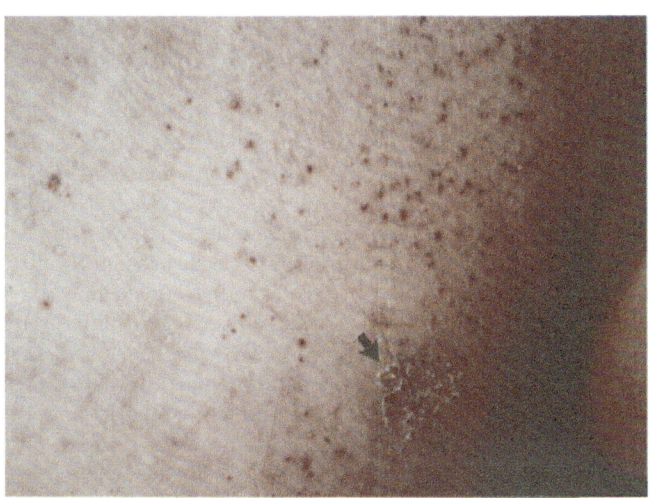

Abb. 1.25. Morbus Fabry mit diffusen Angiokeratomen im Inguinalbereich. Die Angiokeratome haben sich regelrecht exanthematisch ausgebreitet. Bei einigen Angiokeratomen wird die keratotische Komponente durch Keratosen deutlich (*Pfeil*). Dieser Patient hat die Hautveränderungen schon seit seiner Kindheit. Er leidet unter attackenartigen Fieberschüben, arthrotischen Veränderungen an den Interphalangealgelenken mit klinisch erkennbarer Schwellung. In der Anamnese ist auch eine Hüftkopfnekrose rechts bekannt. Bisherige Diagnose: „unklare rheumatische Erkrankung"

sich ungewöhnliche degenerative Veränderungen an den Interphalangealgelenken sowie Knochenmarkinfarzierungen finden.

Literatur

Chevrant-Breton J, Laudren A, Mazéas D et al. (1981) Maladie de Fabry. Lymphoèdeme et acropathie ulcèro-mutilante – un cas. Ann Dermatol Venerol (Paris) 108: 366

Fone DJ, King WE (1964) Angioceratoma corporis diffusum (Fabry's syndrome). Aust Ann Med 13: 339

Lacroux R (1960) Angiokératome diffus (angiokeratoma corporis diffusum) de Fabry. Bull Soc Fr Dermatol Syph 67: 474

Sheth KJ, Bernhard GC (1979) The arthropathy of Fabry disease. Arthritis Rheum 2: 781

Wise D, Wallace HG, Jellinek EH (1962) Angiokératoma corporis diffusum. A clinical study of eight affected families. Q J Med, N Ser 31: 177

1.26 Angeborener Kupfermangel

Depigmentierung von Haut und Haaren, generalisierte Osteoporose, unregelmäßig verdichtete becherförmige, zum Teil ausgefranste Metaphysen mit sporn- bis henkelartigen Ausziehungen, metaphysäre Frakturen, Periostverknöcherungen.

Angeborene Kupfermangelerscheinungen können bei Frühgeborenen einerseits und als vererbliche Erkrankung andererseits auftreten.

Während ein reif geborenes Kind für die ersten 5 Lebensmonate über ausreichende Kupferreserven in der Leber verfügt und mit diesen auch bei Mangelernährung ohne Schäden auskommt, hat ein Früh- und Mangelgeborenes nur Kupferreserven für etwa 2 Monate. Dadurch kann ein ernährungs- und/oder krankheitsbedingter Kupfermangel (langzeitige parenterale Ernährung, Fehlernährung, Diarrhö, Malabsorption etc.) um den 6. bis 9. Lebensmonat echte Kupfermangelerscheinungen nach sich ziehen. Diese äußern sich als: Anämie, Neutropenie, Depigmentierung von Haut und Haaren, zentralnervöse Störungen, generalisierte Osteoporose, verlangsamtes Skelettwachstum mit unregelmäßig verdichteten, becherförmigen, zum Teil ausgefransten Metaphysen mit sporn- bis topfhenkelartigen Ausziehungen. Später kann es zu metaphysären Infraktionen und Stauchungsfrakturen sowie periostalen Knochenneubildungen kommen. An den ventralen Rippenenden können durch periostale Verknöcherungen Auftreibungen auftreten. Bei den von Schmidt et al. (1991) beschriebenen 5 Fällen kam es zu einer vollständigen Ausheilung der Knochenveränderungen nach Substitution mit Kupfer.

Im Gegensatz zum ernährungsbedingten Kupfermangel werden Säuglinge mit einem hereditären Kupfermangel (*Menkes-Syndrom:* X-chromosomal rezessiv-vererblich) schon in den ersten Lebensmonaten mit ausgeprägten neurologischen Symptomen, Minderwuchs, Haarveränderungen (Pili torti und Trichorrhexis nodosa congenita), Hypopigmentierung (stählerne Hautfarbe) und Skelettveränderungen auffällig. Diese Symptome sind gleich wie beim Frühgeborenen-Kupfermangel. Beim Menkes-Syndrom fehlen Anämie und Neutropenie.

Literatur

Schmidt H, Herwig J, Greinacher I (1991) Skelettveränderungen bei Frühgeborenen mit Kupfermangel. Röfo 155: 38

2 Kollagenosen

Unter dem klinischen Sammelbegriff *Kollagenosen* wird eine Erkrankungsgruppe subsumiert, die sich pathologisch-anatomisch im wesentlichen durch eine fibrinoide Degeneration (fibrinoide Nekrose) der bindegewebigen Interzellularsubstanz (Kollagenose) auszeichnet. Pathogenetisch spielt dabei die Ablagerung von Immunkomplexen um die Gefäße mit der Konsequenz einer Vaskulopathie eine große Rolle. Klinisch finden sich bei den Kollagenosen Überlappungsphänomene, immunologisch imponieren nichtorganspezifische Autoantikörper, weshalb man die Kollagenosen auch zu den generalisierten Autoimmunerkrankungen zählt. Kollagenosen können mit entzündlichen Gelenkveränderungen, Knochennekrose und Weichteilverkalkungen (Thibièrge-Weissenbach-Syndrom) einhergehen, die bei gleichzeitig bestehenden mehr oder weniger spezifischen Hautveränderungen Überschneidungen zwischen innerer Medizin (insbesondere Rheumatologie und Immunologie), klinischer Radiologie und Dermatologie ergeben und eine synoptische Betrachtungsweise erfordern.

Zu den Kollagenosen werden heute gezählt:

- progressive Sklerodermie,
- systemischer Lupus erythematodes ,
- Polymyositis und Dermatomyositis,
- Sjögren-Syndrom,
- Jo-1-Syndrom,
- Sharp-Syndrom („mixed connective tissue disease"),
- undifferenzierte entzündlich-systemische Bindegewebserkankung,
- chronische Polychondritis? (s. S. 83)

Die Diagnostik der Kollagenosen kann klinisch manchmal außerordentlich schwierig sein, besonders weil es die bereits erwähnten Überlappungsphänomene gibt, z.B. auch mit der rheumatoiden Arthritis oder der Panarteriitis nodosa. So ist die obige Klassifikation des Sharp-Syndroms als eigenständiges Krankheitsbild im streng logischen Sinne nicht zulässig, aber aus didaktischen Gründen gerechtfertigt, da sich hinter diesem Begriff doch eine manchmal sehr charakteristische, zusammengehörige Vielfalt von klinischen und radiologischen Symptomen verbirgt. Auf spezielle internistische Symptome sowie auf die sehr spezizierte und außerordentlich komplizierte Labordiagnostik kann im Rahmen dieser dermatologisch-klinisch-radiologischen Synopse nur grob eingegangen werden.

Für den sozusagen Außenstehenden ist es interessant zu beobachten, daß sich bei der Klassifikation der Kollagenosen neue Wege abzeichnen, und zwar im Hinblick auf die Orientierung an spezifischen Antikörpern. Paradebeispiel dafür ist das Jo-1-Syndrom. Während die klassischen Kollagenosen wie progressive Sklerodermie, systemischer Lupus erythematodes und Sjögren-Syndrom eher an einer bestimmten, mehr oder weniger spezifischen klinischen Symptomatik orientiert sind, erfolgt die Orientierung und Charakterisierung des Jo-1-Syndroms am Nachweis eben dieses Antikörpers (weiteres s. S. 70).

Literatur am Ende des Kapitels 2, S. 73

2.1 Progressive Sklerodermie

Synonym: Progressive systemische Sklerose
(PSS)

Raynaud-Phänomen (initial), teigig-ödematöse Anschwellungen der Finger, Hände,
Unterarme (Stadium oedematosum); straffe,
gespannte, wachsartig spiegelnde Haut (Stadium sclerosum), „Krallenhände"; „Madonnenfinger"; „Rattenbißnekrosen"; sklerodermatische Amimie, Mikrostomie, verkürz-
tes Zungenbändchen; Polyarthralgien.
Röntgen: diffuse Handskelettosteoporose mit
reaktionslosem Schwund der Akren; Osteolysen auch anderer Skelettabschnitte (z.B.
Rippen, Dornfortsätze etc.); feinste Osteolysen („Zysten") an den Handwurzeln; interstitielle Kalzinose mit Aufbrüchen nach
außen.

Definition

Bei der progressiven Sklerodermie (PS) handelt
es sich um eine systemische autoimmune Bindegewebserkrankung in Kombination mit einer
Angiopathie, bei der es zu charakteristischen
entzündlichen, fibrotischen und degenerativen
Veränderungen der Haut, der Synovialmembran
und der inneren Organe (Gastrointestinaltrakt,
Herz, Lungen, Nieren) kommt. Der Nachweis von
antizentromeren Autoantikörpern und von
Antikörpern gegen das chromosomale Antigen
Scl-70 besitzt eine hohe Spezifität, allerdings bei
relativ niedriger Sensitivität für die PS.

Allgemeine Klinik

Die verschiedensten morphologischen Phänomene der Sklerodermie erklären sich durch
eine Überproduktion von Kollagenen und durch
obliterierende Veränderungen an den kleinen
Gefäßen. Die Überproduktion von Kollagenen
wird sehr wahrscheinlich durch aktivierte
T-Zellen (zumeist CD4-Zellen), aber auch durch
aktivierte Monozyten/Makrophagen ausgelöst,
deren Produktion verschiedener Zytokine (In-
terleukin-1 und -2) Fibroblasten zur Proliferation anregt, mit der Konsequenz einer gestei-
gerten Kollagensynthese. Gleichzeitig kommt

es wohl zu einer Schädigung von Endothelzellen mit dem Resultat einer Intimaproliferation
(sog. Zwiebelschalenangiopathie), aus der sich
schließlich eine okkludierende Vaskulopathie
entwickeln kann. Die durch die okkludierende
Angiopathie bedingten Gefäßveränderungen
sind zuständig für die vielfältigen infarzieren-
den und nekrotischen Veränderungen, z.B. an
den Nieren, an der Haut und am Skelett (in Form
von Osteolysen).

Die Erkrankung ist ausgesprochen gynäkotrop
(Geschlechtsverhältnis von Frauen zu Männern
20:1). Das Prädilektionsalter liegt zwischen der
3. und 5. Lebensdekade. Die Prävalenz wird mit
etwa 10 neuen Fällen auf 1 Mio. Einwohner pro
Jahr geschätzt.

Die klinische Symptomatik wird im Gesicht von
Teleangiektasien und einer Mikrostomie geprägt, an den Händen von der Raynaud-Sym-
ptomatik, der Sklerodaktylie und von Finger-
kuppennekrosen. Weitere Leitsymptome sind
eine Sklerosierung des Zungenbändchens und
eine Abnahme der Ösophagusmotilität, wodurch erhebliche Schluckstörungen entstehen
können. Diese Veränderungen gehören aber eigentlich schon zur späten Symptomatik, wie
auch ein Dünndarmileus infolge der gestörten
Motilität. Ist die Lunge involviert, kann sich eine
Fibrose entwickeln (s. Abb. 2.1 f), woraus wiederum eine pulmonal-arterielle Hypertonie entstehen kann. Des weiteren können die Patienten
eine Pleuritis entwickeln. Verschlüsse der kleinen Nierengefäße lösen eine Hypertonie aus und
führen schließlich zur Niereninsuffizienz. Am
Herzen können sich Myokardfibrose und Perikarditis entwickeln.

Als Sklerodermievarianten seien kurz erwähnt:
- Die sog. *lokalisierte Sklerodermie (Morphaea)*, bei der es zu einer umschriebenen
  Sklerosierung der Haut ohne eine Beteiligung
  innerer Organe kommt.
- Das *CRESTA-Syndrom.* Das Akronym
  CRESTA steht für: Calcinosis, Raynaud-Phänomen, Esophagus-Dysfunktion, Sklerodaktylie, Teleangiektasia, Arthritis. Dieses Syndrom soll eine bessere Prognose haben als die
  klassische PS.
- *Sekundäre PS.* Hierbei handelt es sich um
  sklerodermieartige Krankheitsbilder, die
  durch chemische Substanzen (wie z.B. Poly-
  vinylchlorid, Lösungsmittel etc.), aber auch

durch Arzneimittel (wie z.B. Bleomycin und Pentazocin) ausgelöst werden können.

Dermatologie

Aus dermatologischer Sicht findet sich als Frühsymptom der PS das eingangs erwähnte Raynaud-Phänomen. Besonders an den oberen Extremitäten zeigen sich die Stadien der schmerzhaften Ischämie, der lokalen Zyanose und der arteriellen Hyperämie. Mit dem Auftreten des Raynaud-Phänomens findet man an den Akren teigig-ödematöse, gering gerötete Anschwellungen der Finger, Hände und Unterarme (Stadium oedematosum). Ein Befall der Füße ist selten. Später wird die Haut extrem straff, gespannt, wachsartig spiegelnd und läßt sich nicht mehr in Falten abheben (Stadium sclerosum, Sklerodaktylie, Abb. 2.1 a). Durch die sklerotische Schrumpfung der Haut wird die Beweglichkeit der Gelenke, Hände und Füße eingeschränkt. Die Finger werden krallenartig in Beugekontraktur gespreizt und dann völlig unbeweglich („Krallenhand", Abb. 2.1 a). Die Fingerspitzen und die gelenknahen Hautareale zeigen kleine Nekrosen, die sog. „Rattenbißnekrosen". In schweren Fällen sind die Endglieder der Finger zugespitzt wie „Madonnenfinger" oder verstümmelt. Die Nägel weisen Querwülste und Querstreifen auf. Ein wichtiges Zeichen sind Punktblutungen im Nagelhäutchen.

Nimmt die Erkrankung ihren Ausgang im Gesicht, so finden wir einen Verlust der Gesichtsmimik, die „sklerodermatische Amimie" (Abb. 2.1 b). Das Gesicht ist durch die Sklerosierung der Haut verkleinert, die Nase spitz, die Wangen straff. Die Verkleinerung des Mundes bezeichnet man als Mikrostomie. Die Farbe des Gesichtes ist weiß-gelblich fahl. Die Sklerosierung kann sich auf den Hals, den Stamm und die proximalen Bereiche der Extremitäten ausbreiten, der Patient erscheint durch die bretthart, sklerosierte Haut wie eingemauert.

An weiteren Hautveränderungn seien Teleangiektasien (Abb. 2.1 b), fleckförmige bis streifige Hypo- und Hyperpigmentierungen entsprechend dem Bild einer Poikilodermie, zu erwähnen. Durch die Atrophie der Hautanhangsgebilde resultiert eine sklerodermatische Alopezie. Auf die Kalkeinlagerungen in der Haut (Abb. 2.1c) wird im Abschnitt Radiologie näher

eingegangen. Im Bereich der Mundschleimhaut finden sich kleinfleckige Sklerosierungen und Atrophien. Die Zungenoberfläche ist atrophisch glatt und die Zungenbeweglichkeit durch das verkürzte Zungenbändchen eingeschränkt.

Radiologie

Die die Patienten häufig sehr belästigenden Polyarthralgien (durch Synovitis bedingt), die selten in eine floride oder auch chronische Entzündung übergehen, haben in der Regel kein radiologisches Korrelat, z.B. in Form von Erosionen. Es kommt also bei der PS nur sehr selten zu einer erosiven Arthritis. Sieht man eine solche, so ist an ein Sharp-Syndrom zu denken.

Typische röntgenologische Veränderungen am Handskelett bestehen aber in Form einer diffusen Osteoporose (Abb. 2.1 d), die nicht gelenkbetont und wahrscheinlich Folge einer Minderperfusion des Knochens durch die umgebenden Weichgewebsveränderungen ist. Röntgenologisch stellt sich der Weichteilmantel zunächst verdickt, dann verdünnt dar, besonders um die Processus unguiculares herum. Die Verdünnung des Weichteilmantels kann mit Hilfe des Yune-Index gemessen werden. Die konische Verdünnung des Weichteilmantels an den Fingerspitzen wird auch als Zuckerhutzeichen beschrieben.

Ziemlich charakteristisch und bei den meisten Patienten zu beobachten ist eine reaktionslose Osteolyse der Processus unguiculares, manchmal auch der distalen Abschnitte der Mittelphalangen und der korrespondierenden Abschnitte der Endphalangen (Abb. 2.1 d). Volar oder subungual gelegene Osteolysen sind nur im Seitbild gut zu sehen. Die osteolytisch veränderten Akren muten manchmal wie angeknabbert an. Vom Pathogenetischen her ist erwähnenswert, daß die Osteolysen wahrscheinlich nicht nur allein durch Gefäßverschlüsse infolge der okkludierenden Angiopathie entstehen, sondern auch Folge der strikturierenden Veränderungen im umgebenden Weichteilmantel sein können. Osteolystische Veränderungen beschränken sich aber nicht nur auf das Handskelett, sondern werden ebenfalls – wenn auch seltener – an Radius oder Ulna, an den Clavikulae, den Rippen und der Mandibula gefunden (Abb. 2.1 g–j). Pinstein et al. (1989) beschrieben osteolytische Veränderungen an der Halswirbelsäule, insbeson-

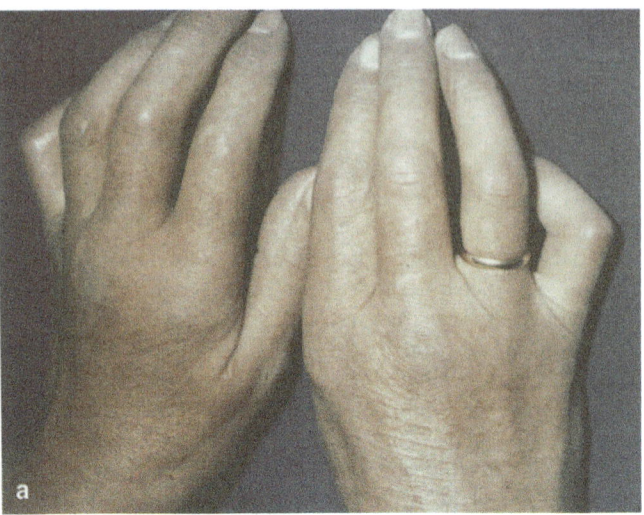

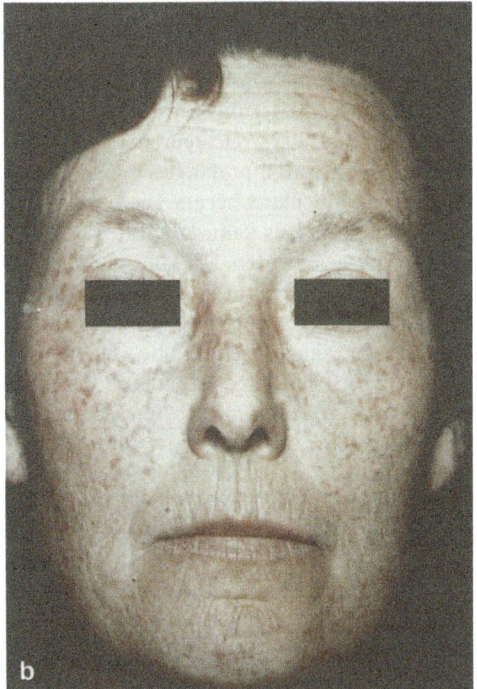

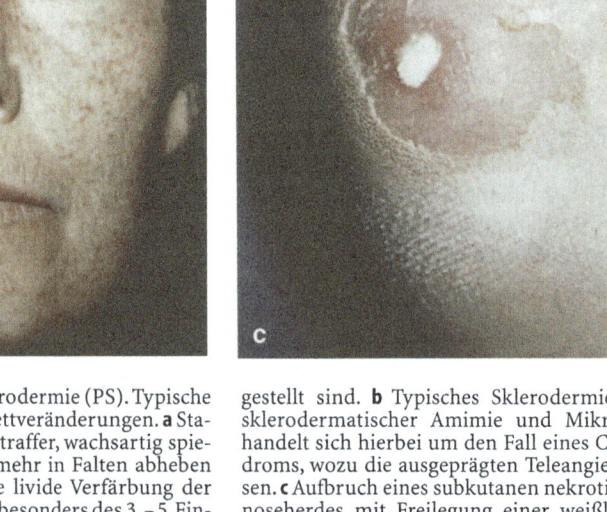

Abb. 2.1a–j. Progressive Sklerodermie (PS). Typische Beispiele von Haut- und Skelettveränderungen. **a** Stadium sclerosum mit extrem straffer, wachsartig spiegelnder Haut, die sich nicht mehr in Falten abheben läßt, besonders links. Leichte livide Verfärbung der Akren. Links Krallenstellung, besonders des 3.–5. Fingers, rechts Krallenstellung des 5. Fingers, beginnend auch am 4. Die Patientin hatte auch kleine Rattenbißnekrosen an den Fingerbeeren, die hier nicht dargestellt sind. **b** Typisches Sklerodermiegesicht mit sklerodermatischer Amimie und Mikrostomie. Es handelt sich hierbei um den Fall eines CRESTA-Syndroms, wozu die ausgeprägten Teleangiektasien passen. **c** Aufbruch eines subkutanen nekrotischen Kalzinoseherdes mit Freilegung einer weißlichen zahnpastaartigen Masse und sekundärer Infektion der Umgebung. **d–j** s. S. 63–65

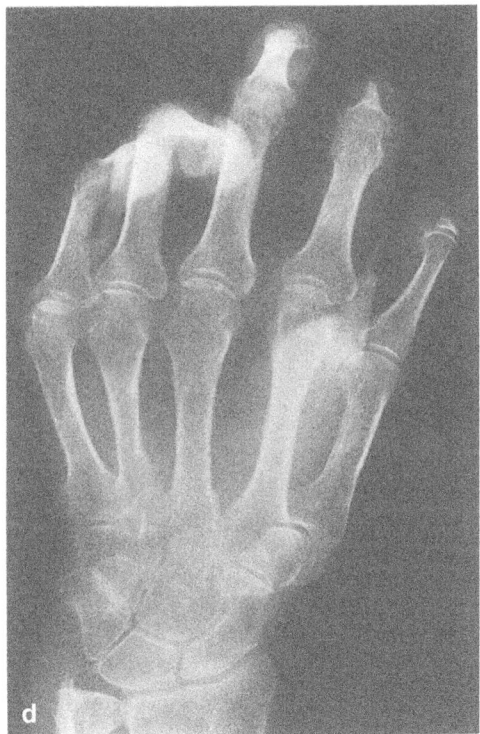

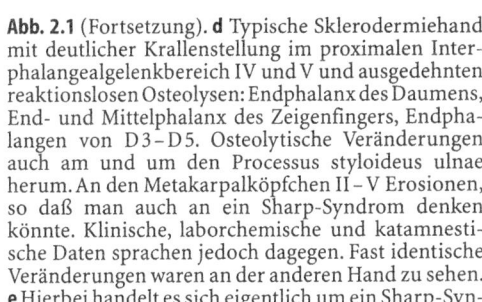

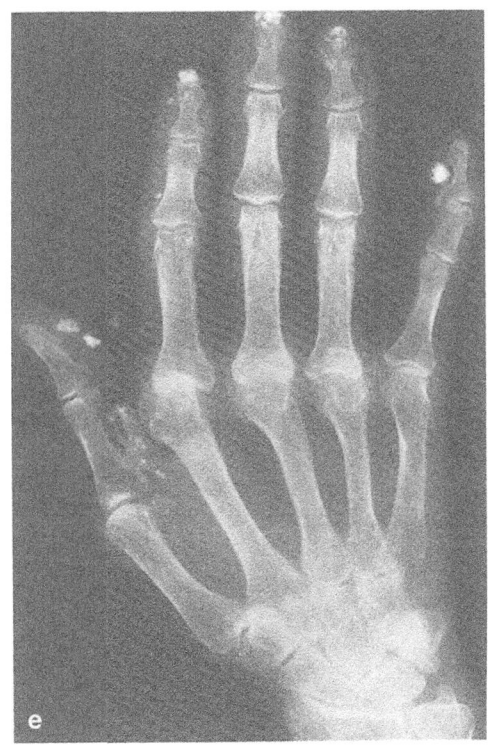

Abb. 2.1 (Fortsetzung). **d** Typische Sklerodermiehand mit deutlicher Krallenstellung im proximalen Interphalangealgelenkbereich IV und V und ausgedehnten reaktionslosen Osteolysen: Endphalanx des Daumens, End- und Mittelphalanx des Zeigenfingers, Endphalangen von D3–D5. Osteolytische Veränderungen auch am und um den Processus styloideus ulnae herum. An den Metakarpalköpfchen II–V Erosionen, so daß man auch an ein Sharp-Syndrom denken könnte. Klinische, laborchemische und katamnestische Daten sprachen jedoch dagegen. Fast identische Veränderungen waren an der anderen Hand zu sehen. **e** Hierbei handelt es sich eigentlich um ein Sharp-Syn-

drom. Die sklerodermische Komponente äußert sich in einer diffusen Osteoporose und in der ausgeprägten interstitiellen Kalzinose (Thibièrge-Weissenbach). Die ausgeprägten Kalkdepots haben bereits den Processus unguicularis II arrodiert sowie die Medialseite der Kleinfingerendphalanx. Klinisch entleerte sich auf Druck aus der Daumenbeere eine zahnpastaartige weiße Masse, ähnlich wie in **c** dargestellt. Im Gegensatz zu dem Fall in **d** fehlen Akroosteolysen und Krallenhandstellung, was diesen Fall vom Radiologischen her als weniger typisch für eine reine Sklerodermie erscheinen läßt. **f–j** s. S. 64, 65

dere in den dorsalen Anhangsgebilden und an den Facetten (Region C4–C6), kombiniert mit mehr oder weniger ausgedehnten paravertebralen Weichgewebskalzifikationen. Die Patienten hatten klinisch Symptome einer Rückenmark- und Wurzelkompression.

Im *Handwurzelbereich* beobachtet man nicht selten *feinste multiple Osteolysen*, die von einem feinen Sklerosesaum umgeben sind und wie kleine Zysten anmuten. Dabei handelt es sich um umschriebene Nekrosen, wie sie auch beim Lupus erythematodes beobachtet werden.

Als typisch für die PS gelten *interstitielle Weichteilverkalkungen* (lokalisierte interstitielle Kal-

zinose, Thibièrge-Weissenbach-Syndrom), die bei gut 25% aller Fälle nach 10–11 Jahre bestehender Krankheit und bei Patienten mit stärkeren Hautveränderungen auftreten (Abb. 2.1 e, f). Sklerodermiepatienten mit stärkerer Beteiligung viszeraler Organe bekommen diese Weichteilverkalkungen seltener, da sie zumeist vorher sterben. Die Verkalkungen sind dystropher Natur (auf dem Boden subkutaner Nekrosen) und treten disseminiert als dünne Plaques unterschiedlicher Größe und Dicke in der Haut und Unterhaut auf, insbesondere in druckexponierten Körperpartien (z.B. Fingerbeeren, Fußsohlen, Processus styloidei, Periartikulärbereich).

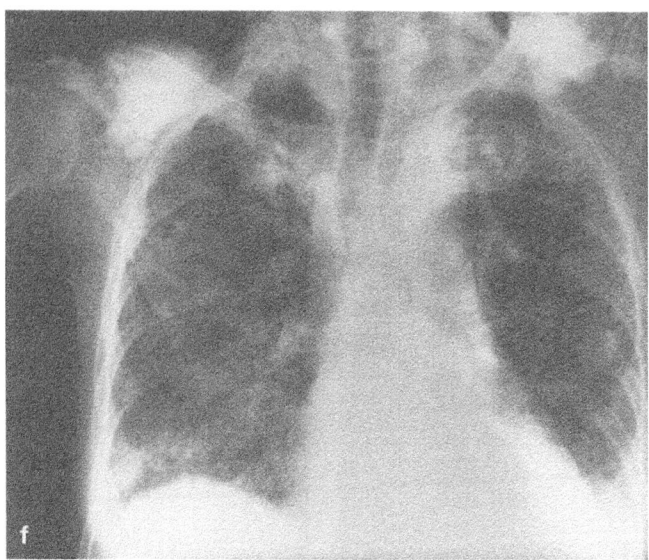

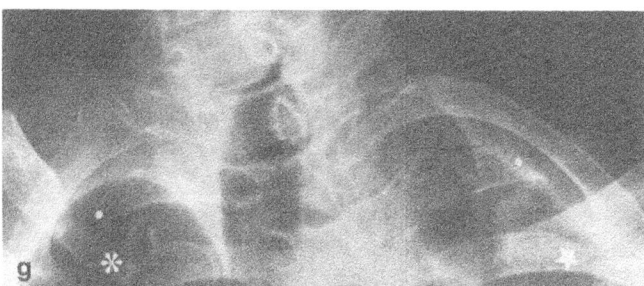

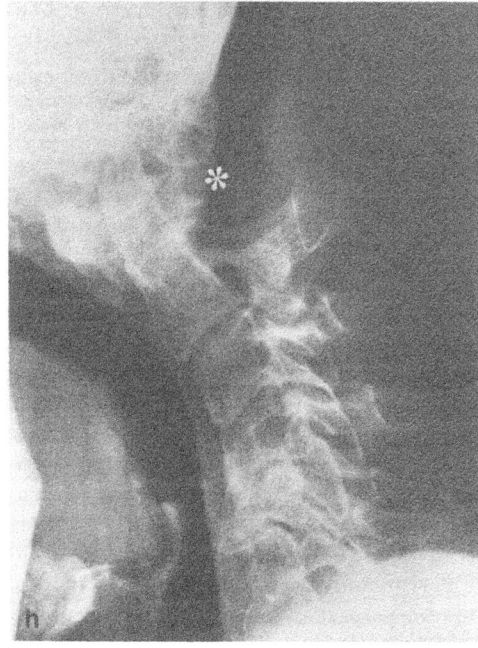

Abb. 2.1 (Fortsetzung). **f** Ausgedehnte interstitielle Kalzinose im Schultergürtel und in den kaudalen Halsweichteilen bei Sklerodermie. Man beachte die fortgeschrittene interstitielle Lungenfibrose mit begleitenden Pleuraergüssen. **g–j** Sharp-Syndrom mit dominierender Sklerodermiekomponente: **g** Reaktionslose Osteolysen an der 2. und 3. Rippe rechts dorsal, an der 3. Rippe links dorsal sowie an beiden medialen Claviculae. Die erhaltenen Knochenabschnitte proximal der Osteolysen enden typischerweise konisch. An der 4. Rippe links dorsal (*großer Asterisk*) beginnende muldenförmige Auflösung der kranialen Knochenpartien. **h** Reaktionsloser Schwund der hinteren Bogenpartien von C1, unilateraler Schwund der Bogenpartien von C2, Schwund der Dornfortsatzspitzen von C3 – C5. **i, j** s. S. 65

Sie sind allerdings auch zwischen den tieferen Muskeln und periartikulär zu finden. Dabei kann es sekundär zu Muskelatrophie und Kontrakturen mit entsprechenden Deformitäten der Extremitäten kommen.

Die Verkalkungen in den Fingern lassen sich als stippchenförmig, oft in Gruppen angeordnet, beschreiben. Bei universeller interstitieller Kal-

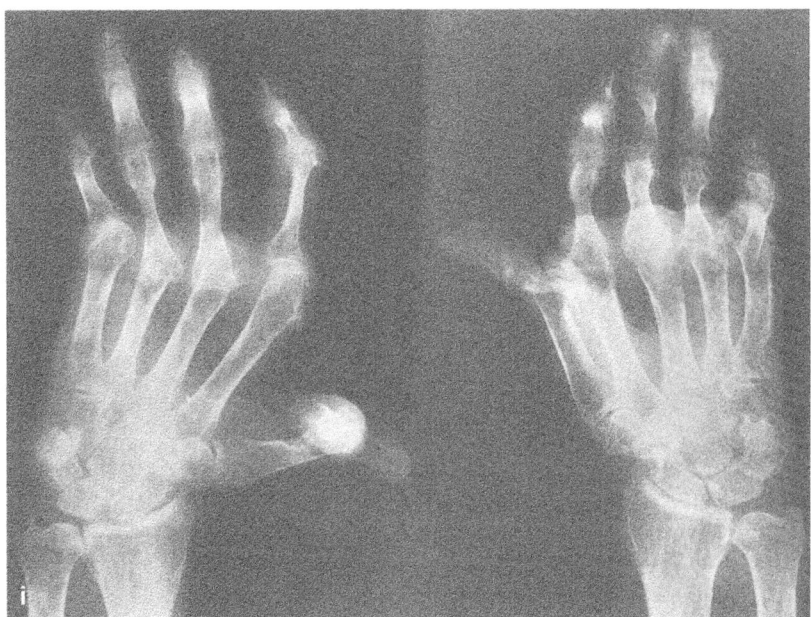

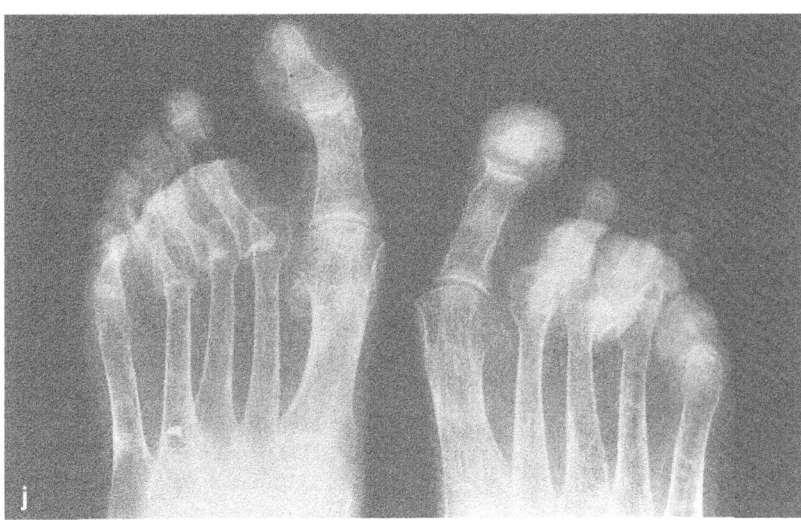

Abb. 2.1 (Fortsetzung). **i, j** Am Hand- und Fußskelett ausgedehnte Fehlstellungen u.a. durch Luxationen in den Metakarpo- und Metatarsophalangealgelenken neben Akroosteolysen, besonders an den Endphalangen 2 und 5 beidseits, an der Mittelphalanx 3 rechts, 2 links (Fall von Prof. H. Menninger, Bad Abbach)

zinose imponieren strich- und bandförmige, auch in Konglomeraten angeordnete Verkalkungen, die um die größeren Gliedmaßengelenke (Schulter-, Hüftgelenke) und in den seitlichen Becken- und Thoraxpartien gelegen sind.

Gelegentlich brechen die subkutanen Verkalkungen spontan oder nach Kompression nach außen auf, und es entleeren sich zahnpastaar-

tige, weißlich-gräuliche Massen (Abb. 2.1c). Im Bereich dieser Aufbrüche kann es zu Superinfektionen kommen.

Die interstitielle Kalzinose läßt sich sehr früh und spezifisch auch mit der Skelettszintigraphie darstellen.

Literatur am Ende des Kapitels 2, S. 73

2.2 Systemischer Lupus erythematodes (SLE)

Schmetterlingserythem, diffuses Erythem, diskoider Lupus mit rötlichen, erhabenen schuppenden Hauteffloreszenzen, Raynaud-Phänomen, Alopecia areata, Fotosensibilität, orale und nasopharyngeale Ulzerationen; nicht erosive Polyarthritis.
Röntgen: Osteoporose Hand- bzw. Fußskelett; kleine subartikuläre Zysten am Handskelett.

Definition

Beim systemischen Lupus erythematodes (SLE) handelt es sich um eine entzündlich-rheumatische Erkrankung ungeklärter Ätiologie – aber mit genetischer Prädisposition – mit Beteiligung von Haut, Gelenken und inneren Organen. Pathologisch-anatomisch sind entzündliche Veränderungen um kleine Gefäße mit Ablagerungen von Autoimmunkomplexen im Endothel, insbesondere von Niere, Herz, Milz, Haut, Muskulatur und Schleimhäuten sowie im ZNS nachzuweisen. Die Erkankung kann durch verschiedene exogene Faktoren (z.B. hormonelle Umstellungsphasen, UV-Licht) ausgelöst werden. Es finden sich zahlreiche Autoantikörper und antinukleäre Antikörper (ANA). Pathognomonisch sind die Laborbefunde Anti-DNS, Leukopenie, Anämie, Thrombopenie, ANA und LE-Phänomen.

Vom klassischen SLE abzugrenzen sind die lupusähnlichen Syndrome, die nach Medikamenteneinnahme (z.B. Sulfonamide, Hydralazin) auftreten.

Allgemeine Klinik und Dermatologie

Man rechnet mit einer Prävalenz von ca. 50 Fällen auf 100 000 Einwohner; die Erkrankung wird besonders häufig bei jungen Frauen beobachtet. Das bunte klinische Bild erklärt sich aus einer Fülle von Reaktionen, die durch Autoantikörper und Antikörper in höheren Titern gegen zahlreiche ubiquitäre Antigene ausgelöst werden.

Diagnosekriterien für den SLE sind nach der American Rheumatism Association (ARA)[1]:

- Schmetterlingserythem, diffuses Erythem mit Teleangiektasien, Keratosen und Atrophie (Abb 2.2 a, b),
- diskoider Lupus mit rötlichen, erhabenen, schuppenden Hautefloreszenzen, die eine follikuläre Keratose und Hyperästhesie aufweisen,
- Raynaud-Phänomen,
- Alopecia diffussa und vernarbende Alopezie,
- Fotosensibilität,
- orale und nasopharyngeale Ulzerationen,
- Arthritis (nicht deformierend),
- Antikörper gegen native DNS (ANA, LE-Zellen),
- falsch-positive Luesreaktion,
- Proteinurie (mehr als 3,5 g/24 h),
- Erythrozytenhämoglobin, tubuläre und gemischte Zylinder im Urin,
- Pleuritis und/oder Perikarditis,
- Psychosen und Krampfanfälle,
- Coombs-Test-positive hämolytische Anämie und/oder Leukopenie oder Thrombozytopenie.

Damit sind die wesentlichen klinischen und auch dermatologischen Symptome aufgezählt, auf deren nähere Beschreibung im Rahmen dieses Buches verzichtet wird, da die Radiologie relativ unergiebig ist und die Diagnose kaum über die synoptische Schiene Radiologie/Dermatologie gestellt wird.

Kurz soll jedoch auf die klinischen Gelenksymptome eingegangen werden.

Eines der ersten und häufigsten Symptome ist die polyartikuläre Arthralgie, die in 80 – 90% der Fälle vorkommt und kleine und große Gelenke betrifft. MCP- und PIP-Gelenke sowie das Kniegelenk sind bevorzugt. Sehr häufig sind Polyarthralgien *und* Fieber die ersten und einzigen Symptome, die Anlaß zu differentialdiagnostischen Abgrenzungen gegenüber dem rheumatischen Fieber und der rheumatoiden Arthritis geben. Dies gilt besonders dann, wenn über Arthralgien hinausgehende, regelrechte Arthritiden mit schmerzhafter Schwellung und Überwärmung vorkommen.

---

[1] Leicht modifiziert.

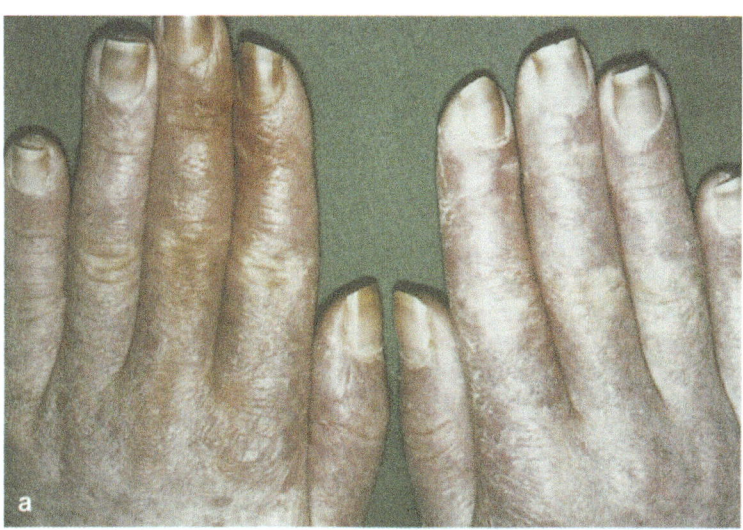

Abb. 2.2a, b. Systemischer Lupus erythematodes (SLE). **a** Typische fleckförmige Erytheme mit Keratosen und Teleangiektasien in der Haut der Endglieder. **b** Unscharf begrenztes diffuses Erythem des Gesichts und des Halses. En face kam eindrucksvoll die Schmetterlingskonfiguration zur Darstellung

Radiologie

Wie bereits erwähnt, hat die klinische Gelenksymptomatik praktisch kaum ein röntgenologisches Korrelat (z.B. Unschärfen der subchondralen Grenzlamelle, Erosionen), was direkt als typisch für den SLE angesehen werden kann. Nur in Ausnahmefällen sieht man neben arthritischen Weichteilzeichen (Verdichtung und Verdickung des Gelenkweichteilmantels) Erosionen. In gut einem Drittel bzw. einem Viertel der Fälle kann es zur Ausbildung einer *Osteoporose* am Hand- und Fußskelett kommen. *Multiple, kleine subartikuläre Zysten* mit Progredienz, besonders am Handskelett, werden in 41% der Fälle gefunden (Leskinen et al. 1984). Diese zystischen Veränderungen treten weniger häufig am Fußskelett auf, andere Gelenkregionen werden davon praktisch nicht betroffen. Die Zysten dürften nekrotischer Natur sein.

Weichteilverkalkungen im Sinne eines Thibièrge-Weissenbach-Syndroms und Akroosteolysen werden beim SLE nur selten beobachtet.

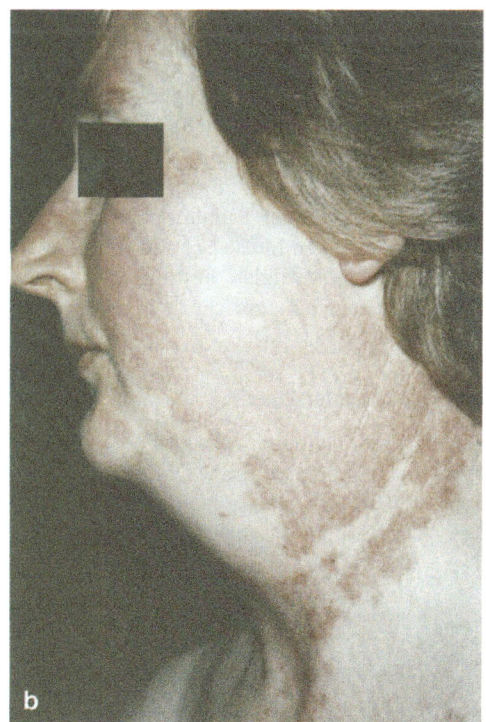

Literatur am Ende des Kapitels 2, S. 73

2.3 Polymyositis und Dermatomyositis

Depressiv-weinerlicher Gesichtsausdruck, fleckiges und flächenhaftes weinrotes bis fliederfarbenes Erythem im Gesicht (Augenlider!), betroffen: Hals, Dekolleté, Ellenbogen und Knie. Die Veränderungen sind an Hand- und Fingerrücken streifenförmig; später poikilodermatische Erscheinungen mit Teleangiektasien, weißlicher porzellanartiger Atrophie, Pigmentverschiebungen; im Nacken blaßrosa, auch violette lichenoide Papeln; periunguales Erythem mit Teleangiektasien (Keining-Zeichen).
Röntgen: gelenknahe Osteoporose Handskelett, interstitielle Kalzinose.

Definition

Bei der Polymyositis (PM) handelt es sich um eine progrediente entzündliche Systemerkrankung der Skelettmuskulatur mit konsekutiver symmetrischer Muskelschwäche im Bereiche der Becken- und/oder Schultergürtelmuskulatur. Bestehen neben Muskelschwäche und muskelkaterartigen Myalgien bestimmte typische Hautveränderungen, spricht man von einer Dermatomyositis (DM).
Nach Bohan u. Peter (1975) werden 5 Typen von DM und PM unterschieden:

Typ 1: primäre idiopathische PM,
Typ 2: primäre idiopathische DM,
Typ 3: PM/DM bei Malignomen,
Typ 4: PM/DM bei Kindern,
Typ 5: PM/DM bei Kollagenosen (Overlapsyndrom).

Allgemeine Klinik

Man rechnet mit etwa 2 bis 6 Erkrankungen pro Jahr und 1 Mio. Einwohner, betroffen sind besonders Frauen jenseits des 50. Lebensjahres; die Erkrankung ist also als selten zu bezeichnen. An der oben aufgeführten Klassifikation haben die PM einen Anteil von 34%, die DM von 29% und Overlapsyndrome von etwa 21%.
PM und DM werden als Autoimmunerkrankung verstanden. Der Nachweis von Einschlußkörpermyositiden kann in Richtung einer Virus-ätiologie mit pathologischer Immunantwort, wahrscheinlich auf dem Boden einer genetischen Prädisposition (HLA-B8 und HLA-DR3) gedeutet werden. Die wahrscheinlich dominierenden zellulären Immunmechanismen haben auch elektronenmikroskopisch ein Korrelat: es finden sich Rundzellen (T-Zellen) mit Spike in den Fortsätzen, die tief in die Muskelfasern eindringen. Klinische Leitsymptome der PM und DM sind Muskelschwäche und Myalgien zunächst im Schulter- und Beckengürtelbereich sowie in der proximalen Extremitätenmuskulatur. Später kommt es dann zu einer generalisierten Muskelatrophie mit allen klinischen Konsequenzen. Bei Beteiligung der Atemmuskulatur entwickeln sich Ventilationsstörungen, bei Involvierung der Ösophagus-, Pharynx- und Larynxmuskulatur Dysphagie und Dysphonie. Arthralgien oder transitorische Arthritiden treten bei etwa 30–50% der Patienten auf. Seltener ist eine akute Gelenkentzündung mit Ergußbildung, insbesondere an den Fingergelenken. 30% der Patienten bekommen eine interstitielle Myokarditis mit entsprechenden Symptomen. Als Ausdruck einer Allgemeinerkrankung kann es zu Gewichtsverlust kommen, fernerhin zu Abgeschlagenheit und Fieber. Die typischen dermatologischen Veränderungen sind unten näher beschrieben.
Laborchemisch findet sich eine beschleunigte BSG und eine Erhöhung von CRP und γ-Globulinfraktion, CK, LDH, GOT und Aldolase sowie Myoglobin- und Kreatinausscheidung im Urin sind erhöht. 30–50% der Patienten haben einen positiven Rheumafaktor, 40–80% antinukleäre Antikörper, 30–40% Autoantikörper Anti-Jo-1 und Anti-PM1.
Die Diagnose wird unter anderem aus spezifischen elektromyographischen Veränderungen und aus der Muskelbiopsie mit Nachweis einer interstiellen und perivaskulären Rundzellinfiltration sowie degenerativen Muskelveränderungen gestellt.

Dermatologie

Bevorzugt befallen sind in symmetrischer Anordnung das Gesicht, die Augenumgebung, die Augenlider, Wangen, ferner die Ellenbogen und Knie, außerdem die Bereiche der Fingerknöchel, des Nagelfalzes und des Nagelbetts. Auffallend

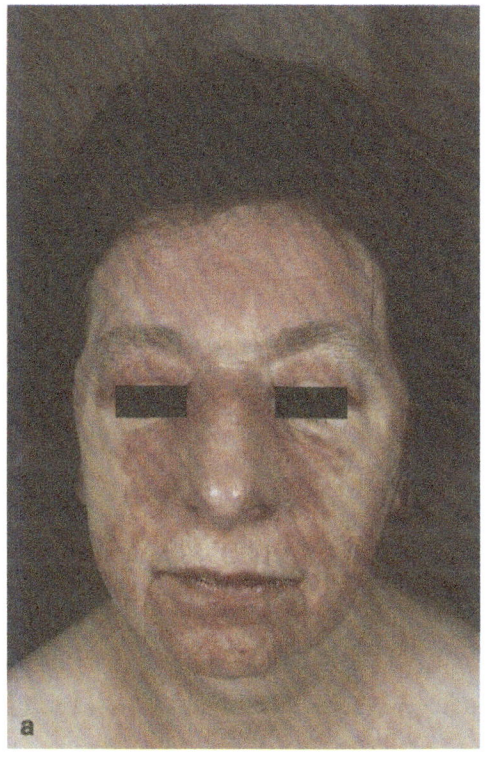

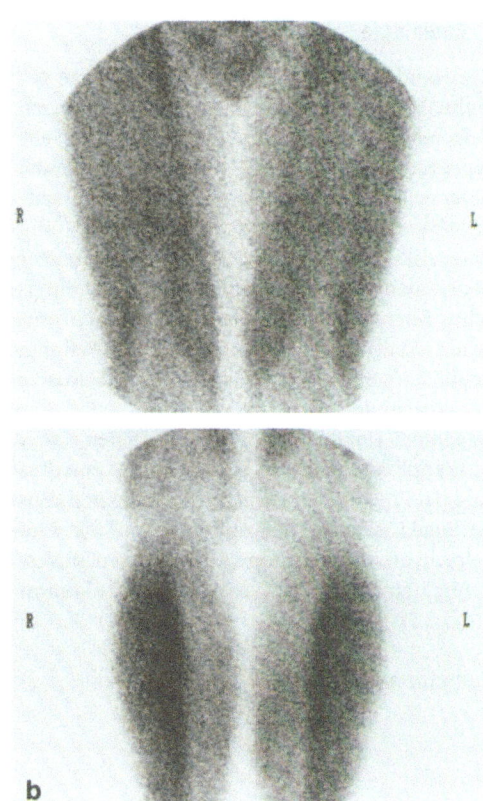

Abb. 2.3 a, b. Dermatomyositis. **a** Flächenhaftes und auch fleckiges, weinrotes bis fliederfarbenes Erythem. Vor allem am Handskelett, aber auch in der Nähe von Ellenbogen, Knie- und Schultergelenken ist eine interstitielle Kalzinose zu erwarten, nach der mit Röntgenaufnahmen zu suchen ist (Testregion: Handskelett mit einer einzigen Aufnahme dorsopalmar). **b** Typisches szintigraphisches Bild bei Dermatomyositis mit massiver Einlagerung des radioaktiven Tracers in die Weichteile. Dieses Bild ist hochspezifisch. Man beachte, daß in den Knochen nur sehr wenig Aktivität eingelagert wird

ist der depressiv wirkende Ausdruck im Gesicht, das flächenhafte und auch fleckige weinrote bis fliederfarbene Erytheme aufweist (Abb. 2.3 a). Im Bereich der Erytheme sind stets Ödeme vorhanden. Es treten in den befallenen Bezirken eine festhaftende hyperkeratotische Schuppung und Teleangiektasien auf. Ein wichtiges diagnostisches Zeichen ist das periunguale Erythem mit Teleangiektasien (Heuck-Gottron-Phänomen). Im Verlauf der Erkrankung bilden sich weißlich porzellanartige Atrophien aus, die besonders am Nagelfalz und über den Knien und Fingergelenken wie Pergamentpapier aussehen (Kollodiumflecken). Diffuse Hautatrophien mit Teleangiektasien, Hyper- und Hypopigmentierungen im Hals-, Schulter-, Brust- und oberen Rückenbereich ergeben ein buntscheckiges Bild.

Blaßrosa, auch violette lichenoide Papeln treten besonders im Nacken auf. Ferner runden gelegentlich hämorrhagisch bullöse oder nodöse Exantheme mit Neigung zur Nekrose das bunte Bild ab (Poikilodermatomyositis).

Im Bereich der Ellenbogen, Knie und Schultergelenke imponieren von Fall zu Fall intrakutane Verkalkungen.

An der behaarten Kopfhaut fällt eine diffuse Alopezie auf. Die Nägel sind geriffelt und weisen einen gelblich-hyperkeratotischen Nagelfalz auf, der sich nur unter erheblichen Schmerzen zurückschieben läßt (Keining-Zeichen).

Radiologie

Am Handskelett läßt sich sehr häufig eine gelenknahe Osteoporose nachweisen, die nach längerer Zeit auch strähnig werden kann. Sehr typisch sind interstitielle subkutane und auch tiefer gelegene Kalzinosen (Thibièrge-Weissenbach-Syndrom), die bröckelig-krümelig, streifig und retikulär anmuten. Das Verteilungsmuster ähnelt dem der Sklerodermie. Röntgenologisches Korrelat für die relativ seltenen chronischen Arthritiden sind Weichteilschwellung, deutliche gelenknahe Entkalkung und erosive Veränderungen.

Neben der Darstellung der interstitiellen Kalzinose ergibt die *Skelettszintigraphie* ein typisches Bild bei PM oder DM: Die myositischen Veränderungen „saugen" den radioaktiven Tracer regelrecht an, wodurch es zu einer starken, unverkennbaren Einlagerung in die Weichteile kommt (Abb. 2.3 b).

Literatur am Ende des Kapitels 2, S. 73

2.4 Sjögren-Syndrom

Auf das Sjögren-Syndrom wird im Rahmen dieser Monographie nicht näher eingegangen, da es keine spezifischen Röntgenbefunde gibt und keiner Röntgenuntersuchung bedarf, um die Diagnose zu stellen. Die gelegentlich neben den Leitsymptomen Xerophthalmie und Xerostomie auftretenden Arthralgien und Arthritiden sind nichterosiv und haben daher kein radiologisches Korrelat. Die wesentliche Sjögren-Symptomatik im Sinne des Sicca-Syndroms geht beim *sekundären Sjögren-Syndrom*, z.B. bei chronischer Polyarthritis oder anderen Kollagenosen, mit in das dortige Symptomenbild ein.

2.5 Jo-1-(Antisynthetase-)Syndrom

> Beginn mit grippeartigen Symptomen, besonders im Frühjahr; fibrosierende Alveolitis; Raynaud-Phänomen, Zeichen von Dermatomyositis und Sklerodermie.
> **Röntgen:** gelenknahe Osteoporose Handskelett; zumeist nichterosive, also „röntgennegative" Polyarthritis.

Definition

Beim Jo-1-Syndrom handelt es sich um ein Overlapsyndrom mit Myositis, das überhäuft mit einer Alveolitis mit Lungenfibrose, einer chronischen Polyarthritis und fakultativ mit einem Raynaud-Phänomen, Hand- und Unterschenkelödemen, einem Sicca-Syndrom und dermatomyositischen oder sklerodermieartigen Hautveränderungen an Händen und Gesicht einhergeht. In bis zu 70% der Fälle finden sich Jo-1-Antikörper gegen das zytoplasmatische Enzym Histidyl-tRNA-Synthetase.

Allgemeine Klinik, Dermatologie und Radiologie

Im Jahre 1980 wurde erstmals bei einem Patienten mit Polymyositis ein Antikörper gegen ein bis dahin unbekanntes Antigen (Histidyl-tRNA-Synthetase) nachgewiesen, das nach den ersten beiden Buchstaben des Patientennamens Jo-1-Antigen genannt wurde. Bei etwa 30–40% der Patienten mit einer Polymyositis finden sich diese spezifischen Antikörper. Nach Genth u. Mierau (1993) wurde mit dem „Jo-1-(Antisynthetase-)Syndrom" der erste Versuch unternommen, ein entzündlich-rheumatisches Krankheitsbild auf der Grundlage des Nachweises von Autoantikörpern (U1-nRNP-Antikörper in hohen Titern) zu beschreiben und gegen etablierte Erkrankungen aus dem Formenkreis der Kollagenosen abzugrenzen.

Die Erkrankung kann mono- oder oligosymptomatisch beginnen, am häufigsten mit grippeartigen Krankheitsbild (Fieber, Husten und Gliederschmerzen), insbesondere im Frühjahr. Diese Symptomatik läßt vermuten, daß die Erkrankung durch eine vorausgegangene Infektion ausgelöst wird, möglicherweise durch das Picornavirus mit Interaktion von Virus-RNA mit Synthetasen im Sinne einer Autoimmunreaktion. Eine Assoziation mit HLA-DR3 und HLA-DRw52 weist auf eine möglicherweise bestehende genetische Prädisposition zu einer solchen Immunreaktion hin. Die in allen Fällen auftretende fibrosierende Alveolitis mit konsekutiver Fibrose bei Nichtbehandlung und eine gleichzeitig bestehende oder sich im Verlauf entwickelnde chronische Polyarthritis heben das Jo-1-Syndrom von anderen Myositiden/Dermatomyositiden ab.

Frauen sind fast 3fach stärker betroffen als Männer. Die Erkrankung verläuft nach dem bereits erwähnten mono- oder oligosymptomatischen Beginn in Schüben oder chronisch, manchmal braucht es Jahre, bis die gesamte Symptomatik an das Jo-1-Syndrom denken läßt. Im Rahmen dieses Buches soll auf die „interdisziplinäre" Symptomatik aufmerksam gemacht werden, die dermatologischerseits im wesentlichen aus einem Raynaud-Phänomen (s. S. 61), aus dermatomyositistypischen Hautveränderungen und den Zeichen einer Sklerodermie (s. S. 61) bestehen kann und radiologischerseits von der Polyarthritis geprägt wird. Letztere ist zumeist nichterosiv; es findet sich aber häufig eine gelenknahe Osteoporose, und an den Handgelenken können Subluxationen eintreten.

Bei einem von Löhr et al. (1993) beschriebenen Fall (67jähriger Patient) begann die Erkrankung mit dem Bild einer exogenen allergischen Alveolitis. Nach zunächst immunsuppressiver Therapie gab es 10 Monate später ein Rezidiv, und 2 weitere Monate später fanden sich eine Gesichtshautrötung, eine Sklerose des Frenulums und eine Sklerodaktylie sowie Ödeme der Handrücken. Fernerhin litt der Patient unter einer progressiven Schwäche in den unteren Extremitäten. Die CK war deutlich erhöht. Wiederum einige Monate später präsentierte sich der Patient erneut mit progressivem Gewichtsverlust und Schwäche in allen Extremitäten, fernerhin hatte er Dyspnoe und Fieber und eine zunehmende Lungeninfiltration, das C-reaktive Protein war fast 30fach erhöht und die CK weiterhin angestiegen. Erst zu diesem Zeitpunkt wurden Anti-Jo-1-Antikörper im Serum nachgewiesen. Eine Muskelbiopsie ergab das typische Bild einer Polymyositis. An einem weiteren Fallbeispiel, veröffentlicht von Treher et al. (1993), soll die Komplexität des Jo-1-Syndroms aufgezeigt werden. Es handelte sich um eine 44jährige Patientin mit einer seit Jahren bestehenden unklaren rheumatologischen Erkrankung mit Lungenfibrose. Da die Patientin eine Psoriasis hatte, waren für die bestehende polyartikuläre Gelenkerkrankung von den vorbehandelnden Ärzten eine Psoriasisarthritis, aber auch eine rheumatoide Arthritis, ferner

hin eine Sklerodermie und ein Overlapsyndrom angenommen worden. Bei der Untersuchung durch die Autoren fand sich neben den klassischen Zeichen einer Psoriasis eine Asymmetrie des Mundes mit Verkürzung und Verdickung des Zungenbändchens. An den Händen zeigten sich Veränderungen im Sinne einer Sklerodaktylie, jedoch ohne Verdickung der Haut. In allen proximalen Interphalangealgelenken bestanden Kontrakturen. Laborchemisch ergaben sich ausgeprägte Entzündungszeichen, die erstmals durchgeführte Untersuchung auf Jo-1-Antikörper fiel positiv aus. Röntgenologisches Korrelat für die Klinik waren Subluxationsstellungen im Daumengrund- und -endgelenk links, Erosionen im Metakarpophangealgelenk I rechts und eine gelenknahe Osteoporose. Im Szintigramm fand sich eine vermehrte – entzündungsbedingte – Aktivitätsaufnahme nicht nur in den Händen, sondern auch in den Schultern und Knien. Elektromyographisch bestanden übrigens eindeutig Zeichen einer Myositis.

Die *Differentialdiagnose* des Jo-1-Syndroms stellt sich vor allem gegenüber anderen Overlapsyndromen. Wenn sich Patienten mit einer akuten Alveolitis und rheumatischen Beschwerden präsentieren, sollte an dieses offensichtlich gar nicht so seltene Syndrom gedacht und nach Jo-1-Antikörpern (z.B. ELISA-System) gesucht werden.

Literatur am Ende des Kapitels 2, S. 73

2.6 Sharp-Syndrom

Synonyme: „mixed connective tissue disease" (MCTD), Mischkollagenose

> Symptome je nach sich überlappenden Kollagenosen.

Definition

Beim Sharp-Syndrom handelt es sich um ein systemisches Krankheitsbild, in das Teilsymptome anderer Kollagenosen (progressive Sklerodermie, systemischer Lupus erythematodes, Dermatomyositis) und der rheumatoiden Arthritis einfließen und das eine Assoziation zu einem Autoantikörper gegen Ribonukleoprotein (Anti-RNP) hat. Wegen zumeist fehlender Nieren- und ZNS-Beteiligung ist der typische Verlauf eher gutartig.

Allgemeine Klinik und Dermatologie

Wie bereits in der Definition erwähnt, ist der Verlauf des Sharp-Syndroms eher benigne, denn nach 6 Jahren leben noch über 90% der Patienten. Es finden sich zirkulierende Immunkomplexe wie beim systemischen Lupus erythematodes (SLE), die Komplementserumkonzentrationen sind jedoch nie erniedrigt. Deshalb kommen immunkomplexinduzierte Gewebsläsionen nur sehr selten vor. Rheumafaktoren finden sich infolge der polyklonalen Hyper-γ-globulinämie in ca. 50% der Fälle. Schon niedrigste Glukokortikoiddosen genügen, um die Symptome positiv zu beeinflussen. Die klinische Symptomatik des Sharp-Syndroms ist relativ breit, je nach Einfluß der einzelnen sich überlappenden Kollagenosen. Besonders häufig werden Überlappungen mit der Sklerodermie gefunden. Die nächsthäufige Kombination besteht aus SLE, progressiver Sklerodermie (PS) und Polymyositis. Eine Überlappung mit der rheumatoiden Arthritis ist nicht selten, insbesondere bei Patienten mit einem Sicca-Syndrom. Die einzelnen klinischen Zeichen von PS (Raynaud-Phänomen, Hautveränderungen, Dysphagie), SLE (Hautrötung, Serositis, Fieber, Lymphadenopathie), Polymyositis und Dermatomyositis (Muskelschwäche und Myalgien sowie Muskelatrophie, lilarötli-

ches Erythem) sind in den entsprechenden Kapiteln ausführlich beschrieben.

Radiologie

Auch im Röntgenbild spiegeln sich die verschiedenen klinischen Symptome der jeweiligen sich überlappenden Kollagenosen wider: es können sich Zeichen einer Sklerodermie (s. S. 61, 63) mit akralen und gelenkrandständigen Osteolysen (s. Abb. 2.1 g–j), besonders an den DIP-Gelenken, Erosionen und gelenknahe Osteoporose wie bei der rheumatoiden Arthritis (s. Abb. 2.1 e) und Fehlstellungen – unter Umständen auch ohne nennenswerte Erosionen – finden. Auch interstitielle Kalzinosen gehören zum Krankheitsbild (s. S. 63). Die einzelnen Röntgenphänomene können unterschiedlich stark und regional different ausgebildet sein, wodurch sich die Differentialdiagnose vor allem gegenüber der rheumatoiden Arthritis und der Sklerodermie außerordentlich erschweren kann (s. Abb. 2.1 d, e).

Literatur am Ende des Kapitels 2, S. 73

2.7 Undifferenzierte entzündlich-systemische Bindegewebserkrankung

Im frühen Krankheitsstadium haben viele Patienten mit Kollagenosen nur einzelne oder uncharakteristische Symptome einer entzündlichen Bindegewebserkrankung, wozu z.B. Abgeschlagenheit, Fieber, Arthralgien, Raynaud-Phänomen, Hyper-γ-globulinämie, positive Rheumafaktoren und antinukleäre Antikörper gehören. Erst während einer Verlaufsbeobachtung demarkieren sich dann charakteristische Symptome, die es ermöglichen, die sichere Diagnose irgendeiner Kollagenose zu stellen. Solange dies aber noch nicht möglich ist, hat sich nach Le Roy et al. (1980) der Begriff der *„undifferenzierten Bindegewebserkrankung"* bewährt.

Literatur (Kollagenosen)

Bassett LW, Blocka KLN, Furst DE et al. (1981) Skeletal findings in progressive systemic sclerosis (scleroderma). Am J Roentgenol 136: 1121

Bleifeld CJ, Inglis AE (1974) The hand in systemic lupus erythematodes. J Bone Joint Surg Am 56: 1207

Bohan A, Peter JB (1975) Polymyositis and dermatomyositis. N Engl J Med 292: 344

Braun-Falco O, Plewig G, Wolff HH (1984) Dermatologie und Venerologie. Springer, Berlin Heidelberg New York Tokyo

Freyschmidt J (1993) Skeletterkrankungen. Klinisch-radiologische Diagnose und Differentialdiagnose. Springer, Berlin Heidelberg New York Tokyo

Genth E, Mierau R (1993) Jo-1-(Antisynthetase-)-Syndrom – verbessern Autoantikörper die Klassifikation von Myositiden? Z Rheumatol 52: 259

Haverbush TJ, Wilde AH, Hawk WA (1974) Osteolysis of the ribs and cervical spine in progressive systemic sclerosis (scleroderma). J Bone Joint Surg [Am] 56: 637

Le Roy EC, Maricq HR, Kahalch MB (1980) Undifferentiated connective tissue syndroms. Arch Rheum 32: 341

Leskinen RH, Skrifvars BV, Laasonen LS et al. (1984) Bone lesions in systemic lupus erythematosus. Radiology 153: 349

Löhr HF, Böcher WO, Hermann E et al. (1993) Interstitial alveolitis as early manifestation of anti-Jo-1-positive polymyositis. Z Rheumatol 52: 307

Pinstein ML, Sebes JI, Leventhal M (1989) Progressive systemic sclerosis (PSS) with cervical cord compression syndrome, osteolysis and bilateral facet arthropathy. Case Report 579. Skeletal Radiol 18: 603

Treher E, Niederhoff A, Gellissen U et al. (1993) Polymyositis und Jo-1-Syndrom. Z Rheumatol 52: 301

Udhoff EJ, Genant HK, Kozin F, Ginsberg M (1977) Mixed connective tissue disease: The spectrum of radiographic manifestations. Radiology 124: 613

Weissmann BN, Rappoport AS, Sosman JL, Schur PH (1978) Radiographic findings in the hands in patients with systemic lupus erythematosus. Radiology 126: 313

3 Rheumatische Erkrankungen

3.1 Rheumatoide Arthritis

Synonyme: Chronische Polyarthritis, (c.P), primär-chronische Polyarthritis

Neben den seronegativen Spondarthritiden gehört die rheumatoide Arthritis sicherlich zu den häufigsten entzündlichen Gelenkerkrankungen mit zumeist sehr charakteristischen röntgenologischen Veränderungen. Außer den Rheumaknoten finden sich keine spezifischen Hautveränderungen. Die Rheumaknoten, die subkutan liegen oder dem Periost aufsitzen, kommen in etwa 10–20% fortgeschrittener Fälle einer rh. A. vor. Sie sind schmerzlos und derb und überwiegend über druckbelasteten Partien lokalisiert, wie an der Ellenbogenstreckseite, Achillessehne, Fingerstreckseite, aber auch am Knie, Gesäß, an den Sitzhöckern und am Kopf. Entzündungen oder mechanische Malträtierung können zur Exulzeration führen.

Da die rheumatoide Arthritis nicht einem Krankheitsbild entspricht, das nennenswert den Überschneidungsbereich zwischen Dermatologie und klinischer Radiologie berührt, wird es hier nicht näher abgehandelt.

3.2 Fibroblastischer Rheumatismus

Papulonoduläre rötliche Hautläsionen gelenknah.
Röntgen: symmetrische erosiv-destruktive Polyarthritis; Rheumafaktoren immer negativ.

Beim fibroblastischen Rheumatismus handelt es sich um eine symmetrische Polyarthritis (Handgelenke, Finger, Ellenbogen, Knie), die mit Knotenbildungen der Haut, insbesondere an den Händen, einer Sklerodaktylie und einem Raynaud-Phänomen einhergeht.

Bisher wurden nur wenige Fälle beschrieben (z.B. Chaouat et al. 1980; Hernandez et al. 1989). Die Hautläsionen sind papulonodulär und rötlich, ähnlich wie bei der multizentrischen Retikulohistiozytose (s. S. 157). Die Rheumafaktoren fallen negativ aus, was als differentialdiagnostisches Kriterium gegen die Annahme von Rheumaknoten spricht.

Auch histologisch gibt es Unterschiede zwischen den Knoten beim fibroblastischen Rheumatismus und bei der rh. A.: Beim fibroblastischen Rheumatimus findet sich eine fibroblastische Proliferation des Stratum papillare mit Einmündung in eine Fibrose; elastische Fasern fehlen, eine fibrinoide Nekrose wie bei der rh. A. wird nicht beobachtet.

Hernandez et al. (1989) beschrieben den Fall eines 8jährigen Jungen mit rasch progredienter destruktiver Polyarthritis im Karpus, an den Metakarpophalangeal- sowie an den distalen und proximalen Interphalangealgelenken. Involviert waren auch Ellenbogen und Füße. Rötliche papulonoduläre Hautveränderungen fanden sich über dem rechten Ellenbogen, am Knie, dorsal an den Händen und an den Fingerspitzen.

Die *Differentialdiagnose* stellte sich im vorliegenden Fall besonders gegenüber der juvenilen rh. A. Als Abgrenzungskriterium sahen die Autoren den rasch progredienten Verlauf beim fibroblastischen Rheumatismus an, fernerhin den Nachweis der Knoten mit der zugehörigen spezifischen Histologie. Sie wiesen darauf hin, daß beim Vorkommen von Rheumaknoten – im Falle der juvenilen rh. A. – in der Regel auch die Rheumafaktoren positiv sind. Eine weitere Differentialdiagnose ergab sich aus dermatologischer Sicht gegenüber der multizentrischen Retikulohistiozytose, deren histologisches Bild (s. S. 157) allerdings ganz anders ist.

Literatur

Chaouat Y, Aron-Brunetiere R, Faures B, Binet O, Ginet CI, Aubart D (1980) Une nouvelle entité: le rhumatisme fibroblastique. A propos d'une observation. Rev Rhum Mal Osteoartic 47: 345

Hernandez RJ, Headington JT, Kaufman RA (1989) Case report 511 (Fibroblastic rheumatism) Skeletal Radiol 8: 43

3.3 Gichtarthritis

Synonyme: Arthritis urica, Gichtarthropathie

Akuter Gichtanfall: grobe Schwellung, Rötung am betroffenen Gelenk.

Chronische Gicht: Gichttophi in Ohrmuscheln und anderen Akren in Form von weißlich-gelblichen Knoten.

Röntgen (Füße und Hände): Gelenkerosionen, subchondrale Osteolysen (Marktophi), die weit in die Diaphysen hineinreichen können, Zerstörungen von Gelenkkonturen durch eingebrochene Tophi; Periostverkalkungen stachelartig; osteoplastische Reaktionen; verkalkte Uratdepots in den Weichteilen; bei protrahiertem Verlauf nur Arthrosebild in den betroffenen Gelenken.

Definition

Der Gichtarthritis liegt eine Störung des Harnsäurestoffwechsels zugrunde, die mit einer Hyperurikämie und anfallartigen akuten Arthriten und später mit einer chronischen Arthritis einhergeht. Man unterscheidet zwischen einer primären Gicht, die angeboren ist, und einer sekundären oder symptomatischen Gicht bei Krankheiten mit jahrelanger sekundärer Erhöhung des Harnsäurespiegels in den Körperflüssigkeiten.

Allgemeine Klinik und Dermatologie

Auf die Ätiologie und Pathogenese der Gicht kann im Rahmen dieses Buches nicht näher eingegangen werden. Entscheidend ist, daß bei einer Überschreitung des Löslichkeitsprodukts von Natriumurat eine Ablagerung in der Synovialflüssigkeit, den Sehnenscheiden, den Schleimbeuteln, der Subkutis und den Nieren erfolgt. Die Synovialmembran reagiert auf die Kristallablagerung im Sinne einer Fremdkörperreaktion, es resultiert eine Synovitis. Gleichzeitig kommt es offensichtlich aber auch zu einer direkten Schädigung des Gelenkknorpels durch die Kristalle. Zwei Komponenten prägen also das Bild einer gichtigen Gelenkveränderung, sowohl eine Synovitis wie auch ein Knorpelschaden.

Werden Uratkristalle im subchondralen Knochen abgelagert, kann es dort zu einem fokalen Knochenabbau mit Osteolyse (sog. Marktophus, s. unten) kommen, der in das Gelenk oder in die paraossären Strukturen einbrechen kann. Unter *Tophus* versteht man eine fokal stärkere (büschelförmige) Ablagerung von Urat mit Ausbildung eines Granulationsgewebes mit Fremdkörperriesenzellen. Diese können auch in der Subkutis, insbesondere der Ohrmuschel, in Schleimbeuteln und in Sehnenscheiden lokalisiert sein. Pathoanatomische und klinisch-radiologische Veränderungen sind eine Funktion der Dauer und/oder des Ausmaßes der Hyperurikämie (Mengen-Zeit-Quotient der Uratpräzipitation). Exzessive Uratablagerungen in kurzer Zeit lösen eine hochakute exsudative Gichtarthritis (z.B. am Großzehengrundgelenk im Sinne eines „Podagra") aus, entsprechend einem großen Mengen-Zeit-Quotienten; einer leichteren und sich über einen längeren Zeitraum hinziehenden Uratpräzipitation folgt eine primär-chronische, proliferative Arthritis bzw. Arthropathie im Sinne eines kleinen Mengen-Zeit-Quotienten. Ist die Präzipitation protrahiert mit einem kleinen Mengen-Zeit-Quotienten, so werden entzündliche Reaktionen an der Synovialmembran nicht mehr ausgelöst, es wird aber der Gelenkknorpel geschädigt, mit konsekutivem Arthrosebild. Ein Harnsäurespiegel von mehr als 8 mg/% führt bei 36% der Betroffenen zu einer Gicht; liegt der Harnsäurespiegel höher als 9 mg/%, so ist bei nahezu allen Betroffenen mit einer Gicht zu rechnen (Mertz 1983). Abgesehen von der genetischen Prädisposition gehören Alter und körperliche Konstitution zu den Risikofaktoren, an einer Gicht zu erkranken.

Nach klinischen Gesichtspunkten lassen sich 4 Stadien der Gicht unterscheiden:

1. asymptomatische Gichtanlage im Sinne der familiären, d.h. genetisch bedingten Hyperurikämie,
2. akuter Gichtanfall,
3. interkritische Gicht (symptomloses Intervall zwischen den Gichtanfällen),
4. polyartikuläre chronische Gicht.

Ist die Gicht unbehandelt, wird das Intervall der sog. interkritischen Gicht immer kürzer; es stellt sich allmählich eine chronische Gicht ein, wobei die Schwere der akuten Gichtattacken nachläßt

und sich in den Intervallen zunehmend Beschwerden zeigen. Zwischen dem 1. und 2. Gichtanfall können Jahre, auch Jahrzehnte liegen, in denen der Patient – auch unbehandelt – völlig beschwerdefrei ist. Wichtig zu wissen ist, daß nicht jede akute Gicht gesetzmäßig in eine chronische einmünden muß, besonders nicht bei suffizient Behandelten mit konsequenter Senkung des Harnsäurespiegels und negativer Harnsäurebilanz im Urin.

Der *akute Gichtanfall* tritt in der Regel aus voller Gesundheit heraus mit Rötung, Schwellung, Überwärmung und enormer Berührungs- und Erschütterungsschmerzhaftigkeit des betroffenen Gelenks auf (Abb. 3.3a). In etwa 75% der Fälle dominiert klinisch das Großzehengrundgelenk („Podagra"), an anderen Gelenken sind primäre Manifestationen seltener. Auch primär polyartikuläre, zumeist asymmetrische Manifestationen sind eher ungewöhnlich, während im späteren Verlauf grundsätzlich alle Gelenke befallen sein können.

Bei der *chronischen Gicht* dominiert eine chronisch-destruktive Arthritis, häufig begleitet von klinisch tastbaren, gelenknahen sowie in der Subkutis der Ohrmuschel und in den Akren gelegenen Weichteiltophi. Die *Tophi in den Ohrmuscheln* (sog. „Gichtperlen") imponieren als kleine weißliche, perlenartige, verschiebliche Knötchen, besonders am freien Helixrand (Abb. 3.3b). Die dermatologische Differentialdiagnose bei Ohrtophi hat Kalkknötchen der Ohrränder, das Granuloma anulare, das Basaliom und die Chondrodermatitis nodularis chronica helicis zu berücksichtigen. Größere *akrale Tophi*, die ebenfalls als weißlich-gelbliche Knötchen imponieren, z.B. an den Fingern und Fersen, können nach außen durchbrechen, mit Entleerung einer aus Natriumurat bestehenden weißen krümelig-breiigen Masse. Interessanterweise sind diese Gichttophi gewöhnlich schmerzlos, man findet sie besonders nach akutem Gichtanfall. Die dermatologische Differentialdiagnose bei gelenknahen Tophi muß Rheumaknoten, Knoten bei multizentrischer Retikulohistiozytose, auch Heberden-Knoten und Gelenkgeschwülste berücksichtigen.

Am Schluß dieser kurzen, auf die Belange dieser Monographie zugeschnittenen Darstellung von Klinik und Dermatologie der Gicht sei kurz auf das sehr seltene *Lesch-Nyhan-Syndrom* verwie-

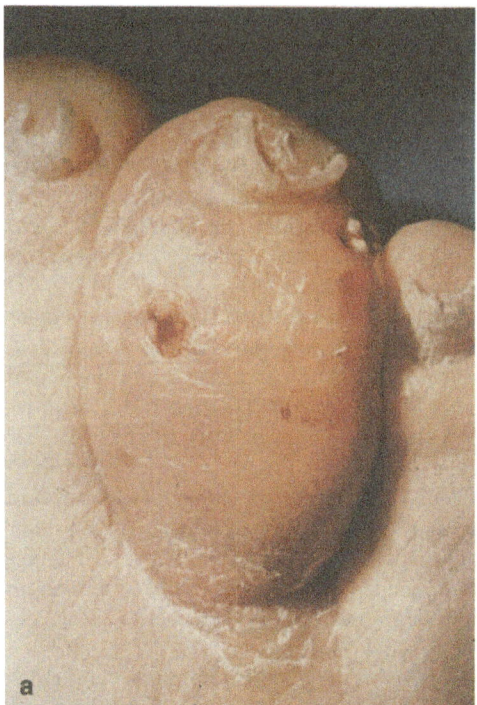 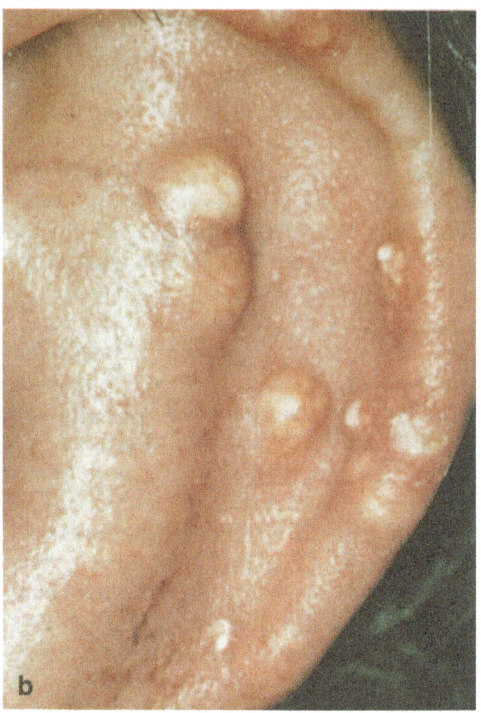

Abb. 3.3a–e. Gicht. **a** Massive ballonartige Schwellung des 2. Zehen mit geröteter und schuppender Haut. Zwei größere Ulzerationen, eine mehr medial, die andere lateral vom Nagelfalz. Aus ersterer hatten sich bereits weiße krümelig-breiige Massen (Natriumurat) entleert, in der zweiten Läsion sieht man zentral noch solche Formationen. **b** Gichtperlen an der Ohrmuschel. Sie imponieren als kleine weißliche perlenartige Knötchen, die klinisch verschieblich waren. **c–e** s. S. 79

sen. Dabei handelt es sich um eine X-chromosomal-rezessiv vererbliche Erkrankung mit einem Verlust an Hypoxanthinguanin-Phosphoribosyl-Transferase mit konsekutiver exzessiver Harnsäuresynthese. Nach einer frühkindlichen, zumeist unauffälligen Phase fallen die Jungen durch eine Nephrolithiasis und Gicht sowie durch charakteristische neurologische Zeichen, Selbstverstümmelung durch Beißen, Choreoathetose, Spastik und Entwicklungsstörungen auf.

Radiologie

Das radiologische Bild der Gicht kann an dieser Stelle nicht umfassend dargestellt werden, hierzu sei auf entsprechende Lehrbücher der Skelettdiagnostik verwiesen. Charakteristisch für die Gicht ist eine Kombination von deutlichen Weichteilschwellungen mit und ohne nachweisbare Verkalkungen, Erosionen mit subchondralen Osteolysen und osteoplastischen (osteosklerotischen) Veränderungen ohne auffallende Osteoporose.

Uratdepots in den periartikulären Weichteilen lösen bürsten- oder spikulaartige Periostreaktionen aus, sog. *Tophusstacheln* (Abb. 3.3c). Dieses Zeichen findet man besonders an den Medialseiten der I. Metatarsophalangealgelenke. Im späteren Verlauf können sich deutliche Kalzifikationen in den periartikulären Weichteilen einstellen, manchmal begleitet von intrakortikalen Druckerosionen oder von nur zarten Irregularitäten. Typisch sind intraossäre *Osteolysen* (Tophi) im Subchondralbereich, die sich allmählich zunehmend in den Diaphysärbereich des befallenen Knochens ausbreiten. Sie können leicht einbrechen, wodurch zunehmende Verstümmelungen der artikulierenden Knochenabschnitte entstehen, die schließlich besonders an den kleinen Röhrenknochen Becherform annehmen (Abb. 3.3c–e).

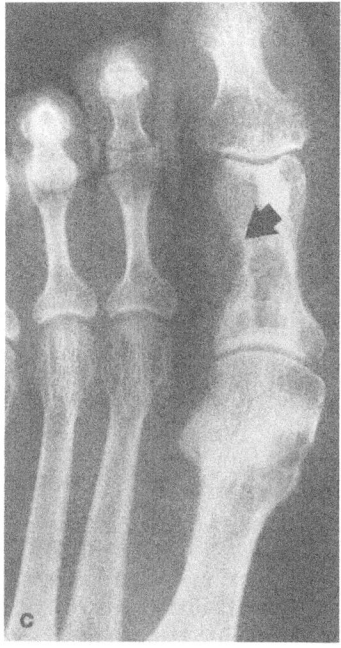

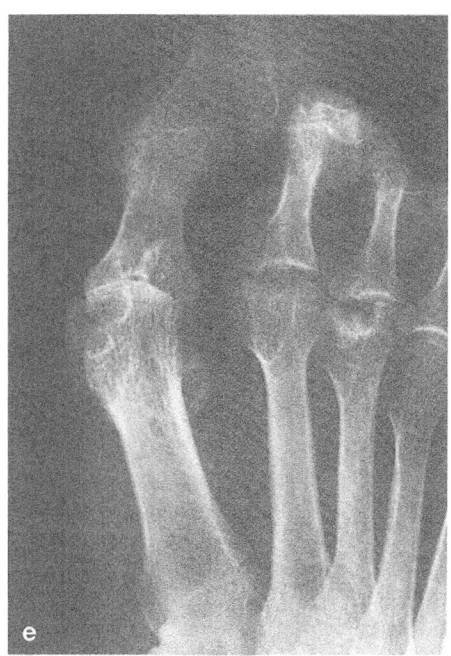

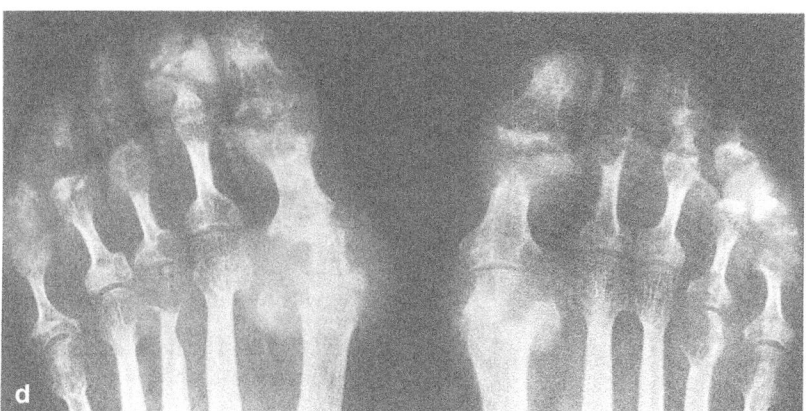

Abb. 3.3 (Fortsetzung). **c** Schwere gichtige Veränderungen, insbesondere am 1. Fußstrahl links, gleiche Veränderungen rechts. Beachte die spikulaartigen Periostreaktionen, besonders an der Grundphalanx (sog. Tophusstacheln). Gröbere Marktophi in Form von Osteolysen in den proximalen Grundphalanxpartien sowie in den distalen Schaftabschnitten und in der Metaphyse des Os metatarsale I. **d** Grobe gichtige Veränderungen am Fußskelett mit grotesken Zerstörungen an den Großzehengrundgelenken. Man beachte die praktisch vollständige Zerstörung des 3. Metatarsuskopfes links und die weitgehende Zerstörung des 4. Metatarsuskopfes rechts durch grobe Marktophi. Die 2., 4. und 5. Mittel- und Endphalanx rechts sowie die 2.–4. Mittelphalanx links sind ebenfalls fast vollständig zerstört. Kalzifikationen in den Zehenweichteilen, besonders 2 links, Uratdepots in den Weichteilen entsprechend. **e** Ausgeprägte gichtige Veränderungen am Großzehengrundgelenk mit praktisch vollständig zerstörtem Gelenkknorpel, wodurch sich die Knochenenden nahezu aufeinandergesetzt haben. Gröbere Marktophi im Metatarsuskopf I sowie an der lateralen Basis der Grundphalanx I. Die Gelenkflächen im Metatarsophalangealgelenk II und III sind durch Marktophi eingebrochen

Bei durch Nichtbehandlung fortschreitender Gicht finden sich in den Spätstadien zunehmende Zerstörungen der Knochen mit regelrechten Verstümmelungen, insbesondere der Röhrenknochenschäfte an Händen und Füßen mit bleistiftartiger Zuspitzung der Enden wie bei rheumatoider Arthritis (Abb. 3.3 d).

Andere radiologische Bilder der Gichtarthropathie bestehen aus infolge der Knorpelzerstörung progredienten Gelenkspaltverschmälerungen. Bevorzugt werden das Fußskelett, die Handwurzel und die Hand- sowie die Ellenbogengelenke befallen. Die Interpretation gichtbedingter Veränderungen im Röntgenbild ist in der Regel nicht schwer, wenn die Erkrankung erosivdestruktiv verläuft. Andere destruktive Veränderungen, wie rheumatoide Arthritis oder Psoriasisarthritis, grenzen sich in der Regel durch ein anderes Befallsmuster ab. Manchmal kann eine ausgeprägte Polyarthrose deutliche Abgrenzungsschwierigkeiten bereiten. Bei nicht eindeutig zuzuordnenden gelenknahen Osteolysen sollte allerdings immer an eine Gicht gedacht werden: „if in doubt, think of gout".

Literatur

Barthelemy CR, Nakayama DA, Carrera GF et al. (1984) Gouty arthritis: a prospective radiographic evaluation of sixty patients. Skeletal Radiol 11: 1

Bloch C, Hermann G, Ts'ai–Fan Y (1980) A radiological reevaluation of gout: a study of 2000 patients. Am J Roentgenol 134: 781

Dihlmann W, Fernholz HJ (1969) Gibt es charakteristische Röntgenbefunde bei der Gicht? Dtsch Med Wochenschr 94: 1909

Dihlmann W, Fernholz HJ (1974) Osteoplastische Reaktionen bei chronischer Gicht. Röfo 120: 216

Mertz DP (1983) Gicht. Grundlagen, Klinik und Therapie, 4. Aufl. Thieme, Stuttgart

Zöllner N (1982) Gicht. In: Gross R, Schölmerich P (Hrsg) Lehrbuch der Inneren Medizin, 6. Aufl. Schattauer, Stuttgart

3.4 Hämochromatose

Verstärkte Hautpigmentierung (erst blaugrau, später bronzefarben), besonders an exponierten Stellen; Hodenatrophie; Leberzirrhose, Diabetes mellitus; Haarausfall; klinisch Polyarthralgien und Gelenkschwellungen.

Röntgen (Hände oder andere symptomatische Regionen): Gelenkspaltverschmälerungen, Knorpelverkalkungen, feine subchondrale Zysten, am MCP-Gelenk II und III „dropping osteophyts".

Definition

Bei der *primären* Hämochromatose liegt eine autosomal-rezessiv vererbte Eisenstoffwechselstörung vor mit zunehmender Auffüllung der Eisenspeicher und Ablagerungen in den Parenchymzellen von Leber, Myokard, Pankreas, Haut, Synovialmembran und anderen Organen mit morphologischer und funktioneller Schädigung der Parenchymzellen. Bei der *sekundären* Hämochromatose kommt es ebenfalls zu pathologischen Eisenablagerungen im Verlaufe anderer Erkrankungen und bei exzessiver Eisenzufuhr.

Allgemeine Klinik und Dermatologie

Die erhöhte intestinale Eisenaufnahme bei der Hämochromatose wird als Folge einer erhöhten Expression eines membrangebundenen, eisenbindenden Proteins gesehen, das als Transport-Carrier für Eisen in den Mukosazellen des oberen Dünndarms tätig ist. Wahrscheinlich ist dasselbe Protein auch für die vermehrte zelluläre Aufnahme des nicht transferringebundenden Eisens in die Hepatozyten und möglicherweise auch andere Organe zuständig. Durch die Eisenüberladung der Hepatozyten kommt es zur Fibrose und Zirrhose der Leber. Die in Form von Hämosiderin stattfindende Eisenablagerung im Pankreas, im Herzen und in endokrinen Organen zieht deren Funktionsstörung nach sich. Eisen beschleunigt den enzymatischen Abbau von Vitamin C, woraus sich ein Vitamin-C-Mangel entwickelt, der sich negativ auf die Kollagensynthese, insbesondere von Knorpel und Knochen, auswirkt (s. auch S. 195).

Man rechnet mit einer Häufigkeit von etwa 1:4000 vis 1:10000 der Gesamtbevölkerung; die Prävalenz heterozygoter Merkmalsträger in der Bevölkerung wird mit 1:20 angenommen. Das Krankheitsbild ist ausgesprochen androtrop (Faktor 5), da bei Frauen physiologisch eine Kompensation durch die Menstruationsblutung besteht.

Sekundäre Hämochromatosen werden im Verlauf der sideroblastischen Anämie und der Thalassämie, selten bei der *Porphyria cutanea tarda* und im Spätstadium einer alkoholischen Leberzirrhose sowie bei exzessiver Eisenzufuhr (z.B. durch Bluttransfusionen) beobachtet.

Im Vordergrund der *klinischen Symptomatik* stehen die Folgen der Leberstoffwechselstörung mit Leberzirrhose, der Diabetes mellitus (Bronzediabetes) sowie endokrine Störungen durch *Hodenatrophie*. Die *verstärkte Hautpigmentierung* an belichteten Hautarealen wird nicht durch eine Eisenablagerung, sondern durch einen erhöhten Melaningehalt bedingt. Insofern ist die von uns vorgenommene Definition nicht ganz korrekt. Die Hyperpigmentierung imponiert in Form einer blaugrauen, auch braungelblichen und in ausgeprägten Fällen bronzefarbenen Verfärbung der Haut, besonders im Gesicht (Abb. 3.4a), an den Gelenkbeugen und an den Händen. Im Bereiche der Mundschleimhaut kann es auch zu fleckigen Hyperpigmentierungen kommen, ähnlich wie bei Nebenniereninsuffizienz. Nach Braun-Falco et al. (1984) wirkt die Haut sebostatisch, manchmal auch etwas atrophisch und neigt zu pityriasiformer Schuppung. Der *Haarausfall* in der Achsel und im pubischen Bereich ist Folge der hepatotestikulären Insuffizienz.

Die Gelenkveränderungen äußern sich in Polyarthralgien und Gelenkschwellungen mit Bewegungseinschränkung. Der Verlauf kann primär chronisch, aber auch intermittierend akut-entzündlich sein. Häufig dominieren klinisch die großen Gelenke.

Das Durchschnittsalter der Patienten mit hämochromatotischer Arthropathie liegt bei etwa 56 Jahren. Mit hämosiderotischen Gelenkveränderungen ist bei etwa 60% der Erkrankten zu rechnen. Die Sicherung der Diagnose „Hämo-

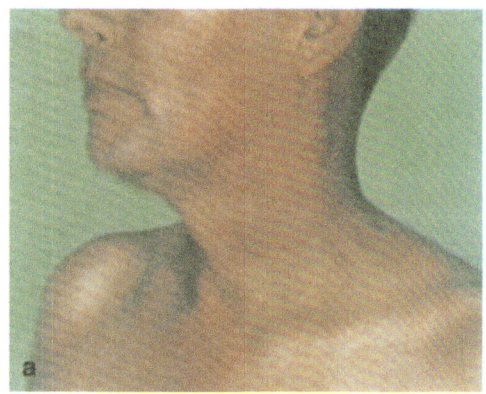

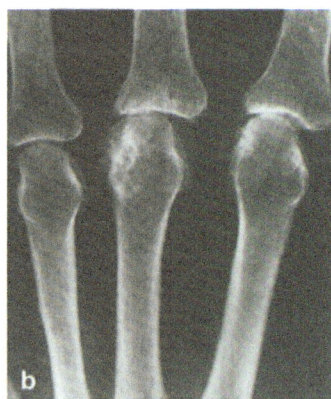

Abb. 3.4a, b. Hämochromatose. **a** Bronzefarbene, am Halsansatz auch grünlich-bläulich-graue Hyperpigmentierung der Haut durch erhöhte Melanineinlagerung. **b** Hämochromatotische Arthropathie; Ausschnittsaufnahme vom Metakarpophalangealgelenk II und III links (gleiche Veränderungen auf der Gegenseite) mit deutlichen Spaltverschmälerungen und feinen subchondralen zystenartigen Auflockerungen der Spongiosa, besonders am MCP-Gelenk III. Insgesamt erscheint die subchondrale Spongiosastruktur wie angeknabbert. Man beachte den radialseitig gelegenen Osteophyten („dropping osteophyt") am Metakarpuskopf 3

chromatose" erfolgt über die Histologie einer Leberbiopsie und unter Berücksichtigung von erhöhtem Serumeisenferritin und erhöhter Transferrinsättigung. Ist eine Leberbiopsie nicht möglich, kann die CT zu Hilfe gezogen werden, mit der sich eine erhöhte Dichte der Leber nachweisen läßt (> als 72 HE).

Radiologie

Hinter den radiologisch faßbaren Veränderungen stecken mindestens zwei Komponenten:

zum einen die durch die Eisenablagerung bedingte synoviale Komponente (hämosiderotische Synovitis) und zum anderen eine *sekundäre Chondrokalzinose*, die durch eine Störung des Ionengleichgewichts in der Gelenkflüssigkeit durch die hohen lokalen Eisenkonzentrationen mit konsekutiver Ablagerung von Kalziumpyrophosphat und anderen Kalziumverbinderungen erklärt werden kann. Mit größter Wahrscheinlichkeit wird die den Knorpel allmählich zerstörende Chondrokalzinose durch den relativen Vitamin-C-Mangel (s. oben) unterstützt. Die wesentlichen Röntgenzeichen bei Hämochromatose ähneln sehr stark denen der Chondrokalzinose mit Gelenkspaltverschmälerungen und feinen Kalzifikationen im Gelenkspalt (im Gelenkknorpel). Erosionen und Destruktionen fehlen in der Regel.

Als Besonderheit und ziemlich pathognomonisch für die Hämochromatose gilt der *Befall des 2. und 3. MCP-Gelenks* (Abb. 3.4b), wo sich Spaltverschmälerungen und auffallende subchondrale Zysten mit einem Durchmesser von 1–6 mm sowie randständige Defekte (Wandeinbrüche der marginalen Zysten) finden. Die subchondrale Grenzlamelle kann abgebaut werden, und im weiteren Verlauf erscheint die subchondrale Spongiosa wie „angeknabbert"; später entwickelt sich dann das Arthrosebild mit Sklerose und Osteophytenbildung (sog. „dropping osteophyts"). Weitere Prädilektionsorte für die hämochromatotische Arthropathie sind die Knie-, Karpal- und Hüftgelenke, auch die Interphalangealgelenke, an denen Zeichen einer Arthrose mit Knorpelverkalkungen dominieren. An der Wirbelsäule können Diskusverkalkungen beobachtet werden, fernerhin Verknöcherungen im Ligamentbereich.

Wenn man die oben beschriebenen typischen Veränderungen am 2. und 3. Metakarpophalangealgelenk entdeckt, bereitet die Differentialdiagnose keine Probleme. Schwierig sind natürlich die Fälle, bei denen der Befall atypisch, z.B. in einem oberen Sprunggelenk mit Ergußbildung und Weichteilschwellung, beginnt, oder wenn sich ein reines Arthrosebild findet, denn die Patienten mit sekundärer Chondrokalzinose und Arthrose unterscheiden sich nicht wesentlich im Alter.

Literatur

Bywaters EGL, Hamilton EBD, Williams R (1971) The spine in idiopathic haemochromatosis. Ann Rheum Dis 30: 453

Cartwright GE, Edwards CQ, Krawitz K et al. (1979) Hereditary haemochromatosis: Phenotypic expression of the disease. N Engl J Med 301: 175

Classen M, Diehl V, Kochsiek K (1993) Innere Medizin, 3. Aufl. Urban-Schwarzenberg, München, S 843 ff.

Dorfmann H, Solnica J, Mitrovic D, Dreyfuß P (1969) Veränderungen an Knochen und Gelenken bei der Hämochromatose. Münch Med Wschr 111: 1396

Dymock JW, Hamilton EB, Laws JW, Williams R (1970) Arthropathy of haemochromatosis. Clinical and radiological analysis of 63 patients with iron overload. Ann Rheum Dis 29: 469

Harrison TR (1977) Principles of internal medicine. McGraw-Hill, New York

Mall H, Zander W (1980) Arthropathie bei Hämochromatose. Röfo 132: 442

Strohmeyer G (1973) Hämochromatose. In: Hornbostel H, Kaufmann W, Siegenthaler W (Hrsg) Innere Medizin in Klinik und Praxis, Bd 4. Thieme, Stuttgart

Walker RJ, Dymock JW, Ansell JP et al. (1972) Synovial biopsy in haemochromatosis. Ann Rheum Dis 31: 98

3.5 Rezidivierende Polychondritis (RP)

Synonym: Chronisch-rezidivierende Polychondritis

> Schmerzen, Schwellung, Rötung, Spannungsgefühl von Helix, Antehelix, Tragus bilateral, später „Waschlappen-Blumenkohl-Ohren"; Schwellung und Sekretabsonderung Nase, später Sattelnase; Tracheitis, Bronchitis, Heiserkeit, Aphonie, später in- und exspiratorischer Stridor; Skleritis, Episkleritis, Iritis, Keratitis; Psoriasis; Vaskulitis.
> **Klinisch-radiologisch:** Arthralgien und seronegative Arthritiden, selten erosiv, oligo-polyartikulär; Verkalkungen im Nekrosebereich; Assoziation mit rheumatoider Arthritis, Autoimmunerkrankungen etc.

Definition

Bei der rezidivierenden Polychondritis (RP) handelt es sich um eine entzündliche generalisierte und rezidivierende Erkrankung knorpeliger Strukturen (Ohren, Nase, Tracheobronchialsystem, Gelenke) mit fakultativem Befall nicht nur kartilaginärer, sondern auch biochemisch verwandter Strukturen, z.B. an den Augen und am Innenohr. Auch Haut, Nieren, kardiovaskuläres System und ZNS können mitbeteiligt sein, insbesondere bei oder durch assoziierte systemische Erkrankungen wie rheumatoide Arthritis, Kollagenosen und Vaskulitiden.

Allgemeine Klinik und Dermatologie

Wahrscheinlich handelt es sich bei der RP um eine immunpathologische Erkrankung aus dem Formenkreis der Kollagenosen und Vaskulitiden. Hinweise darauf ergeben sich aus den in der Definition erwähnten extrakartilaginären Organmanifestationen sowie aus der Assoziation zu HLA-DR 4 und durch das Auftreten von Kollagen-Typ-II-Antikörpern, anderen Autoantikörpern und das nicht seltene gleichzeitige Bestehen anderer Autoimmunerkrankungen (Benning et al. 1993). Eine ätiopathogenetische Vorstellung geht dahin, daß eine bisher unbekannte exogene oder endogene Noxe oder ein Trigger über humorale Faktoren zu der Entzündung knorpeliger

Strukturen führt. Die dabei freigesetzten Proteinasen und Sauerstoffradikale zerstören proteoglykanreiche Gewebe und Kollagen-Typ-II. Dabei werden biochemisch veränderte Kollagenfragmente freigesetzt, die schließlich eine autoimmune Erkrankung auslösen.

Das histologische Bild der Polychondritis ist durch regressive Knorpelveränderungen mit asbestartiger Degeneration, Verquellung und Hyalinisierung sowie Knorpelnekrose gekennzeichnet. Der zerstörte Knorpel kann durch ein fibroblastisches Granulationsgewebe ersetzt werden.

Klinisch stehen bei diesem – vorerst – sehr seltenen Krankheitsbild schmerzhafte *Entzündungen der Ohrmuscheln* im Vordergrund (Abb. 3.5). Die aurikuläre Chondritis wird in etwa einem Drittel der Fälle als Erstmanifestation beobachtet, im weiteren Verlauf entwickeln allerdings

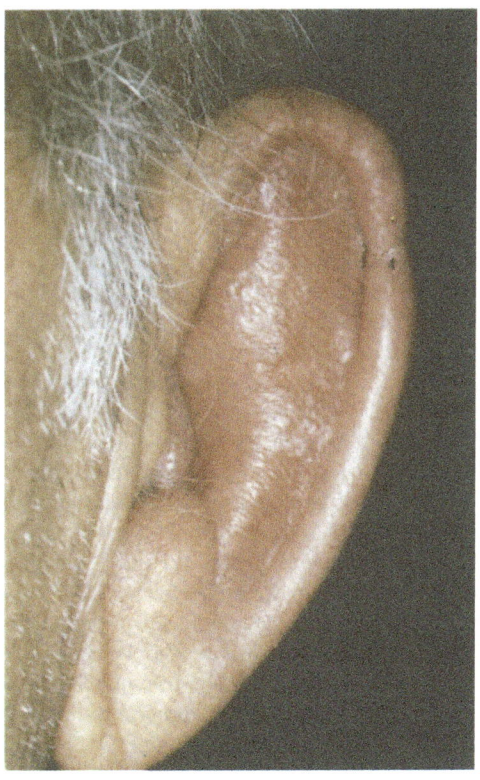

Abb. 3.5. Polychondritis mit Rötung und Schwellung der Ohrmuschel. Das Ohrläppchen ist typischerweise ausgespart. (Die Abbildung verdanken wir Herrn Prof. Dr. H.H. Wolff, Klinik für Dermatologie und Venerologie der Medizinischen Universität zu Lübeck)

ca. 85% der Patienten eine aurikuläre Chondritis. Sie klagen über plötzlich einsetzende Schmerzen, eine Schwellung oder ein Spannungsgefühl der Helix, Antehelix, des Tragus und gelegentlich auch des äußeren Gehörganges (in etwas mehr als 90% der Fälle bilateral). Klinisch kann auch eine Rötung beobachtet werden. Bei zunehmenden Knorpelzerstörungen kommt es zum Bild der sog. „Waschlappenohren" oder auch „Blumenkohlohren".

Zweithäufigstes Symptom der Erkrankung sind *Arthralgien* und seronegative Arthritiden, die sich als Initialsymptom in 23–35% der Fälle finden. In der schönen Übersichtsarbeit von Benning et al. (1993) wird angegeben, daß 70–80% der Patienten im Laufe der Erkrankung an Gelenksymptomen leiden. Der Gelenksbefall ist dabei oligo- oder polyartikulär mit Bevorzugung der kleinen und mittelgroßen Gelenke. Bei knapp der Hälfte der Fälle sind kostochondrale, sternoklavikulare und sternomanubriale Gelenke mitbetroffen. Die Gelenkerkrankung verläuft in der Regel nichterosiv und remittiert häufig spontan, nur selten werden destruktive Verläufe bis hin zu Mutilationen beobachtet.

Eine Chondritis des *Nasenknorpels* findet man bei Diagnosestellung in etwa 15% der Fälle, aber im weiteren Verlauf der Erkrankung kommt es dann bei etwa 75% der Patienten dazu. Die mit Schleimhautschwellung und Sekretabsonderung, selten auch mit Nasenbluten einhergehende Entzündung führt bei einem Drittel der Patienten zu einer Deformierung im Sinne einer Sattelnase, wobei im Gegensatz zur luetischen Sattelnase lediglich der vordere, knorpelige Anteil des Septums zerstört wird.

Die *knorpeligen Strukturen des Respirationstraktes* sind am Anfang der Erkrankung zu 14%, im weiteren Verlauf aber zu 55–70% beteiligt. Klinisch dominieren Tracheitis und Bronchitis mit entzündlichem Ödem. Die Laryngitis verursacht Heiserkeit und Aphonie sowie trockenen Husten und Dyspnoe. Mit der Zeit kommt es zu einer Wandinstabilität der betroffenen Strukturen mit Kollaps und Obstruktion mit in- und exspiratorischem Stridor. Bei einem Drittel dieser Patienten ist ein Tracheostoma notwendig.

Auf die fakultative Beteiligung des *kardiovaskulären Systems* (Klappeninsuffizienzen durch Dilatation des Klappenringes, Aortitis mit Aneurysma etc.), der Nieren (mit Mikrohämat-

urie, Proteinurie), des Innenohres mit kochleovestibulären Störungen sowie auf die Involvierung des zentralen und peripheren Nervensystems durch Vaskulitis kann im Rahmen dieses Buches nicht näher eingegangen werden.

Erwähnenswert erscheinen aber die Symptome an den *Augen*, die in bis zu 19% der Fälle am Anfang und in 50–65% im weiteren Verlauf beteiligt sind. Dort können eine Skleritis und Episkleritis imponieren, des weiteren eine Iritis und Keratitis sowie Keratoconjunctivitis sicca.

Im Rahmen dieses Buches von besonderer Bedeutung sind die *Hautmanifestationen*, die in bis zu 40% der Fälle vorkommen sollen. In der Übersicht von Benning et al. (1993) werden eine Psoriasis vulgaris, eine pustulöse Psoriasis und Psoriasisarthropathie erwähnt, in einem kleinen Prozentsatz eine leukozytoklastische Vaskulitis, selten auch ein Erythema nodosum, eine Thrombophlebitis, Urtikaria, Livedo reticularis (offenbar Livedo racemosa des deutschen Schrifttums), Pannikulitis und ein Erythema multiforme.

Wie oben bereits erwähnt, sind in gut einem Drittel der Fälle mit der Polychondritis rheumatische oder Autoimmunerkrankungen sowie eine Vaskulitis assoziiert (sog. sekundäre Polychondritis). Dabei dominiert mit 10% eine Vaskulitis; in seltenen Fällen kann der klinisch manifesten RP ein Churg-Strauss-Syndrom oder auch ein Morbus Wegener vorausgehen. Bei etwa 5–8% bestehen gleichzeitig eine rheumatoide Arthritis oder eine juvenile Arthritis, ein Sjögren-Syndrom kann in 3–6% der Fälle assoziiert sein. Seltene Assoziationen bestehen mit Lupus erythematodes, Hashimoto-Thyreoiditis, progressiver Sklerodermie und Überlappungssyndromen. Ferner ist eine seltene Vergesellschaftung mit seronegativen Spondarthritiden beschrieben.

Die *Prognose* der Erkrankung ist dubiös: die durchschnittliche Überlebensdauer nach Diagnosestellung liegt zwischen 7 und 11 Jahren, für Männer im Mittel bei 9 und für Frauen im Mittel bei 16 Jahren. Die 5-Jahres-Überlebensrate beträgt 74%, die 10-Jahres-Überlebensrate 55%. Die Erkrankung verläuft überwiegend schubweise. Je nach Beteiligung einer der assoziierten Erkrankungen und nach Involvierung lebenswichtiger Strukturen kann sich die Prognose enorm verschlechtern.

Nach McAdam et al. (1976) müssen 3 oder mehr der folgenden Kriterien erfüllt sein, um klinisch die Diagnose einer RP zu stellen:

- rezidivierende Chondritis beider Ohrmuscheln,
- nichterosive Polyarthritis,
- Chondritis des Nasenknorpels,
- Augenbeteiligung,
- Chondritis des Respirationstraktes einschließlich laryngealer und trachealer Knorpelstrukturen,
- kochleäre oder vestibuläre Störungen.

Die *Differentialdiagnose* der RP kann außerordentlich schwierig sein, wenn die klassischen Symptome mit Chondritis von Ohren und Nase nicht primär dominieren. Dann ist durchaus an einen Morbus Wegener oder eine nekrotisierende Vaskulitis zu denken. In die Differentialdiagnose einbezogen werden muß auch das seltene *Cogan-Syndrom* (Keratitis, Taubheit, Schwindel, milde Polyarthritis und fakultativ systemische Vaskulitis). Bei dieser Erkrankung werden die knorpeligen Strukturen aber nicht zerstört. Auch an eine *hereditäre degenerative Chondropathie* (autosomal dominant mit angeborener Sattelnase, myxoider Degeneration des Thyroid- und Krikoidknorpels mit laryngealer Stenose und Stridor im Alter von 9 bis 12 Jahren) muß gedacht werden. Die weiteren Differentialdiagnosen ergeben sich aus der jeweiligen Gewichtung der einzelnen klinischen Symptome.

Radiologie

Im Bereich der Knorpelnekrosen sieht man regressive irreguläre Verkalkungen, die die Differentialdiagnose zu Folgezuständen nach Erfrierung, Dauertrauma (z.B. Boxen), Gicht, Chondrokalzinose, Ochronose, Akromegalie eröffnen. Auf die seltene erosive Arthritis mit Destruktion und Mutilation wurde bereits hingewiesen. Allgemein können die Knorpelzerstörungen eine Reizsynovitis auslösen, die sich radiologisch in einer Weichteilschwellung und gelenknahen Osteoporose ausdrückt. Allmählich wird der Gelenkspalt verschmälert.

Literatur

Bachman F, Foroutan R, Hartl PW (1976) Der informative Fall: Rezidivierende Polychondritis. Therapiewoche 26: 6306

Benning K, Müller-Ladner U, Rauh G, Lang B (1993) Die chronisch rezidivierende Polychondritis. Z Rheumatol 52: 142

Brinkmann J, Yang C, Müller PK, Wolff HH (1993) Rezidivierende Polychondritis. Nachweis von Antikörpern gegen Kollagen IX. Aktuelle Dermatol 19: 154

Johnson TN, Mital N, Rodnan GP, Wilson RJ (1973) Relapsing polychondritis. Radiology 106: 313

McAdam LP, O'Hanlan MA, Bluestone R, Pearson CM (1976) Relapsing polychondritis: prospective study of 23 patients and a review of the literature. Medicine 55: 193

Spritzer HW, Weaver AL, Diamond HS, Overholt EL (1969) Relapsing polychondritis. Report of a case with vertebral column involvement. JAMA 208: 355

3.6 Seronegative Spondarthritiden

Synonyme: Seronegative Spondylarthritiden, seronegative Spondyloarthropathien

Unter dem Begriff „seronegative Spondarthritiden" wurden zahlreiche Gelenkerkrankungen mit negativen Rheumafaktoren, aber mit dem gemeinsamen Vorkommen einer Sakroiliitis vom Typ „buntes Bild" und einer unterschiedlich ausgeprägten, aber eindeutigen HLA-B 27-Assoziation von Wright u. Moll (1976) subsumiert. Diese Klassifikation hat in den letzten 10 Jahren Modifikationen erfahren. Heute zählen zu den seronegativen Spondarthritiden folgende Krankheitsbilder (Einteilung in Anlehnung an Calin 1991)[1]:

- Spondylitis ankylopoetica,
- Psoriasisspondarthritis,
- pustulöse Arthroosteitis,
- Reiter-Syndrom,
- reaktive Arthritiden außer Reiter-Syndrom,
- oligoartikuläre juvenile rheumatoide Arthritis (Typ II),
- Enterospondarthritis (Morbus Crohn, Colitis ulcerosa etc.),
- undifferenzierte Spondarthritis.

Wesentliche Charakteristika aller dieser Krankheitsbilder sind:

- Oligo- oder Polyarthritis,
- Beteiligung des Achsenskeletts mit Sakroiliitis und/oder Spondylitis,
- Fehlen von Rheumaknoten *und* Rheumafaktoren,
- entzündliche Veränderungen von Sehnen und Faszieninsertionen (sog. Enthesiopathien),
- Tendenz zu extraartikulärer Manifestation mit Auftreten einer vorderen Uveitis, Aortitis und von Hautläsionen,
- Beginn überwiegend im jüngeren Erwachsenenalter und bei Kindern,
- strenge familiäre Häufung und enge genetische Assoziationen mit HLA-B 27 (Tabelle 3.6.1).

---

[1] Manche Autoren stellen die entzündliche Enthesiopathie als eigenständige Spondarthritis heraus, was unseres Erachtens unlogisch ist, denn die Enthesiopathie ist integrierter Bestandteil der meisten seronegativen Spondarthritiden.

Tabelle 3.6.1. HLA-B 27 bei rheumatischen Erkrankungen. (Modifiziert nach Calin 1981)

Erkrankung	HLA-B 27-Nachweis positiv [%]
Spondylitis ankylopoetica	90–100
Morbus Reiter	70– 90
Reaktive Arthritiden	
nach Yersinia	80
nach Salmonellen	80– 90
nach Shigellen	80
Intestinale Arthropathien	
mit Sakroiliitis	50– 70
ohne Sakroiliitis	6
Psoriasisarthropathie	
mit Sakroiliitis	35–100[a]
ohne Sakroiliitis	14– 24[a]
Juvenile chronische Polyarthritis	
mit Sakroiliitis	40– 60
Iritis	40– 50
Chronische Polyarthritis	6– 10
Gesunde Kontrollpersonen	6– 8

[a] Zahlen nach Wright 1985.

Die im europäischen Bereich geltenden Kriterien für eine seronegative Spondarthritis sind in Tabelle 3.6.2 aufgezeigt.

Nahezu alle der oben aufgeführten Krankheitsbilder können in eine ankylosierende Spondylitis einmünden, andererseits aber auch ineinander übergehen (z.B. die Reiter-Dermatose in ein psoriasiformes Hauterscheinungsbild). Die gemeinsame genetische Basis (HLA-B 27-Assoziation) drückt sich in einer familiären Häufung der Erkrankung aus: So können einige Familienmitglieder z.B. an einer ankylosierenden Spondylitis, andere an einem Reiter-Syndrom, an einer Psoriasarthritis oder einer ankylosierenden Spondarthritis erkranken. Das gemeinsame pathogenetische Prinzip ist wahrscheinlich in einer genetischen – mit dem B-Locus festgelegten – Störung der Immunantwort auf urogenitale und enterale Infektionen zu suchen. Häufig findet sich in der Anamnese von Patienten mit ankylosierender Spondylitis eine urogenitale Infektion. Die aus klinischen und epidemiologischen Studien abgeleiteten Erkenntnisse über Ätiologie und Pathogenese der seronegativen Spondarthritiden wurden jüngst durch Tierversuche an transgenen HLA-B 27-Ratten bestätigt (Zeidler 1994, pers. Mitteilung): Wenn die Versuchstiere mehr oder weniger steril gehalten wurden, entwickelte sich keine seronegative Spondarthritis; wurden sie jedoch

Tabelle 3.6.2. Kriterien für Spondarthritiden (European Spondylarthropathy Study Group 1991)[a]

Entzündlicher Wirbelsäulenschmerz

oder

Synovitis asymmetrisch, vorwiegend untere Extremität

und

eines der folgenden Kriterien:

- Positive Familienanamnese
- Psoriasis
- Entzündliche Darmerkrankung
- Urethritis, Zervizitis oder akute Diarrhö innerhalb von 1 Monat vor Arthritis
- Tiefe Kreuzschmerzen zwischen rechter und linker Glutäalregion wechselnd
- Enthesiopathie
- Sakroiliitis

[a] Die Kriterien beruhen auf der Untersuchung von 403 Patienten mit 674 Kontrollen. Die Spezifität beträgt 88,7%, die Sensitivität 87%. Die Einbindung von HLA-B 27 verbesserte nicht wesentlich die Aussagekraft der aufgeführten Kriterien (Spezifität 89,2%, Sensitivität 82,6%). Das bestätigt die Empfehlung, daß man sich beim Vorliegen z.B. einer unklaren Oligoarthritis in Kombination mit – vielleicht nur degenerativ bedingten – Lumbalschmerzen nicht zur Diagnose einer seronegativen Spondarthritis verleiten lassen sollte, nur weil der Patient HLA-B 27-positiv ist. Umgekehrt schließt die Nichtträgerschaft von HLA-B 27 das Vorhandensein einer seronegativen Spondarthritis in keiner Weise aus.

üblichen infektiösen Kontakten ausgesetzt, entwickelte sich eine seronegative Spondarthritis.

Weshalb es bei den meisten Krankheitsbildern aus der – in der Rheumatologie bedeutenden – Krankheitsgruppe der seronegativen Spondarthritiden zu einer Mischung von destruktiven mit osteoproliferativen Veränderungen vor allem am Achsenskelett kommt und warum so häufig die Sakroiliakalgelenke betroffen sind, ist unklar. Viele Krankheitsbilder aus der Gruppe der seronegativen Spondarthritiden sind Paradebeispiele für Krankheitsentitäten, die nur dann korrekt diagnostiziert werden können, wenn dermatologische, klinische und radiologische Phänomene synoptisch betrachtet werden. Die Notwendigkeit einer korrekten diagnostischen Einordnung wird deutlich, wenn man bedenkt, daß seronegative Spondarthritiden bei etwa 2 – 3 % der Bevölkerung vorkommen.

HIV-Infizierte und *AIDS-Kranke* haben eine hohe Prävalenz für seronegative HLA-B 27-assoziierte rheumatische Erkrankungen (für ein Reiter-Syndrom steigt die Prävalenz gegenüber der Normalbevölkerung auf das 144fache, für eine Psoriasisarthropathie auf das 10- bis 40fache). Die Ursache ist bisher nicht geklärt. Denkbar ist, daß die fraglos bestehende genetische Prädisposition (HLA-B 27-Locus!) gemeinsam mit Störungen im Immunsystem (im Zusammenhang mit seronegativen Spondarthritiden) insofern eine Rolle spielen kann, als die HIV-infektionsbedingte Immunschwäche die Entwicklung eines Reiter-Syndroms oder einer Psoriasis bei genetischer Prädisposition regelrecht „triggert". Denkbar ist auch, daß die Immunschwäche bei HIV-Infektion die Empfänglichkeit gegenüber bakteriellen, parasitären und viralen Infektionen des Urogenital- und Gastrointestinaltrakts fördert, die wiederum die Arthritiden bei genetisch prädisponierten Patienten katalysiert.

Literatur

Calin A (1991) Ankylosing spondylitis. In: Kelly W, Harris E, Ruddy L, Sledge C (eds) Textbook of rheumatology. Saunders, Philadelphia, p 691

Dougados M, van der Linden S, Juhlin R (1991) The european spondylarthropathy study group preliminary criteria for the classification of spondylarthropathy. Arthritis and Rheumatism 34: 1218–1227

Freyschmidt J (1985) Gelenkerkrankungen. Röntgenologische Diagnose und Differentialdiagnose. Springer, Berlin Heidelberg New York Tokyo

Freyschmidt J (1993) Skeletterkrankungen. Klinisch-radiologische Diagnose und Differentialdiagnose. Springer, Berlin Heidelberg New York Tokyo

Salomon G, Brancato LJ, Itescu S et al. (1988) Arthritis, psoriasis and related syndromes associated with HIV infection (abstr). Arthritis Rheum 31 (Suppl 4): 12

Wright V (1985) Psoriatic arthritis. In: Kelley W, Harris E, Ruddy S, Sledge C (eds) Textbook of rheumatology. Saunders, Philadelphia, pp 1021–1031

Wright V, Moll JMH (1976) Seronegative Polyarthritis. North-Holland, Amsterdam

3.6.1 Ankylosierende Spondylitis (AS)

Synonyme: Spondylitis ankylosans (Sp.a.), Morbus Bechterew, Spondylitis ankylopoetica

---

Iritis, Iridozyklitis, Konjunktivitis, unspezifische Urethritis; tieflumbaler Schmerz, Oligoarthritis, Enthesiopathie.

Röntgen: Sakroiliitis Typ „buntes Bild", Syndesmophyten an der Wirbelsäule; destruktiv-proliferative Veränderungen an der Wirbelsäulenvorderfront; spät Längsbandverknöcherungen, Verknöcherungen der Ligg. flava und der Wirbelbogengelenke; Fibroostitis mit stachelartiger Außenkontur der betroffenen Insertionen.

Radiologische Testregion: Lendenwirbelsäule a.-p. in Steinschnittlage mit Darstellung der Sakroiliakalgelenke und der beiden unteren Thorakalwirbel.

Definition

Bei der ankylosierenden Spondylitis (AS) handelt es sich um eine destruktiv-proliferative Systemerkrankung der Wirbelsäule und ihrer Gelenke einschließlich der Becken- und Brustkorbverbindungen mit fakultativem Befall von Band- und Sehneninsertionen, Bursae, Synchondrosen und Gliedmaßengelenken sowie mit fakultativer extraartikulärer Manifestation am Auge, seltener am Herzen, an Aorta und Lungen.

Allgemeine Klinik

Auf die offensichtlich genetisch determinierte Störung der Immunantwort auf urogenitale und/oder enterale Infektionen als entscheidender ätiologischer Faktor für die Auslösung destruktiv-proliferativer Veränderungen an Wirbelsäule und synovialen Gelenken wurde bereits im einleitenden Kapitel hingewiesen.

Die Prävalenz der Erkrankung wird mit bis zu 1,8% der Bevölkerung eingeschätzt. Die Erkrankung verläuft – wie Untersuchungen an HLA-B27-positiven Blutspendern gezeigt haben – in bis zu 30–40% der Fälle klinisch unterschwellig. Nur in etwa einem Drittel der Fälle entwickelt sich aus der Sakroiliitis als Frühform der AS

das Vollbild einer ankylosierenden Spondylitis. Während bei etwa 80% der Betroffenen die Arbeitsfähigkeit auch nach langem Verlauf erhalten bleibt, kommt es bei nur etwa 5% mit rapidem Verlauf zur Invalidität. Grundsätzlich kann die Erkrankung in jedem Stadium stehenbleiben. Zumindest hinsichtlich der klinischen Symptomatik ist die Erkrankung deutlich androtrop (Verhältnis von Männern zu Frauen etwa 4:1). Bei mehr als 80% der Patienten treten die Symptome der AS zwischen dem 16. und 40. Lebensjahr auf. Nur 10% der Erkrankten sind bei ersten Symptomen älter als 40 Jahre, und bei 7% aller Fälle beginnt die AS als juvenile Spondylitis ankylosans zwischen dem 8. und 16. Lebensjahr.

Erste klinische Symptome äußern sich in der Regel in einer nächtlichen oder frühmorgendlichen tiefsitzenden Kreuzschmerzsymptomatik, die zum Aufstehen und unruhigen Umherwandern bis zur Lösung des Schmerzes zwingt. Manchmal beginnt die Symptomatik aber nur mit uncharakteristischen Lumbalgien, auch mit einer pseudoradikulären Symptomatik. In nahezu 50% der Fälle wird diese Sakroiliitissymptomatik von Mon- und Oligoarthritiden des Gliedmaßenskeletts, vor allem der großen Gelenke der unteren Extremität (Hüft-, Knie- und obere Sprunggelenke) begleitet. Diese Arthritiden sind zumeist eher flüchtiger Natur, selten entwickeln sich chronisch-destruktive und ankylosierende Veränderungen. Sehr früh kann es schon zu entzündlichen Enthesiopathien mit Schmerzen und Schwellung vor allem am Kalkaneus (Achillobursitis) sowie z.B. an den großen und kleinen Rollhügeln und an den Spinae iliacae kommen. Manchmal stehen diese Symptome auch ganz im Vordergrund.

Wenn die Erkrankung von den Sakroiliakalgelenken auf die Wirbelsäule übergreift, entwickelt sich eine schmerzhafte Bewegungseinschränkung (positives Schober- und Ott-Maß, Reduktion des Finger-Boden-Abstandes, Erweiterung des Hinterhaupt-Wand-Abstandes und des Kinn-Manubrium-Abstandes). Schließlich treten auch Ruheschmerzen der Wirbelsäule auf. Durch Befall der Kostotransversal- und Kostovertebralgelenke, der Sternoklavikular- und Intersternalgelenke und durch Enthesiopathien im Übergangsbereich vom Sternum zum Rippenknorpel kommt es zu gürtelförmigen Thorax-

schmerzen bei tiefer Inspiration oder Erschüt-
terung. Entwickelt sich durch Verknöcherungen
eine Thoraxstarre, so kann man durch zunehmende diaphragmale Atmung eine progrediente
Vorwölbung des Abdomens im Sinne des sog.
Fußballbauches beobachten. Die Thoraxstarre
kann sich zuweilen auf die Mechanik der Atmung derart auswirken, daß eine progrediente
funktionelle Restriktion mit Cor pulmonale entsteht.

Am *Auge* kann sich eine unilaterale, im Verlauf
aber auch wechselseitige Entzündung der vorderen Uvea (Iritis/Iridozyklitis) mit Schmerzen
und Lichtscheu bei begleitender Konjunktivitis
entwickeln. Eine Aorteninsuffizienz wird nur in
einem geringen Prozentsatz der Fälle gefunden,
desgleichen ein AV-Block 1. oder 2. Grades oder
eine Perikarditis oder Lungenoberlappenfi-
brose.

Laborchemisch findet sich HLA-B 27 in 90–100%
der Fälle positiv. Von den Entzündungsparame-
tern ist die BSG bei etwa zwei Dritteln der Patienten beschleunigt, C-reaktives Protein ist erhöht, die Rheumafaktoren sind negativ. Die Ana-
lyse eines Gelenkergusses ist hinsichtlich des
Nachweises von Bakterien negativ.

Dermatologie

Pathognomonische Veränderungen an der Haut
gibt es bei der AS nicht. Nicht selten führen jedoch Iritis und Iridozyklitis mit symptomati-
scher konjunktivaler Injektion die Patienten
zum Dermatologen, desgleichen eine immer völlig unspezifische Urethritis. Diese Symptome
können selten auch einmal dominieren. Treten
sie jedoch in Verbindung mit einem tieflumbalen Schmerz und vielleicht mit einer Mon- oder
Oligoarthritis im Bereich der unteren Extremitäten auf, so muß der Dermatologe aufmerksam werden und an eine AS, zumindest aber an
die Krankheitsgruppe der Spondarthritiden
denken. Für den Dermatologen wichtig zu
wissen ist, daß die AS einen Endzustand anderer seronegativer Spondarthritiden darstellen
kann, denn Reiter-Syndrom, Psoriasisarthritis,
undifferenzierte Spondarthritis und enteropathische Spondarthritis können in das Vollbild einer AS einmünden.

Radiologie

Die radiologische Symptomatik der AS kann
nicht im vollen Umfang und im Detail in dieser
interdisziplinären Monographie dargestellt werden. Die radiologische Diagnostik der AS ist in
den frühen Stadien außerordentlich schwierig
und setzt sehr viel Erfahrung voraus.

Im Mittelpunkt stehen die Sakroiliakalgelenke,
an denen in fast 99% aller Fälle radiologisch erkennbare Symptome beginnen. Nur in etwas weniger als 1% aller Fälle fängt der Prozeß mit
krankheitsspezifischen radiologischen Veränderungen an der Wirbelsäule *vor* Manifestation
an den Sakroilikalgelenken an.

*Pathognomonisch für eine Sakroiliitis ist das Ne-
beneinander von Destruktion, subchondraler
Sklerose und knöcherner Ankylose* (Abb. 3.6.1 a).
Diese Trias kommt in gut 90% aller Fälle bilate-
ral vor. Von Dihlmann (1976) wird die Trias als
„Sakroiliitis vom Typ buntes Bild" bezeichnet.
Im Gegensatz zu einer bakteriellen Sakroiliitis,
die mit zeitlicher Aufeinanderfolge von Destruktion, Sklerose und Ankylose zumeist einseitig auftritt, laufen die 3 Leitsymptome immer
simultan, d.h. nebeneinander ab. Das typische
Bild ist gekennzeichnet durch mehrere lakunäre
Defekte in der radiologischen Gelenkkontur der
Sakroiliakalgelenke in Kombination mit einer
Umgebungssklerose und mehr oder weniger
ausgeprägten, im Gelenkspalt gelegenen Verknöcherungen, die schließlich zur Ankylosierung führen. In der überwiegenden Zahl der
Fälle sind diese Veränderungen auf dem Übersichtsbild erkennbar und eindeutig. Nur wenn
ein starker klinischer Verdacht besteht und das
Übersichtsbild unergiebig ist, sollte eine CT ein-
gesetzt werden, da sich mit dieser Methode infolge der überlagerungsfreien Darstellung und
der hohen Dichteauflösung alle Veränderungen
wesentlich eindrucksvoller bildlich zur Darstellung bringen lassen.

Gleichzeitig oder später kommt es an der Wirbelsäule zur Ausbildung sog. *Syndesmophyten*
(Abb. 3.6.1 b), die spornartigen Osteoproliferationen an den Wirbelkörperkanten entsprechen.
Im Gegensatz zu Spondylophyten entwickeln sie
sich aus den äußeren Lamellen des Anulus fi-
brosis bzw. des Discus intervertebralis und
„wachsen" in Längsrichtung zum gegenüberliegenden Wirbelkörper. Vor allem wenn sich von
der gegenüberliegenden Wirbelkante ähnliche

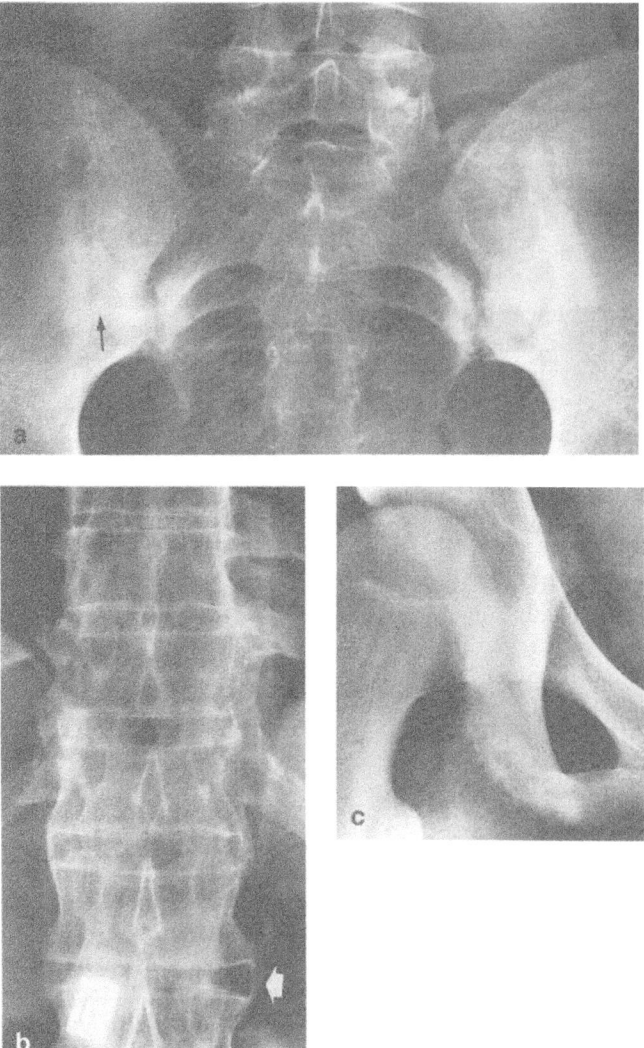

Abb. 3.6.1 a–c. Typische Bilder einer ankylosierenden Spondylitis. **a** Das bunte Bild der bilateralen Sakroiliitis mit Destruktion der Sakroiliakalgelenke (Zähnelungen im hinteren SI-Spalt links), deutlicher umgebender Sklerose und mit Ankylosierungsvorgängen (*Pfeil*). Klinisch tieflumbaler Schmerz, zwischen der rechten und linken Glutäalregion wechselnd. Starke ziehende Schmerzen auch am rechten Fersenbein. Primäre Präsentation mit Iritis und begleitender Konjunktivitis. **b** Ankylosierende Syndesmophytenbildung, schon im fortgeschrittenen Stadium. Bei dem exemplarisch mit einem *Pfeil* markier-ten Syndesmophyten erkennt man, daß er direkt von den Wirbelkörperkanten ausgeht. Man beachte auch die vollständige Zerstörung und „Verlötung" der Kostotransversalgelenke. **c** Typisches Bild einer Fibroostitis am Sitzbein bei einem jüngeren Patienten mit Morbus Bechterew. Die Zähnelung des sonst glatt begrenzten Sitzbeines ist bedingt durch eine Mischung von Destruktion und Osteoproliferation. Deutliche Schmerzhaftigkeit in dieser Region. Weitere fibroostitische Veränderungen am Fersenbein mit klinisch imponierender Achillobursitis (s. auch Abb. 3.6.4 i)

Veränderungen entwickeln, kommt es bald zu einer knöchernen Ankylose. In fast zwei Dritteln der Fälle sieht man diese Syndesmophyten zuerst im dorsolumbalen Übergangsbereich, also in den Segmenten D11–L2. Daraus leitet sich auch die Empfehlung für die radiologische Primärdiagnostik der AS ab: auf *einer* Aufnahme sollten im sagittalen Strahlengang die Sakroiliakalgelenke und der thorakolumbale Übergangsbereich dargestellt werden. Bei Patienten unter 20 Jahren sind die Syndesmophyten primär selten nachweisbar, bei Patienten jenseits des 45. Lebensjahres stellen sie sich häufig untypisch als Mischbild mit Spondylophyten im Sinne sog. Mixtaosteophyten dar, da bei der letztgenannten Altersgruppe an den Wirbelkörperkanten schon überhäufig degenerative Spondylophyten vorbestehen. An den Kostotransversalgelenken der unteren Brustwirbelsäule kommt es schon sehr früh zu destruktiv-proliferativen Veränderungen, die von degenerativen Vorgängen mit subchondraler Sklerose und Kapsel- und Bandverknöcherungen manchmal schwer zu unterscheiden sind.

An der *Wirbelkörpervorderkante* kann es zu entzündlich-destruktiven und proliferativen Veränderungen in Form einer *Spondylitis anterior* oder *marginalis* kommen, die man auch als *Romanus-Läsion* bezeichnet. Dabei handelt es sich um subdiskale und marginale Randleistendestruktionen, die sich als kleiner Konturdefekt im subdiskalen ventralen Bereich der Wirbelkörperrandleiste, insbesondere in L3–L5 zu erkennen geben. Diesen Defekten kann eine umschriebene Spongiosaverdichtung („shiny corner", glänzende Ecke) vorausgehen. Im Gefolge dieser Spondylitis anterior kann es auch zur Auffüllung der konkaven Wirbelkörpervorderfläche mit produktiven Veränderungen kommen, woraus der sog. *Kastenwirbel* entsteht. Setzen sich die entzündlich-destruktiven Veränderungen fort und brauchen sie sozusagen die Wirbelkörperkanten auf, so resultiert daraus der sog. *Tonnenwirbel*.
Eine Komplikation der versteifenden Veränderungen an der Wirbelsäule stellt die sog. *Anderson-Läsion* dar, die zumeist einem Ermüdungsbruch, seltener einer entzündlichen Destruktion im Sinne einer Spondylodiszitis entspricht.
Bei jugendlichen Patienten mit einer AS versteift die Wirbelsäule weniger durch die Ausbildung von Syndesmophyten, sondern durch Ankylosierungen der Wirbelbogengelenke sowie Verknöcherungen der Ligg. flava, woraus manchmal sehr früh das *Röntgenbild der „zweispurigen Trambahnschiene"* entsteht.
Verknöcherungen des vorderen und hinteren Längsbandes treten insgesamt relativ spät im Krankheitsgeschehen auf. Das früher als so typisch für die AS beschriebene Bild des *Bambusstabes* trifft man heute seltener an.
Die *rarefizierende und/oder produktive Fibroostitis* (s. Abb. 3.6.1 c; 3.6.4 i), insbesondere an den Sitz- und Fersenbeinen bilateral, läßt sich röntgenologisch entweder in der Form kleiner lakunärer Defekte an den knöchernen Konturen der entsprechenden Fibroossärregion oder an unscharf begrenzten stift-, flämmchen- oder bläschenförmigen Verknöcherungen erkennen. Weitere Prädilektionsorte für Fibroostitiden sind neben den Trochantores die Ansätze des M. abductor hallucis, des M. abductor digiti minimi, des M. flexor digitorum brevis, des Lig. plantare longum und des Lig. calcaneocuboideum.

Differentialdiagnose

Die Differentialdiagose der AS ergibt sich zwangsläufig aus den nosologischen Vorgaben (s. auch S. 86, 87). Bei der diagnostischen Einordnung früherer Veränderungen kann man sich an der Tabelle 3.6.3, bei der späterer Veränderungen an den allgemein bekannten New-York-Kriterien orientieren. Wesentliche differentialdiagnostische Kriterien sind auch in Tabelle 3.6.4 dargestellt.
Im Röntgenbild sich darstellende starke hyperostotische Veränderungen im Sinne einer *hyperostotischen Spondylosis deformans*, auch *DISH-Syndrom* genannt, mit ausgeprägten ankylosierenden Spondylophytenbildungen ohne Intervertebralraumverschmälerung sind aus radiologischer Sicht streng von den metaplastisch-verknöchernden Veränderungen bei AS zu unterscheiden. Solche Patienten haben in der Regel keinen tieflumbalen Schmerz und auch sonst keine Zeichen eines entzündlichen rheumatischen Geschehens. Überhäufig sind die hyperostotischen Veränderungen mit einem latenten oder manifesten Diabetes mellitus oder einer Gicht assoziiert.

Tabelle 3.6.3. Frühdiagnostik der ankylosierenden Spondylitis. (Nach Mau u. Zeidler 1990)

Kriterien	Punkte
Genetisch	
HLA-B 27 positiv	1,5
Klinisch	
Wirbelsäulenschmerz (Entzündungstyp)	1
Ischialgiformer Spontanschmerz und/oder positives Mennell-Zeichen	1
Spontan- oder Kompressionsschmerz im knöchernen Thorax und/oder eingeschränkte Atembreite ($\leq$2,5 cm)	1
Periphere Arthritis und/oder Fersenschmerz	1
Iritis/Iridozyklitis	1
Eingeschränkte Beweglichkeit der Hals- und/oder Lendenwirbelsäule in allen Ebenen	1
Laborchemisch	
Erhöhte BSG	
– Alter <50 J.: ♂>15 mm/h, ♀>20 mm/h	
– Alter $\geq$50 J.: ♂>20 mm/h, ♀>30 mm/h	1
Röntgenologisch	
Wirbelsäulenzeichen: Syndesmophyten, Kasten-, Tonnenwirbel, Romanus-, Andersson-Läsion, Arthritis der Kostovertebral- und/oder der Intervertebralgelenke	1

Ab 3,5 Punkten ist die Frühdiagnose der Spondylitis ankylosans zu stellen.

Ausschlußkriterien
– traumatische, degenerative oder andere nichtentzündliche Wirbelsäulenerkrankungen,
– Arthritis psoriatica oder reaktive Arthritis,
– maligne, infektiöse, metabolische oder endokrinologische Erkrankung,
– andere Gründe für eine erhöhte BSG oder ein positiver Rheumafaktor.

Destruktiv-proliferative Veränderungen an der *Sternokostoklavikularregion* im Sinne einer sternokostoklavikularen Hyperostose kommen bei der AS vor, aber in der Regel gemeinsam mit anderen typischen Veränderungen des Krankheitsbildes, wie sie oben dargestellt sind. Finden sich aber in 2 oder 3 Wirbelsegmenten zusätzlich entzündliche Veränderungen mit starker reaktiver Sklerose und überwiegend proliferative Veränderungen an anderen Skelettabschnitten und läßt sich anamnestisch oder aktuell inspektorisch eine Pustulosis palmoplantaris nachweisen, so muß man an das auf S. 101 dargestellte Bild der pustulösen Arthroosteitis denken.

Literatur

Dihlmann W (1976) Röntgendiagnostische Basisinformation: Das „bunte" Sakroiliakalbild. Aktuelle Rheumatol 1: 17
Mau W, Zeidler H (1990) Spondylitis ankylosans. In: Gerok W et al. (Hrsg) Innere Medizin der Gegenwart, Bd. 7 Rheumatologie, Teil C. Urban & Schwarzenberg, S 404

Tabelle 3.6.4. Differentialdiagnose der Spondylarthropathien (extravertebrale und extraartikuläre Manifestationen). (Nach Mau u. Zeidler 1990)

	Idiopathische Spondylitis ankylosans	Spondylitis bei reaktiver Arthritis	Spondylitis psoriatica	Spondylitis bei enteropathischer Arthritis
Manifestationsalter	16–40	Variabel	Variabel	Variabel
Geschlecht ♂; ♀	3–1:1	9–1:1	2:1	1:1
HLA-B 27	~90%	~80%	~50%	50–80%
Diarrhö	–	++ oder	–	++
Urethritis	–	++	–	–
Prostatitis	+	++	–	–
Konjunktivitis	+/–	++	+	+/–
Akute Iritis	+	+	+	+
Aorteninsuffizienz	+	–	–	–
Mukokutane Läsionen	–	+	++	+
Enthesiopathie	++	++	++	+

3.6.2 Psoriasisspondarthritis und Psoriasisarthritis

Synonyme: Psoriasspondylarthropathie/Arthritis psoriatica, Osteoarthropathia psoriatica

Erythematosquamöse(r) Fleck(en) mit silbrig glänzender Schuppung; Nägel: Ölfleck, Tüpfel, Krümel; sterile Pusteln.
Röntgen: erosiv-destruktive, mutilierende und ankylosierende Gelenkveränderungen, vor allem Hände, Füße mit typischem Befallsmuster (Axial-Transversal-Typ), proliferative Veränderungen (Periostverknöcherungen, Protuberanzen); Spondarthritis mit Sakroiliitis, Parasyndesmophyten etc.; Enthesiopathien

Definition

Bei der Psoriasisspondarthritis und Psoriasisarthritis handelt es sich um eine kausal mit der Psoriasis zusammenhängende seronegative, erosiv-destruktive Gelenkerkrankung mit einer Neigung zu osteoproliferativen Veränderungen, die oligo- und polyartikulär auftreten und das Hand- und Fußskelett sowie die Sakroiliakalgelenke und die Wirbelsäule bevorzugen.

Allgemeine Klinik

Die Ätiologie der Psoriasisspondarthritis und Psoriasisarthritis ist genausowenig bekannt wie die der Psoriasis selbst. Es ist spekulativ, aber denkbar, in dem Proteoglykanverlust, der sowohl bei den Verhornungs- und Proliferationsstörungen der Haut als auch im Knochen (s. unten) gefunden wird, ein *gemeinsames* ätiopathogenetisches Prinzip zu sehen. Die Psoriasis wird erbbiologisch heute als „polygen- und multifaktoriell bedingte Erkrankung mit deutlicher Familiarität" aufgefaßt. Besonders Psoriasisarthritiden mit zusätzlicher Sakroiliitis haben genetische Wurzeln über das HLA-B27 (vgl. Tabelle 3.6.1). Das Vorkommen einer Psoriasis vulgaris unterschiedlicher klinischer Ausprägung wird in der westeuropäischen Bevölkerung mit bis zu 6% angenommen, bis zu 7% dieser Patienten bekommen irgendwann und in unterschiedlicher klinischer und röntgenologischer Ausprägung eine Psoriasisarthritis. Unter den seronegativen Spondarthritiden hat die Psoriasisspondarthritis einen Anteil von fast 20%. Eine Geschlechtsprädisposition für die Psoriasis ist nicht bekannt, das Prädilektionsalter liegt zwischen dem 30. und 50. Lebensjahr.

In der überwiegenden Zahl der Fälle gehen die Haut- den Gelenkveränderungen voraus, bei 15–30% können aber die Gelenkveränderungen *vor* einer klinisch manifesten Psoriasis auftreten (Abb. 3.6.2k, l). Diese relativ breite Spanne erklärt sich mit großer Wahrscheinlichkeit durch die unterschiedlichen Untersuchungstechniken der Haut. Nicht selten wird eine nur sehr diskrete psoriatische Effloreszenz, z.B. in der Rima ani oder im Bauchnabel (Abb. 3.6.2c) übersehen. Da psoriatische Hautveränderungen Schwankungen in der Expression unterliegen, muß bei klinisch-radiologischem Verdacht auf eine Psoriasis die Anamnese sehr sorgfältig erhoben werden. Bei der Einordnung des Krankheitsbildes spielt auch die Familienanamnese eine bedeutende Rolle: Haben Blutsverwandte eine manifeste Psoriasis, dann gilt dies als sehr gewichtiger diagnostischer Faktor (s. S. 94).

Die Gelenkbeschwerden beginnen überwiegend mono- bis oligoartikulär und können akut, subakut und – selten – primär-chronisch einsetzen. Besonders bei der monarthritischen Form gibt es einen akuten Beginn und die Symptomatik kann eine Gicht imitieren (pseudoguttöse Arthritis). Der Verlauf der Psoriasisarthritis ist wesentlich unruhiger als der der chronischen Polyarthritis, die einzelnen Schübe sind heftiger. Die Prognose ist als relativ günstig zu bewerten, denn gut 80% der Patienten haben eine milde Verlaufsform (bei der chronischen Polyarthritis sind dies nur ca. 20%). Zu 50–70% bleibt die Arthritis auf wenige Gelenke beschränkt. Die Beteiligung des Achsenskelettes bereitet interessanterweise häufig nur wenig Beschwerden. Es sei jedoch an dieser Stelle schon gesagt, daß eine Wirbelsäulenbeteiligung letztendlich in ein Vollbild einer ankylosierenden Spondylitis (Morbus Bechterew, s. S. 88 und Abb. 3.6.2k, l) einmünden kann. Der Schweregrad der Psoriasis und die Akuität der Hautveränderungen korrelieren sehr häufig mit den arthritischen Schüben. Bevorzugt sind grundsätzlich die Fingerendgelenke und die Interphalangealgelenke der Zehen. Bei Befall der Gelenke eines Strahles spricht man von einem *axialen oder Strahlbefall*. Sind dabei die extraartikulären Weichteile stärker beteiligt, so spricht man von einer *Daktylitis psoriatica*. Die betroffenen Finger oder Zehen muten wie eine Wurst an (Wurstfinger bzw. -zehen). Besonders in diesen Fällen kommt es später zu stärkeren Osteoproliferationen des dia-/metaphysären Periosts sowie auch zu Osteolysen, z.B. der Akren oder der dia-/metaphysären Abschnitte irgendeines kleinen Röhrenknochens.

Laborchemisch ist die BSG leicht erhöht, die Rheumafaktoren sind überwiegend negativ. Sind sie positiv, so weist das auf eine gleichzeitig ablaufende rheumatoide Arthritis hin. Diese Konstellation beobachtet man insbesondere bei länger bestehender Psoriasis.

Nach Mathies (1974) ist eine Psoriasisarthritis dann anzunehmen, wenn mindestens 3 der untenstehenden Kriterien erfüllt sind, wozu in jedem Fall 5, 6 oder 8 gehören. Sind die Rheumafaktoren positiv, so müssen 2 weitere Kriterien erfüllt sein. Als Ausschlußkriterium für die Bewertung eines Symptoms gilt das Vorliegen von Hinweisen auf einen Morbus Reiter, den Morbus Bechterew und die Fingerpolyarthrose mit Heberden-Knoten.

1. Befall der Fingerendgelenke,
2. Befall des Grund-, Mittel- und Endgelenks des gleichen Fingers,
3. früher Befall der Zehengelenke,
4. Fersenschmerz,
5. dermatologisch gesicherte psoriatische Herde (Haut und/oder Nägel),
6. sichere Psoriasis in der nächsten Verwandtschaft,
7. kein Rheumafaktor,
8. Röntgenbefunde der Finger- und/oder Zehengelenke: typische osteolytische Vorgänge neben Knochenappositionen; keine gelenknahe Osteoporose,
9. klinische und/oder röntgenologische Beteiligung der Sakroiliakalgelenke,
10. Röntgenbefund der Wirbelsäule; typische paraspinale Ossifikationen.

HIV-infizierte und Aids-kranke Menschen bekommen 10- bis 40mal häufiger eine Psoriasisarthropathie als die Normalbevölkerung (vgl. S. 87)

Dermatologie

Drei Psoriasiszeichen helfen bei der Diagnosestellung:

1. „Kerzenphänomen"
2. „Phänomen des letzten Häutchens"
3. „Phänomen der punktförmigen Blutung".

Die Grundeffloreszenz der Psoriasis vulgaris ist erythematosquamös, d.h. auf einem zunächst entzündlich geröteten Fleck bildet sich eine geschichtete, silbrig glänzende Schuppung, die schichtweise (wie Geschabsel einer Stearinkerze =„Kerzenphänomen") abkratzbar ist. Nach Entfernen des Schuppenmaterials zeigt sich bei weiterem Kratzen ein blattartiges zusammenhängendes Häutchen („Phänomen des letzten Häutchens", das wichtigste Psoriasiszeichen). Beim Entfernen des letzten Häutchens werden Kapillaren freigelegt, so daß es zu einer punktförmigen Blutung kommt („Phänomen der punktförmigen Blutung", das Auspitz-Phänomen).

Es gibt verschieden große und verschieden geformte Psoriasisherde (punkt-, münz-, flecksowie ringförmige und bogige Effloreszenzen). Diese sollen hier nicht näher beschrieben werden. Wichtig sind die verschiedenen *Lokalisationen*:

Bei chronisch-stationärer Psoriasis sind vorwiegend die Sakralregion, Ellenbogen und Knie befallen. Ferner ist häufig die behaarte Kopfhaut in Mitleidenschaft gezogen in Form stark schuppender erythemato-squamöser Herde, die typischerweise 1–2 cm auf die nichtbehaarte Stirnhaut und seitlichen Kopfpartien übergreifen. Nach Psoriasiseffloreszenzen ist besonders auch in den intertriginösen Bereichen zu suchen, etwa

Abb. 3.6.2 a–l. Psoriasis. Die dermatologischen Abbildungen entsprechen sog. Minimalläsionen und nicht einem Vollbild, das hinlänglich bekannt ist. Nach solchen Minimalläsionen muß „gefahndet" werden, wenn sich klinisch-radiologische Veränderungen am Skelett finden, die den Verdacht auf eine Psoriasis-Arthritis-Spondarthritis nahelegen. **a** Relativ diskrete psoriatische Effloreszenz hinter dem Ohr, sonst keine Veränderungen. **b** Typische psoriatische Tüpfelnägel (*kleiner Pfeil*) und Ölflecken (*Asterisk*). **c** Diskrete psoriatische Effloreszenzen am Nabel als einzige Manifestation. Nach solchen Veränderungen muß man bei ätiologisch sonst nicht einzuordnenden rheumafaktornegativen Arthritiden und Spondarthritiden suchen. **d** Psoriatische Effloreszenz an der Glans penis. **e** Erythematosquamöse und pustulöse Veränderungen an den Fußsohlen. **f–l** s. S. 96, 98, 99

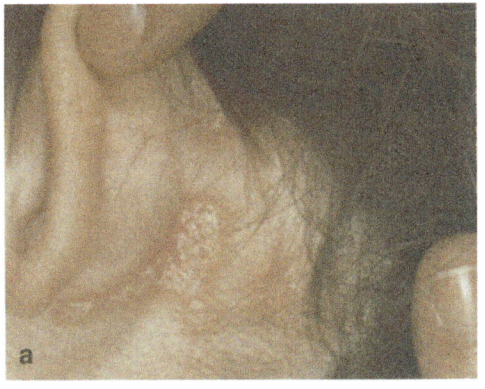

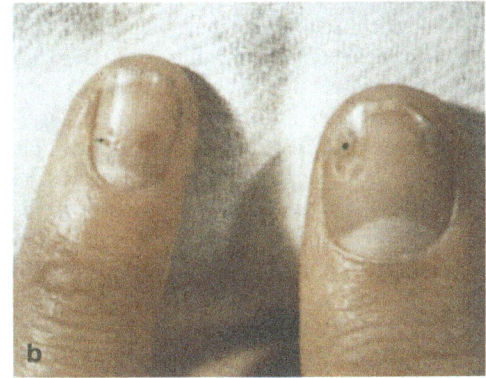

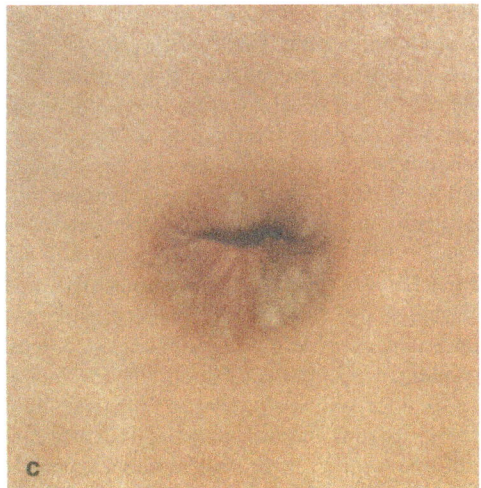

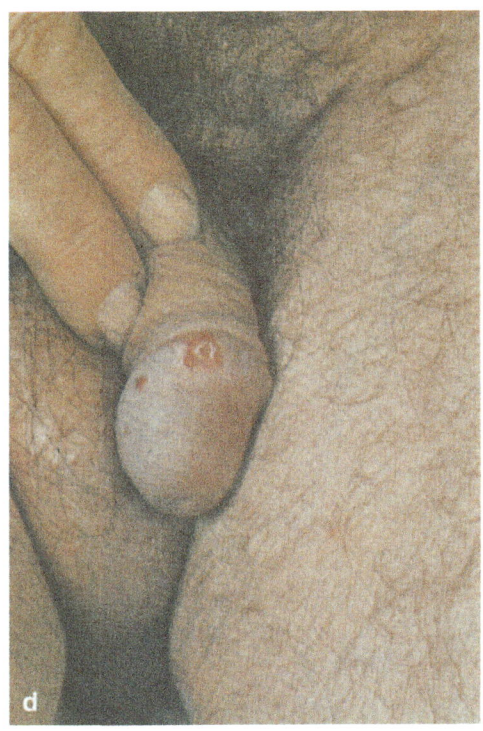

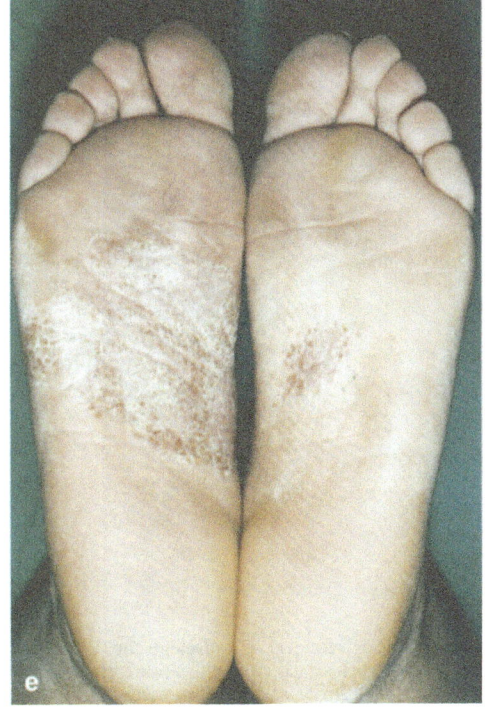

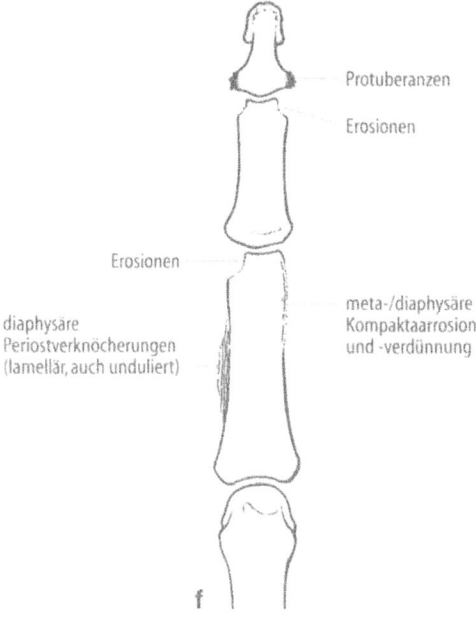

Protuberanzen

Erosionen

Erosionen

diaphysäre
Periostverknöcherungen
(lamellär, auch unduliert)

meta-/diaphysäre
Kompaktaarrosion
und -verdünnung

f

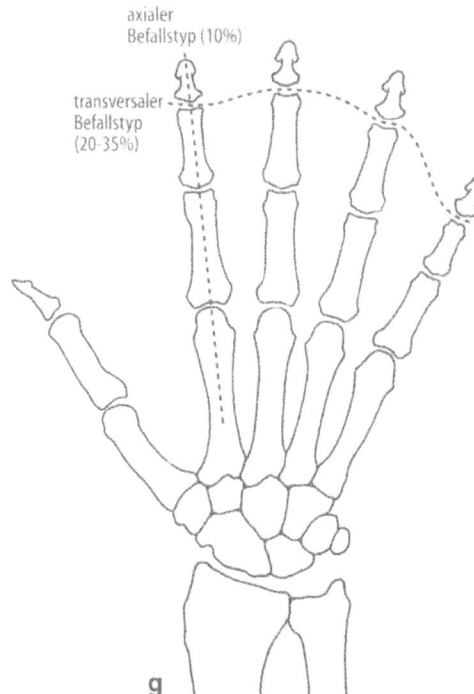

axialer
Befallstyp (10%)

transversaler
Befallstyp
(20-35%)

g

Abb. 3.6.2 (Fortsetzung). **f** Radiologische Primärbefunde bei Psoriasisarthritis. **g** Charakteristische Befallstopik bei Psoriasisarthritis. In mehr als 50% der Fälle ist der Gelenkbefall aber asymmetrisch, mit oligo- oder polyartikulärem Befall der DIP-, PIP- und auch MCP-Gelenke. **h–l** s. S. 98, 99

an den Axillen, submammär, in der Nabelregion (Abb. 3.6.2 c), inguinal und perianal. Differentialdiagnostisch ist in diesen Lokalisationen immer auch an ein Ekzem oder an eine Tinea zu denken, wobei aber die scharfe Begrenzung für Psoriasis spricht. Eine äußerst wichtige Lokalisation sind die Handinnenflächen und die Fußsohlen (Abb. 3.6.2 e). Hier findet sich eine gelbliche, fest anhaftende Schuppung häufig mit Rhagadenbildung. Die Abgrenzung der Psoriasis palmarum et plantarum gegenüber dem hyperkeratotisch rhagadiformen Ekzem und der Tinea ist schwierig.

Die einzige Manifestation einer Psoriasis vulgaris kann nicht selten ein scharf begrenzter, entzündlich geröteter, leicht infiltrierter Herd im Bereich der Glans penis sein (Abb. 3.6.2 d).

Bei 30–50% aller Erkrankten kommen *Nagelveränderungen* vor (bei Arthritis psoriatica bis zu 70%). Am häufigsten findet man psoriatische Tüpfelnägel (bis zu stecknadelkopfgroße grübchenförmige Einsenkungen in der Nagelplatte, bedingt durch punktförmige Psoriasisherde in der Nagelmatrix, Abb. 3.6.2 b). Bei stärkerem Befall der Nagelmatrix resultieren buchten- und streifenförmige Einsenkungen und Wellenbildung (Onychodystrophia psoriatica). Bei der *Nagelbettpsoriasis* schimmern punkt- bis linsenförmige subunguale Psoriasisherde gelblich durch die Nagelplatte, auch *psoriatischer Ölfleck* (Abb. 3.6.2 b) genannt. Dieses parakeratotische Schuppenmaterial hebt die Nagelplatte von der Unterlage, es entleert sich eine krümelige Masse, die nach ihrer Entfernung einen lufthaltigen Spalt entstehen läßt. Der abgehobene Nagel erscheint weiß, es zeigt sich das Bild der *partiellen Onycholyse*. Wenn Nagelmatrix und Nagelbett gleichzeitig befallen sind, wird nur noch ein parakeratotisches krümeliges Material gebildet, es entsteht der *psoriatische Krümelnagel*. Bei der Arthritis psoriatica findet sich häufig eine paronychale und eine Nagelfalzpsoriasis mit sekundärer Onychodystrophie, Längsriffelung und Querwulstungen.

Eine Beteiligung der Mundschleimhaut ist in Form weißlicher bogiger Herde nur bei der Psoriasis pustulosa auszumachen, hingegen ist eine Beteiligung des Lippenrots auch bei der Psoriasis vulgaris bekannt. Eine Sonderform der Psoriasis stellt die psoriatische Erythrodermie dar, bei der es sich um eine besonders schwere Ver-

laufsform der Psoriasis handelt. Das ganze Hautorgan ist entzündlich gerötet mit psoriasiformer
und pityriasiformer Schuppung. Die Lymphknoten können leicht vergrößert sein. Es besteht
ein intensiver Juckreiz.

Eine weitere Sonderform stellt die *Psoriasis
pustulosa* mit ihren verschiedenen Formen dar.
Bei Zunahme der exsudativen Veränderungen
im Psoriasisherd kann die Psoriasis vulgaris
pustulös werden. Die Pustel ist *stets steril*. Hier
sollen nur 2 Formen der Psoriasis pustulosa Erwähnung finden.

1. *Psoriasis pustulosa generalisata* (Typ Zum-
   busch). Es entstehen disseminierend entzündliche Erytheme mit unzähligen Pusteln
   am ganzen Hautorgan inklusive Handinnenflächen und Fußsohlen, Mundhöhle und Ge-
   nitalschleimhäute. Es bestehen Fieber und
   allgemeines Krankheitsgefühl.
2. *Psoriasis pustulosa palmaris et plantaris* (Typ
   Barber-Königsbeck). Hier finden sich an
   Handinnenflächen und Fußsohlen erythe-
   mato-squamöse Herde mit flachen, seenarti-
   gen, sterilen Pusteln. Es besteht ein Wechsel
   zwischen neuen und abtrocknenden Pusteln.
   Gelegentlich entstehen auch Pusteln auf normal erscheinender Haut.

Bei der Suche nach Psoriasisveränderungen
muß immer davon ausgegangen werden, daß wir
es häufig nur mit einer *Minimalform* der Psoriasis zu tun haben. So sei abschließend noch-
mals stichpunktartig auf die Inspektion folgender Bereiche aufmerksam gemacht: Kapillitium,
Ohrmuschel und Gehörgänge, Retroaurikular-
bereich (Abb. 3.6.2 a), Nacken, Augenlider,
Lippen, Nabel (Abb. 3.6.2 c) und Genitalbereich
(Abb. 3.6.2 d) sowie die angrenzenden Regionen, Perianalregion, Hände, Füße, Nägel und
Ellenbogen sowie Knie.

Radiologie

Charakteristisch für eine Psoriasisarthritis ist
das *Nebeneinander von destruktiven und osteoproliferativen Veränderungen*. Nach Untersuchungen von Fassbender (1994) ist der Ablauf
der pathologisch-anatomischen Veränderungen
ganz anders als bei der rheumatoiden Arthritis:
während bei letztgenannter Erkrankung die Destruktionen durch eine tumorartige Prolifera-

tion der kranken Synovialmembran („tumorlike
proliferation", TLP) zustande kommen, beginnt
der Prozeß bei der Psoriasis offensichtlich
primär im Knochen. So fand Fassbender (1994)
einen Abbau des Proteoglykans im subchondralen spongiösen und im kompakten Knochen,
wodurch die Kollagenfasern ein fischgrätenarti-
ges fetziges Bild annehmen. Als Reaktion kommt
es zu einer osteoblastären Osteoidbildung, die
sich an die freigelegten Kollagenfasern anlagert.
Daraus bildet sich eine Art „Karikatur" des ursprünglichen Knochens. Da der Prozeß mit Abbau von Proteoglykan und reaktiv-reparativer
Knochenneubildung phasenhaft verläuft, die
Strukturen aber weiter belastet werden, kommt
es offensichtlich an den mechanisch stärker exponierten Partien zu Knocheneinbrüchen, die
dem Destruktionsbild entsprechen und an anderen Stellen zu Osteoproliferationen, insbesondere an Gelenkrändern (sog. Protuberanzen).
Breitet sich der Prozeß des Proteoglykanabbaus
und der reaktiven Knochenneubildung auf den
Gelenkknorpel aus und über diesen hinaus in
Richtung des anderen artikulierenden Knochens, so kann daraus leicht eine Ankylose entstehen. Dieser pathogenetische Ablauf könnte
die für die Psoriasisarthritis so typische *ankylosierende Komponente* gut erklären. Die klinisch
imponierende Synovitis muß man als Reaktion
auf die ab- und umbauenden Vorgänge im Knochen auffassen, sie ist offensichtlich nicht der
Auslöser des Prozesses, wie früher geglaubt
wurde.

Das typische Röntgenbild der Psoriasisarthritis
stellt sich folgendermaßen dar (Abb. 3.6.2 f): Die
subchondrale Grenzlamelle kann partiell oder
ganz verschwinden, es stellen sich Erosionen
und Destruktionen ein, schließlich kommt es zu
einer *Gelenkspaltverschmälerung*, die in eine
Ankylose einmünden kann (Abb. 3.6.2 h–j). Regelrechte *Mutilationen* sind oft sehr ausgeprägt.
Die osteoproliferativen Vorgänge äußern sich
röntgenologisch in stachelartigen oder irregulären Verknöcherungen im Kapsel- und Band-
ansatzbereich an den Metaphysen, vor allem der
kleinen Röhrenknochen und auch an den Diaphysen. Spikuläre Ossifikationen am Gelenk-
rand, insbesondere an den Basen der Endphalangen, werden auch als *Protuberanzen*
(Abb. 3.6.2 h) bezeichnet. Periostitische Ossifi-
kationen an den Röhrenknochenschäften haben

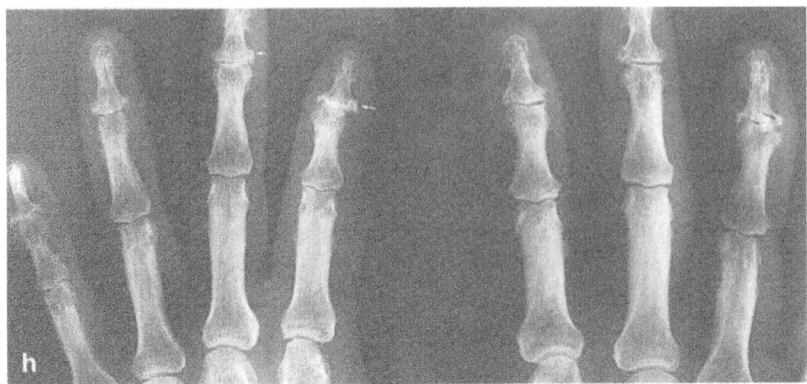

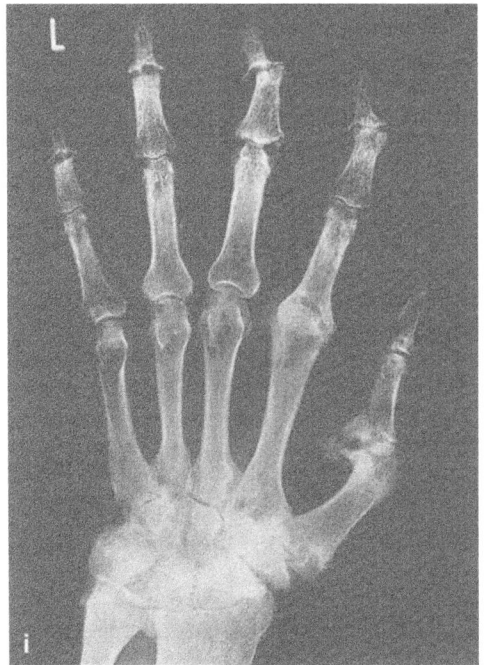

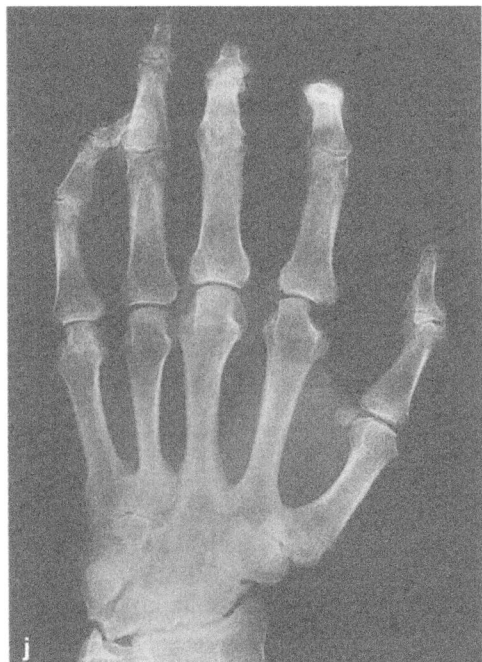

Abb. 3.6.2 (Fortsetzung). **h** Psoriatische Arthritis vom transversalen Typ an den distalen Interphalangealgelenken. Deutliche Proliferationen, sog. Protuberanzen (*Pfeile*), an den Basen der Endphalangen beidseits und feine Erosionen gelenkseitig von den Proliferationen. Die Erosionen zeigen die Aktivität des Krankheitsprozesses an. Protuberanzen sind dort am stärksten ausgeprägt. **i** Schon stark fortgeschrittene, grobdestruktive und mutilierende Form der Psoriasisarthritis mit vollständig zerstörten distalen Interphalangealgelenken und groben Erosionen an den proximalen Interphalangealgelenken. Erosionen finden sich auch an den Metakarpophalangealgelenken I, II

und IV. Zu beachten ist die beginnende Ankylosierung im MCP-Gelenk II. Grobe erosiv-destruktive Veränderungen auch im Karpus. **j** Fortgeschrittene erosiv-destruktive und zum Teil ankylosierende Psoriasisarthritis am Handskelett und gleichzeitig bestehende ausgedehnte spondylarthritische Veränderungen (hier nicht dargestellt). Grobe Destruktionen an den MCP-Gelenken II, III und V sowie erosiv-destruktive Veränderungen und Ankylosierungen im Karpus. Komplette Ankylosierung im proximalen Interphalangealgelenk III. Deutliche Fehlstellungen. Die Fehlstellungen auf der Gegenseite waren noch wesentlich ausgeprägter. **k, l** s. S. 99

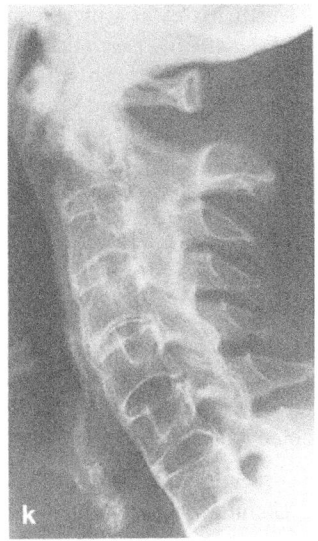
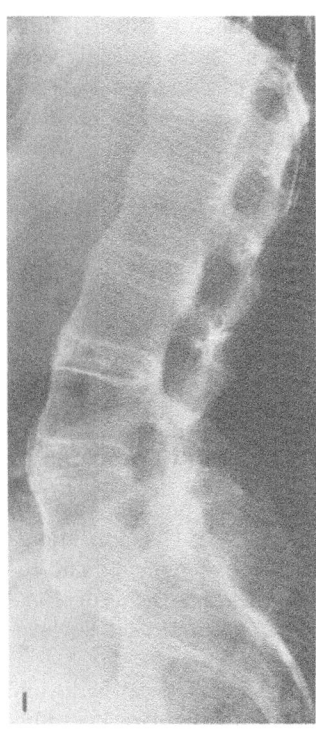

Abb. 3.6.2 (Fortsetzung). **k, l** Vollbild eines Morbus Bechterew bei einem 58jährigen Patienten, dessen Psoriasis erst seit einigen Jahren bekannt ist und der eindeutige psoriasisarthritische Veränderungen am Handskelett aufweist. Die ankylosierenden Wirbelsäulenveränderungen bestehen schon seit etwa 30 Jahren. In diesem Falle muß man unterstellen, daß es sich bei dem Patienten von Anfang an um eine Psoriasisspondarthritis gehandelt hat, die schließlich in das

Vollbild eines Morbus Bechterew einmundete, während sich die dermatologischen und manual-arthritischen Veränderungen erst Jahrzehnte später zeigten. Solche Verläufe sind nicht unbekannt. Man beachte die vollständige „Verlötung" der kleinen Wirbelbogengelenke und die vorderen und hinteren Längsbandverknöcherungen, besonders an der LWS. Auch die Sakroiliakalgelenke (hier nicht dargestellt) waren vollständig ankylosiert

überwiegend eine lamelläre oder undulierte Konfiguration. Diese Ossifikationen können mit der Zeit in die Kompakta übergehen. Sehr frühe Veränderungen bestehen häufig nur aus feinsten, eben mit der Lupe zu erkennenden stachel- oder wollartigen Ossifikationen an den Epiphysen, insbesondere im Endphalangenbereich, auf die der Befunder achten sollte, wenn eine klinische Schmerzsymptomatik besteht. An den Akren können sich Osteolysen einstellen.

Für die röntgenologische Beurteilung und Einordnung gesehener Veränderungen ganz entscheidend ist ihre *Befallstopik* (Abb. 3.6.2 g): zumeist sind sie asymmetrisch, oligo- oder polyartikulär. Sind alle Gelenke eines Fingers oder einer Zehe befallen, so spricht man vom *Axialtyp*. Besteht ein Befall aller DIP-Gelenke am Hand- und/oder Fußskelett, so wird diese Kon-

stellation als *Transversaltyp* bezeichnet. Es gibt auch Mischtypen, die überwiegend asymmetrisch ausfallen. Insgesamt dominiert die Kombination von Manifestationen an den DIP- und PIP-Gelenken über die Kombination von Manifestationen an den DIP-, PIP- und MCP- bzw. MTP-Gelenken. Eine gewisse Bevorzugung läßt sich an der Großzehe feststellen. Ein Befall großer Gelenke kommt in weniger als 10% vor, woraus sich insgesamt Schlüsse auf die Untersuchungstechnik ableiten: Bei *klinischem Verdacht auf eine Psoriasisarthritis sollten immer Hände und Füße röntgenologisch zunächst in einer Ebene (dorsopalmar resp. dorsoplantar) untersucht werden.*

In etwa 50% der Fälle sind die Sakroiliakalgelenke betroffen, wo sich Veränderungen im Sinne einer *Sakroiliitis vom Typ „buntes Bild"*

(s. S. 89) finden. Die Sakroiliitis fällt allerdings zumeist asymmetrisch, auch einseitig aus. Gleichzeitig können *Wirbelsäulenveränderungen* (Spondylitis psoriatica) in Form von Kantenerosionen sowie von paravertebralen Ossifikationen beobachtet werden, die entweder isoliert neben dem Intervertebralraum bzw. dem angrenzenden Wirbelkörper liegen oder in geringer Entfernung von der Grund- oder Deckplatte zunächst wenige Millimeter waagerecht herauswachsen, um dann in die vertikale Richtung umzuknicken und stierhornartig am benachbarten Wirbelkörper vorbeizuwachsen oder dort nur partiell Kontakt zu bekommen (sog. *Parasyndesmophyten*, s. Abb. 3.6.4 e). Es finden sich aber auch echte Syndesmophyten, wie bei der ankylosierenden Spondylitis (s. S. 88) und Mixtaosteophyten (s. S. 91). Prädilektionsorte für Para- und Syndesmophyten sind die Regionen von L1–L3. Bei einem Befall der Halswirbelsäule kann es zu atlantoaxialen Subluxationen kommen.

Ganz wesentlich bei der Psoriasisarthritis und Spondarthritis sind extraartikuläre Begleitbefunde in Form von *Ossifikationen am Ansatzbereich* von Sehnen, Bändern und Kapseln (Enthesiopathien, s. Abb. 3.6.1 c). Sie imponieren röntgenologisch als flämmchen-, borsten- oder stachelartige Verknöcherungen, z. B. am Beckenskelett (Sitzbeine, große und kleine Rollhügel), am Kalkaneus etc.

Zu den radiologischen Veränderungen bei der *Psoriasis pustulosa palmoplantaris* s. S. 101.

Differentialdiagnose

Die diagnostischen Kriterien der Psoriasisarthritis und -spondarthritis sind auf S. 94 aufgeführt. Trotz dieser Kriterien gibt es in der täglichen Praxis immer wieder Abgrenzungsschwierigkeiten, insbesondere bei unsicherem klinischen Befund und unsicherer Anamnese. Bei Befall der Sakroiliakalgelenke und der Wirbelsäule kann die Abgrenzung gegenüber dem Reiter-Syndrom (s. S. 110) außerordentlich schwierig sein. Beide Krankheitsbilder können in eine klassische ankylosierende Spondylitis einmünden (Abb. 3.6.2 k, l). Eine weitere sehr wichtige Differentialdiagnose ist die chronische Polyarthritis. Bei der Arthritis psoriatica ist der Beginn zumeist akut bis subakut, bei der chronischen Polyarthritis mehr schleichend. Der Verlauf ist bei der Arthritis psoriatica eher unregelmäßig und mild, bei der chronischen Polyarthritis hingegen progredient und schubförmig. Patienten mit einer chronischen Polyarthritis haben häufiger erhöhte Temperaturen. Der Befall bei der chronischen Polyarthritis ist zumeist polyartikulär und bevorzugt die Mittel- und PIP-Gelenke symmetrisch, während bei der Arthritis psoriatica zumeist ein mon-/oligoartikulärer Befall mit Bevorzugung der Endgelenke oder eines Strahles in asymmetrischer Konfiguration vorliegt. Sakroiliitis und Spondylitis kommen bei der chronischen Polyarthritis kaum vor, auch fehlen in der Regel Enthesiopathien.

Literatur

Fassbender HG (1994) Inflammatory reactions in arthritis. In: Davies ME, Dingle JT (eds) Immunopharmacology of joints and connective tissue. Academic Press, London, pp 165–198

Mathies H (1974) Arthritis psoriatica. Acta Med Austriaca 1: 3

3.6.3 Pustulöse Arthroosteitis (PAO)

Synonyme: SAPHO (Synovitis, Akne, Pustulosis, Hyperostosis, Osteitis); akquiriertes Hyperostosesyndrom; Spondarthritis hyperostotica pustulo-psoriatica

> Überwiegend produktive sklerosierende Veränderungen in und an Wirbelkörpern und großen Röhrenknochen mit und ohne sternokostoklavikuläre Hyperostose. Pustulosis palmoplantaris oder pustulöse Psoriasis.
> **Radiologische Basisuntersuchung:** Skelettszintigraphie.

Definition

Bei der pustulösen Arthroosteitis (PAO) handelt es sich um eine ätiologisch unklare Erkrankung, die mit einer Pustulosis palmoplantaris (PPP) und destruktiv-proliferativen Veränderungen am Skelett, insbesondere im Bereich der Sternokostoklavikularregion einhergeht. Der Buchstabe „A" des im französischen Sprachgebrauch benutzten Begriffs (bzw. Akronyms) SAPHO steht für Akne. Unseres Erachtens und in Übereinstimmung mit Ellis et al. (1987) ist das Skelett- und Gelenkbefallsmuster bei akneassoziierten Veränderungen anders als bei der PPP, weshalb wir ersteren ein Extrakapitel gewidmet haben (s. S. 128). Unabhängig davon sind PPP einerseits und Acne fulminans oder Acne conglobata andererseits völlig unterschiedliche dermatologische Entitäten. Der von Dihlmann (1993) kreierte Begriff „akquiriertes Hyperostose-Syndrom" steht für entzündlich-induzierte, in der Bilanz positive (hyperostostische) Veränderungen am Stütz- und Gleitgewebe (des Stamm- und Gliedmaßenskeletts und derer Gelenke) mit dem Kernbefund der sternokostoklavikularen Hyperostose, die zu zwei Dritteln sowohl bei psoriasi- und akneformen Dermatosen als auch in Form von Überlappungsbefunden zur ankylosierenden Spondylitis vorkommen. Uns erscheint dieser Begriff etwas zu allgemein und unscharf, stellt eine „akquirierte Hyperostose" vielfach doch nur ein Teilsymptom von anderen, klinisch und radiologisch wohl definierten Krankheitsbildern dar, wie z. B. der ankylosierenden Spondylitis oder Psoriasisarthritis. Wir beschränken uns mit dem – übrigens international am gebräuchlichsten – Begriff der „pustulösen Arthroosteitis" auf die Beschreibung einer ätiologisch sicherlich zusammenhängenden Kombination im Sinne einer Entität von PPP mit entzündlich-destruktiven *und* proliferativen Vorgängen an Knochen und Gelenken mit und ohne sternokostoklavikuläre Hyperostose. Krankheitsentitäten merkt man sich immer dann am besten, wenn ihr Name die Leitsymptome beinhaltet.

Das trifft übrigens teilweise auch auf den von F. Schilling, den deutschen Erstbeschreiber der PAO, im Jahre 1986 geprägten Begriff der „Spondarthritis hyperostotica pustulo-psoriatica" zu.

Allgemeine Klinik

Ätiologie und Pathogenese der PAO sind unklar. Es kann heute als gesichert angesehen werden, daß die pustulösen Veränderungen an den Hand- und Fußflächen ebenso wie die destruktiven und proliferativen Veränderungen am Skelett bei üblichen konventionellen mikrobiologischen Untersuchungsmethoden steril sind. Möglich ist allerdings – ähnlich wie bei den klassischen seronegativen Spondarthritiden – eine gestörte oder atypische Immunantwort auf bakterielle oder virale Antigene. Einige Fälle mit PAO sind HLA-B 27-assoziiert; genauere Daten darüber liegen aber noch nicht vor.

Die PPP entspricht wahrscheinlich einer besonderen Verlaufsform oder einer Variante der Psoriasis vulgaris. Möglicherweise steht diese Manifestationsform am Ende – sozusagen als Extrem – eines Spektrums, das sich von der klassischen Psoriasis über die pustulöse Psoriasis erstreckt. In unserem eigenen Krankengut mit nahezu 60 beobachteten Fällen fanden wir bei Patienten mit einer reinen PPP überhäufig positive Familienanamnesen mit klassischer Psoriasis. Von der klassischen Psoriasis sind – wie in 3.6.2 beschrieben – charakteristische destruktiv-proliferative Veränderungen an Gliedmaßengelenken und an der Wirbelsäule bekannt, und es liegt nahe anzunehmen, daß bei einer besonderen klinischen Präsentationsform, nämlich der PPP, auch besondere Gelenk- und Skelettmanifestationen im Sinne der PAO vorkommen. Interessanterweise werden bei der klassischen Psoriasis am Achsenskelett die Sakroiliakalgelenke bevorzugt, bei der PAO ist es der anatomische Konterpart in Form der Sternokostoklavikulargelenke. Auch die Prävalenz einer Skelettbeteiligung von etwa 10%, sowohl bei der klassischen Psoriasis als auch der PPP, ist ein Argument für die Annahme, daß letztere eine Spielart der Psoriasis repräsentiert.

Patienten mit einer PAO haben zumeist eine sehr lange Krankheits- und Leidensgeschichte der „Irrungen und Wirrungen".

Wesentliches Merkmal der PAO ist die *sternokostoklavikuläre Hyperostose*. Etwa zwei Drittel unserer Patienten mit sternokostoklavikulärer Hyperostose hatten übrigens entweder eine PPP (etwa die Hälfte der Fälle) *oder* eine klassische Psoriasis, häufig mit pustulöser Komponente. Da man unterstellen muß, daß – ähnlich wie bei der klassischen Psoriasis – die PPP erst mit zeitlicher Verzögerung nach den ersten Skelettsymptomen auftreten kann, ist der Anteil von Patienten mit dieser Hautveränderung am Gesamtkrankengut einer sternokostoklavikulären Hyperostose noch wesentlich höher einzuschätzen. Die sternokostoklavikuläre Hyperostose geht klinisch zunächst mit einer Schwellung und auch Rötung, vor allem in der Manubriumregion einher, die allmählich zunehmen kann und sich auf die Klavikeln und vorderen Rippenpartien ausbreitet (s. Abb. 3.6.3 e). Diese Veränderungen sind äußerst schmerzhaft und behindern die Patienten in ihrer Beweglichkeit im Schultergürtelbereich (vor allem beim Heben der Arme). Bei zahlreichen Patienten konnten wir eine Intensivierung der pustulösen Hand- und Fußveränderungen mit der Akuität der entzündlichen Veränderungen in der Sternokostoklavikularregion beobachten.

Pathologisch-anatomisch steckt hinter der Schwellung und Rötung ein entzündlicher Destruktionsprozeß, der sich am Sternum, an den medialen Klavikulaenden und den Band- und Sehneninsertionen, insbesondere zwischen Rippen und Klavikeln, abspielt (s. Abb. 3.6.3 f–i). Dieser Entzündungsprozeß kann – bei Ausbreitung in die Retrosternalregion – auch einmal zu einer Kompression der großen zuführenden Venen mit sekundärer Thrombose (Bild des Thoracic-inlet-Syndroms) führen. Mit der Zeit kommt es infolge gleichzeitig auftretender reaktiv-reparativer und ankylosierender Verknöcherungen zu einer zunehmenden anatomisch bedingten Einschränkung der Beweglichkeit in den Gelenken zwischen Manubrium und Klavikeln. Neben diesen Veränderungen können sich

aufgrund unspezifischer spondylitischer Vorgänge in einem oder mehreren Wirbelkörpern entsprechende Schmerzen einstellen. Bei einem Befall – mit entzündlichen destruktiv-proliferativen Veränderungen – von großen Röhrenknochen oder auch von platten Knochen (z.B. Scapula, Becken) treten dort lokalisierte Schmerzen auf (s. Abb. 3.6.3 n–r). Das Befinden der Patienten ist im allgemeinen mäßiggradig beeinträchtigt, die BSG kann beschleunigt sein.

Die Assoziation der Skelettveränderungen mit HLA-B 27 ist noch nicht genau abzuschätzen, möglicherweise erreicht sie bis zu 50–60%.

Die therapeutischen Möglichkeiten der PAO haben bisher noch kein klares Konzept. Die Wirkung nichtsteroidaler Antiphlogistika ist erfahrungsgemäß zumeist bald erschöpft. Wir selbst beobachten inzwischen 8 Patienten mit einer Ciclosporinbehandlung mit sehr guter Beeinflussung der klinischen Symptome und der röntgenologischen Veränderungen. Langzeitergebnisse fehlen uns allerdings noch.

Dermatologie

Bei der Pustulosis palmoplantaris (PPP) handelt es sich um eine chronische Erkrankung der Handinnenflächen und Fußsohlen, charakterisiert durch rezidivierende Eruptionen von sterilen Pusteln auf zunächst normaler Haut. Bevorzugt werden dabei die mittleren Bereiche der Handinnenflächen und Fußsohlen (Abb. 3.6.3 a, c). Im einzelnen haben die Pusteln Stecknadelkopf- bis Reiskorngröße (Abb. 3.6.3 b, d), im Verlauf trocknen sie ein und schuppen schließlich ab. So verbleibt eine Polymorphie von gelblich-eingetrockneten Pusteln und kleinen braunen Schuppenkrusten (Abb. 3.6.3 c). In der Umgebung der frischen Pusteln besteht nur eine geringe Entzündungsreaktion. Später findet sich lediglich eine *leichte* erythematös-entzündliche Veränderung der Haut. Ein mäßiger Juckreiz kommt vor. Die richtige diagnostische Einordnung der PPP ist, wie bereits mehrfach erwähnt, der Schlüssel zur Klassifizierung der PAO. Daher ist es von großer Bedeutung, die pustulösen Veränderungen gegen eine *Dyshidrosis*, ein *dyshidrotisches Ekzem* oder eine *dyshidrotische Tinea* abzugrenzen.

Radiologie

Das Spektrum radiologischer Veränderungen bei der PAO ist außerordentlich breit und häufig

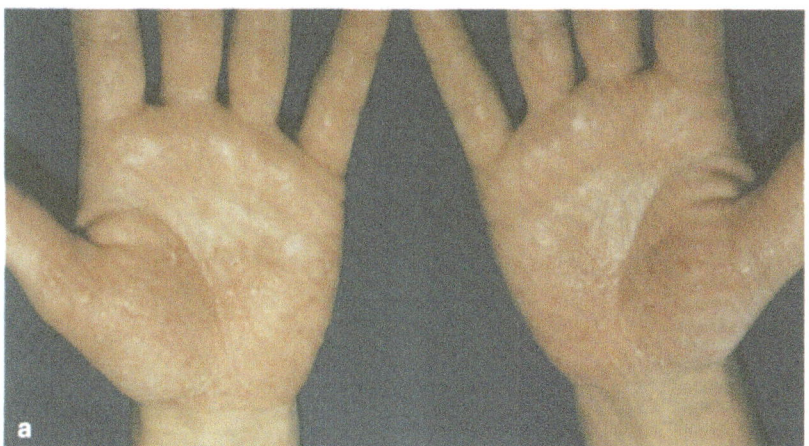

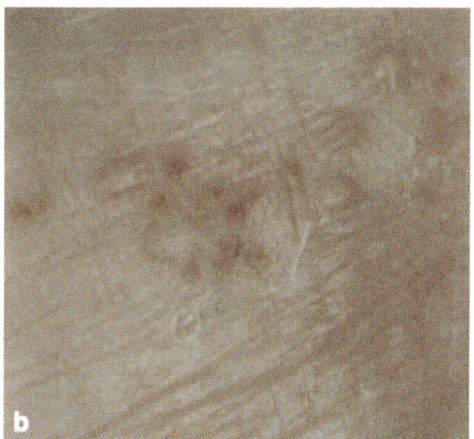

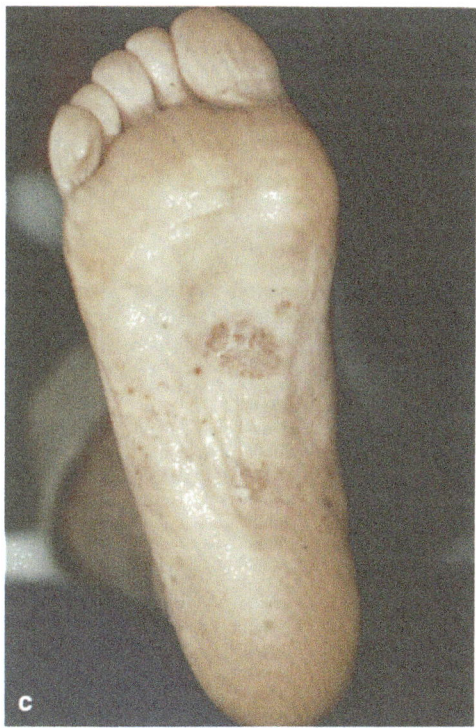

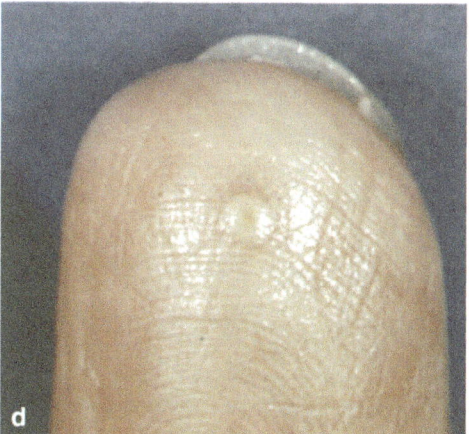

Abb. 3.6.3 a–u. Dermatologisch-radiologisches Potpourri bei PAO. **a–d** Typische Manifestationsformen der PPP. An den Händen (**a**) sind die kleinen Pusteln überwiegend um den Thenar und Hypothenar gruppiert. In **b** ist die ganze Polymorphie von floriden Pusteln neben eingetrockneten, mit braunen Schuppenkrusten bedeckten und auch eingebluteten (bei leichtgradiger erythematös-entzündlicher Veränderung der Haut) dargestellt. **e–u** s. S. 104, 106–109

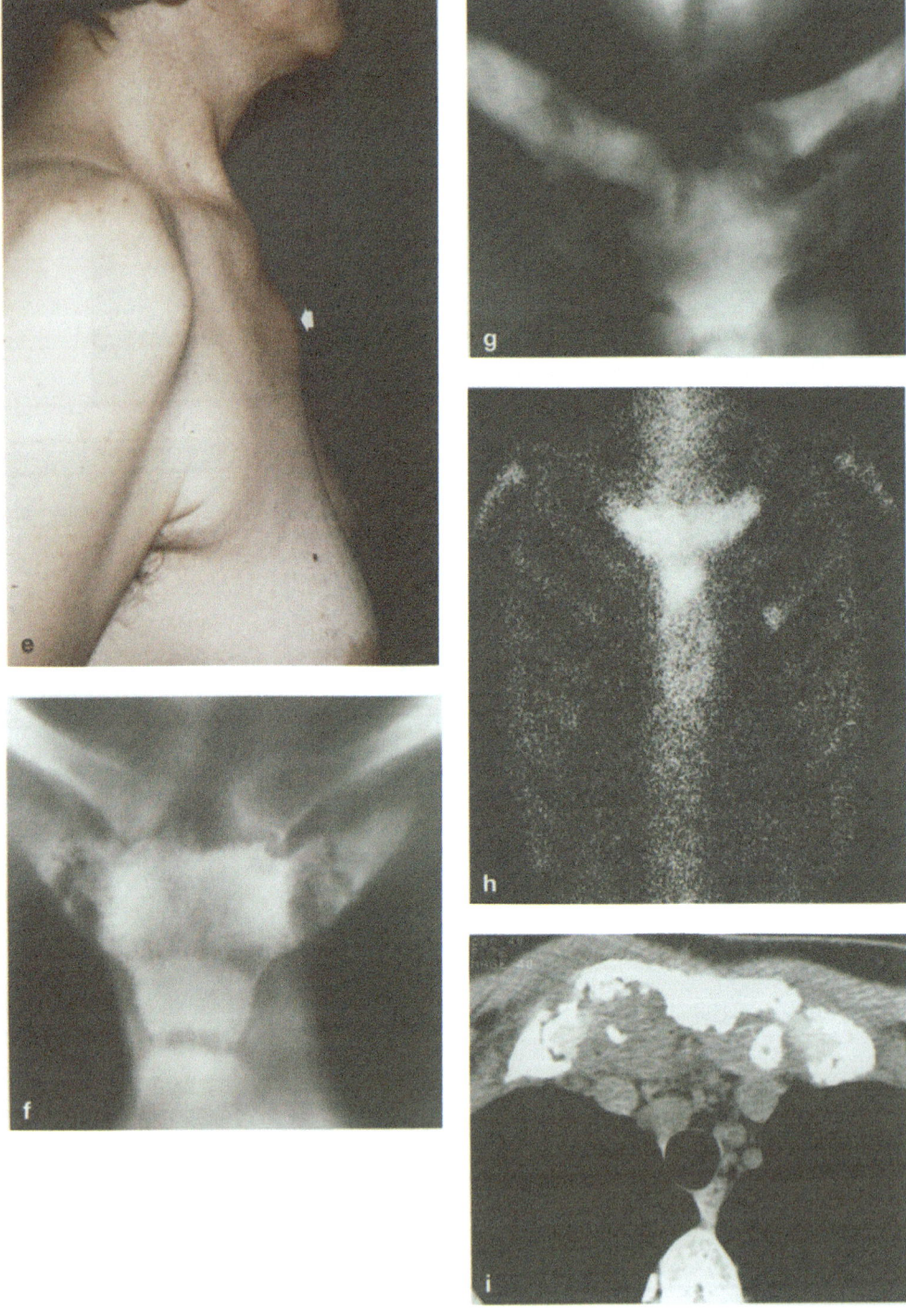

irreführend. Entsprechend haben die Patienten nicht selten eine lange Krankheitsodyssee hinter sich, ehe die korrekte Diagnose gestellt wird. In fast allen der von uns entdeckten Fälle waren langjährig mehrere Fachdisziplinen (Dermatologie, Radiologie, Orthopädie, Rheumatologie, Allgemeinmedizin etc.) involviert; es wurden aufwendige Untersuchungen (z.B. CT, MRT, Probeexzisionen etc.) veranlaßt, die – selbstverständlich – diagnostisch auch nicht weiterhalfen, solange der Fall nicht synoptisch, sozusagen fachübergreifend, betrachtet wurde. Wir selbst hatten anfangs auch große diagnostische und differentialdiagnostische Probleme, selbst in der Abgrenzung gegenüber malignen Tumoren, bis wir lernten, daß bei bestimmten radiologischen und szintigraphischen Veränderungen auch an ein solches Krankheitsbild zu denken ist, mit der Konsequenz, die Haut der Patienten, insbesondere an den Händen und Füßen, gründlich zu untersuchen. Andererseits wurden wir bei Patienten, die Rat wegen einer PPP einholten, dahingehend sensibilisiert, sie nach „rheumatischen" Beschwerden zu befragen.

Als hochspezifisch betrachten wir das *Skelettszintigramm* in der Speicherphase: sind die Sternokostoklavikulargelenke beteiligt – wie bei den meisten unserer Patienten–, dann findet sich dort eine typische massive Aktivitätsanreicherung in einer *stierkopfartigen Konfiguration* (Abb. 3.6.3h, k, p, s). Sieht man weitere stärkere Aktivitätsanreicherungen in einem Brust- oder

◁ **Abb. 3.6.3** (Fortsetzung). **e** Seitliches Bild bei sternokostoklavikulärer Hyperostose mit deutlich erkennbarer Schwellung und Rötung (klinisch Überwärmung) über dem Manubrium sterni. **f–i** Beispiele einer sternokostoklavikulären Hyperostose. Man beachte in **f** die ausgeprägten Sklerosierungen im Manubrium und in den manubriokostalen Verbindungen; Destruktion mit begleitender Sklerose um die Synchondrosis zwischen Manubrium und Corpus sterni. In **g** grobe Zerstörungen der Manubrioklavikulargelenke mit Luxation und ausgeprägter Sklerose in den Klavikeln. Diese können später grobkolbig „aufgetrieben" sein. Beginnende Ankylosierungen zwischen den zerstörten Gelenken von Manubrium und Klavikeln. Plattenförmige Sklerosierungen zwischen Manubrium und den ersten Rippen. Auch hier Destruktion der Synchondrosis zwischen Manubrium und Corpus sterni. In **h** das typische szintigraphische Bild der stierkopfartigen Traceranreicherung in der Sternokostoklavikularregion. Zu beachten ist auch die deutliche Anreicherung in der 3. Rippe links vorn. **i** CT-Schnitt durch die Sternokostoklavikularregion mit Darstellung der Weichgewebsformationen vor und hinter dem Manubrium und der manubrioklavikulären Verbindungen.

Lendenwirbelkörper oder in mehreren Segmenten (Abb. 3.6.3k), dann ist die Diagnose bei Bestätigung des Hautbefundes als sicher anzusehen und weitere diagnostische Maßnahmen, bis auf die Anfertigung einfacher Röntgenaufnahmen, sind unnötig. Präsentieren sich Patienten primär mit paraossären Verknöcherungen, z.B. am Femur (Abb. 3.6.3q) oder an der Tibia, oder mit einem entzündlich-destruktiven und sklerosierenden Prozeß, z.B. an der Scapula (Abb. 3.6.3r), und sieht man im Szintigramm nicht nur dort, sondern auch in der Sternokostoklavikularregion eine massive Anreicherung in stierkopfartiger Konfiguration, kann bei positivem Hautbefund oder positiver Familienanamnese die Diagnose ebenfalls als gesichert gelten. Vor allem erübrigt sich eine „blutige" Diagnostik (Dihlmann 1993).

Das röntgenologische Bild der *sternokostoklavikulären Hyperostose* besteht aus destruktiven Veränderungen in Manubrium und medialem Klavikularbereich, kombiniert mit reaktiv-reparativen Sklerosierungen (Abb. 3.6.3f, g, i). Diese Sklerosierungen greifen auf die Klavikeln zunehmend über, fernerhin auf die oberen vorderen Rippen. Gleichzeitig kommt es zu Verknöcherungen im interossären Bandbereich (z.B. Ligg. costoclavicularia), die dem Ganzen einen plattenförmigen Ossifikationsaspekt geben (Abb. 3.6.3f). Dabei können die medialen Klavikulaenden eine erhebliche Volumenzunahme erfahren. Häufig ist auch die Synchondrose zwischen Manubrium und Corpus sterni entzündlich destruktiv verändert mit Spalterweiterung etc. (Abb. 3.6.3f, g). Im CT sieht man in akuten Stadien in der Regel eine Weichgewebsmasse, die sich dorsal vom Manubrium entwickelt (Abb. 3.6.3i).

Sind *Wirbelkörper* oder zwei Bewegungssegmente unter Einschluß des Intervertebralraumes involviert, so finden sich im Röntgenbild zumeist *sklerosierende Veränderungen*, nicht selten kombiniert mit syndesmophyten- oder mixtaosteophytenähnlichen Anbauten (Abb. 3.6.3j, m, t, u). Solche Anbauten beweisen die Verwandtschaft der PAO mit der ankylosierenden Spondylitis und rechtfertigen u.a. die Einordnung in die Gruppe der seronegativen Spondarthritiden. Isoliert betrachtet sind die sklerosierenden Veränderungen an den Wirbelkörpern und die Destruktionen im Intervertebralraum nicht von einer primär subakut bis chro-

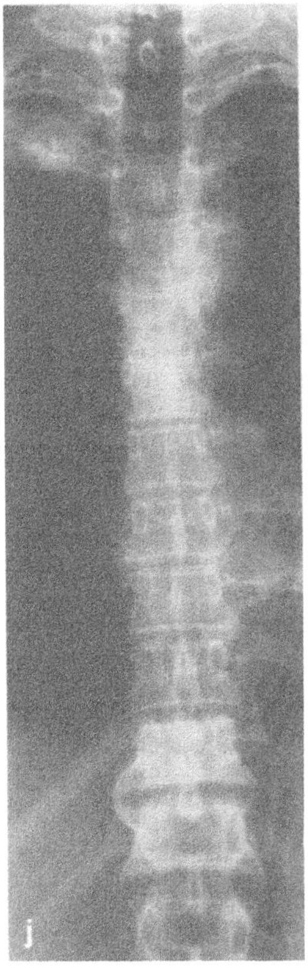

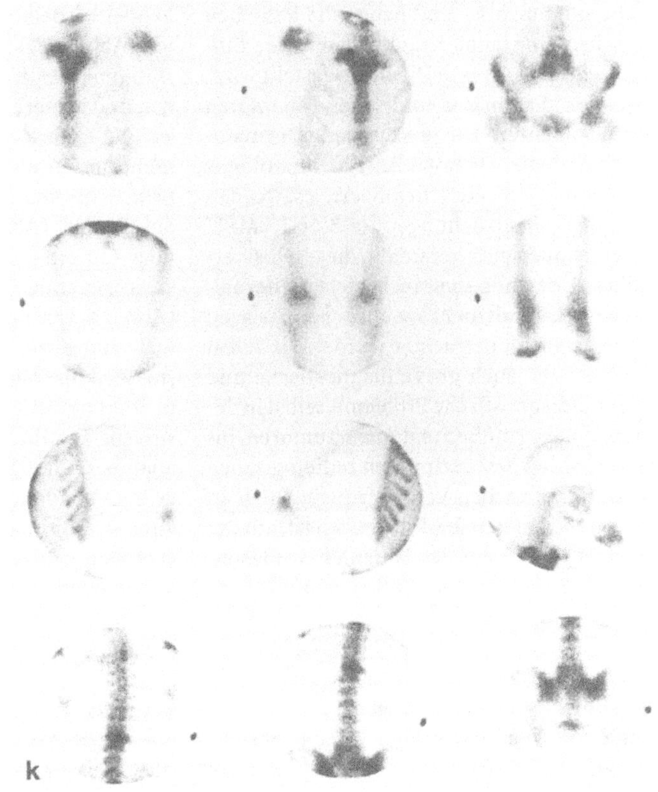

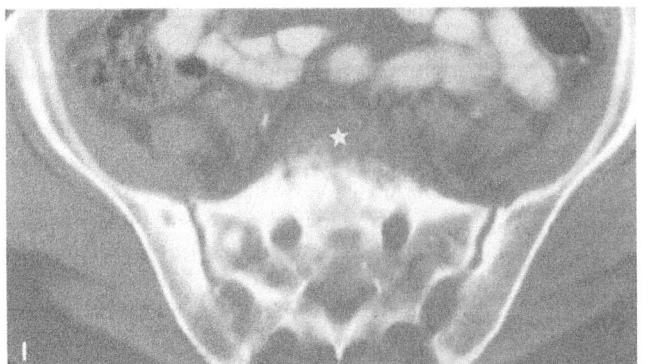

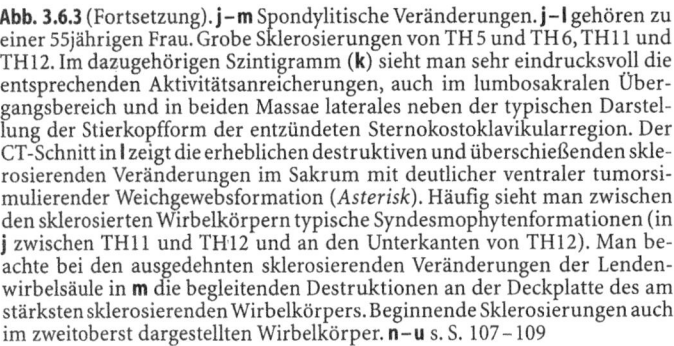

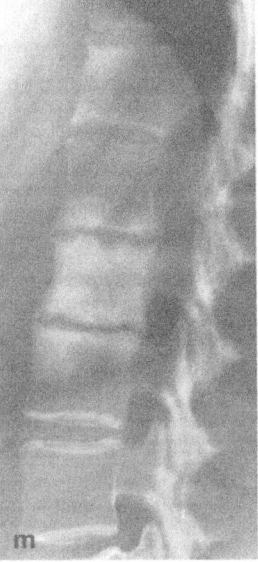

Abb. 3.6.3 (Fortsetzung). **j–m** Spondylitische Veränderungen. **j–l** gehören zu einer 55jährigen Frau. Grobe Sklerosierungen von TH 5 und TH 6, TH 11 und TH 12. Im dazugehörigen Szintigramm (**k**) sieht man sehr eindrucksvoll die entsprechenden Aktivitätsanreicherungen, auch im lumbosakralen Übergangsbereich und in beiden Massae laterales neben der typischen Darstellung der Stierkopfform der entzündeten Sternokostoklavikularregion. Der CT-Schnitt in **l** zeigt die erheblichen destruktiven und überschießenden sklerosierenden Veränderungen im Sakrum mit deutlicher ventraler tumorsimulierender Weichgewebsformation (*Asterisk*). Häufig sieht man zwischen den sklerosierten Wirbelkörpern typische Syndesmophytenformationen (in **j** zwischen TH 11 und TH 12 und an den Unterkanten von TH 12). Man beachte bei den ausgedehnten sklerosierenden Veränderungen der Lendenwirbelsäule in **m** die begleitenden Destruktionen an der Deckplatte des am stärksten sklerosierenden Wirbelkörpers. Beginnende Sklerosierungen auch im zweitoberst dargestellten Wirbelkörper. **n–u** s. S. 107–109

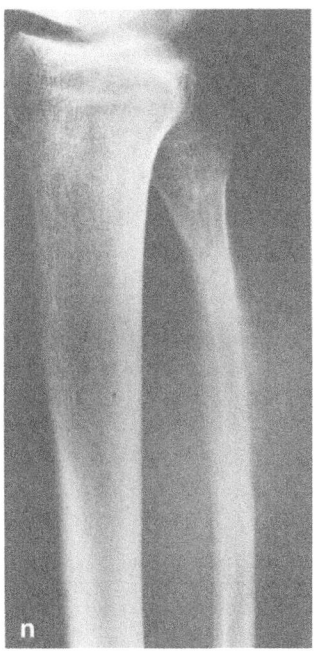
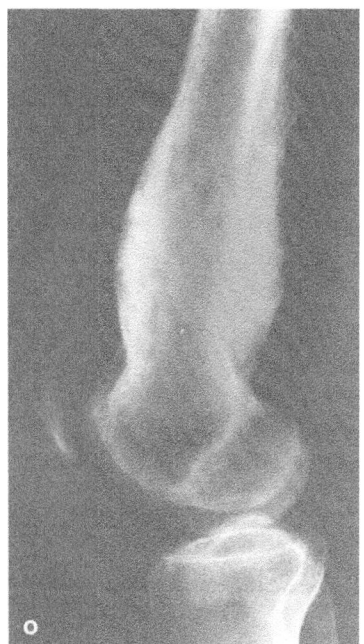

Abb. 3.6.3 (Fortsetzung). **n, o** Beispiele für destruktiv-proliferative Veränderungen an Röhrenknochen. Bei dem jungen Mann in **n** war zunächst auf der kontralateralen Seite eine grobe spikulaartige Periostverknöcherung in der distalen Fibula aufgetreten, die man für ein periostales Osteosarkom hielt. Die Probeexzision erbrachte lediglich eine unspezifische Entzündung. Wegen der starken Schmerzsymptomatik schließlich Resektion der kontralateralen Fibula im unteren Drittel. Bald traten aber an der dazugehörigen Tibia und an der kontralateralen Fibula (**n**) neue periostale Reaktionen auf, die mit starken Schmerzen einhergingen. Im Skelettszintigramm eindeutige pathologische Anreicherung in der Sternokostoklavikularregion. Bei der jungen Patientin in **o** grobe proliferative Veränderungen an dem distalen Femur, fast symmetrisch auf der Gegenseite, ein Osteosakrom imitierend; gleichzeitig (hier nicht dargestellt) erhebliche sklerosierende Veränderungen an einigen Wirbelkörpern. Die Patientin hatte eine lange Odyssee durch verschiedene Krankenhäuser und ambulante ärztliche Einrichtungen hinter sich, wobei u.a. der Verdacht auf ein multizentrisches Osteosarkom ausgesprochen worden war. Klinisch erhebliche Schmerzen. Die Pustulosis palmoplantaris trat rekurrierend auf, besonders dann, wenn die Schmerzsymptomatik in den befallenen Skelettabschnitten am stärksten war. Bei diesem Fall kam es erst relativ spät zu einer sternokostoklavikulären Hyperostose, so daß wir berechtigterweise zunächst an eine Assoziation zwischen PPP und chronisch-rekurrierender multifokaler Osteomyelitis dachten. **p–u** s. S. 108, 109

nisch verlaufenden bakteriellen Spondylitis oder Spondylodiszitis zu unterscheiden. Daher kommt es auch zu so vielen unnötigen und überflüssigen Probebiopsien oder sonstigen „blutigen" chirurgischen Maßnahmen, wenn präoperativ nicht das Systemische der Veränderungen erkannt wird.

Bei einigen Patienten findet sich zusätzlich das Bild einer klassischen Sakroiliitis vom Typ „buntes Bild", manchmal auch asymmetrisch angeordnet.

Bei einer Beteiligung von Skelettabschnitten außerhalb der Wirbelsäule trifft man überwiegend der *Kompakta aufliegende proliferative Veränderungen* an (Abb. 3.6.3 n–q), die daruntergelegene Kompakta ist meistens leicht atrophisch. An der Scapula konnten wir bei einem Patienten ausgedehnte sklerosierende Veränderungen und umschriebene Destruktionen finden (Abb. 3.6.3 r, s). Die produktiven Vorgänge auf der Knochenaußenfläche sind manchmal von juxtakortikalen Osteosarkomen nicht zu unterscheiden, insbesondere dann nicht, wenn man nicht das gesamte Krankheitsbild sieht oder wenn sich der Patient ausschließlich mit einer solchen Manifestation präsentiert. In letzterem Fall wird sich eine Probeexzision nicht vermeiden lassen. Im Insertionsbereich von Sehnen

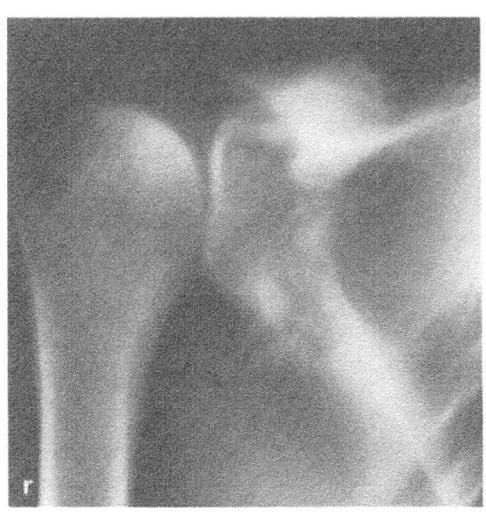

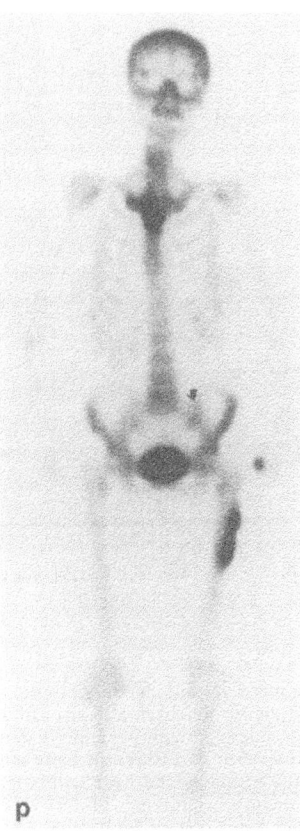

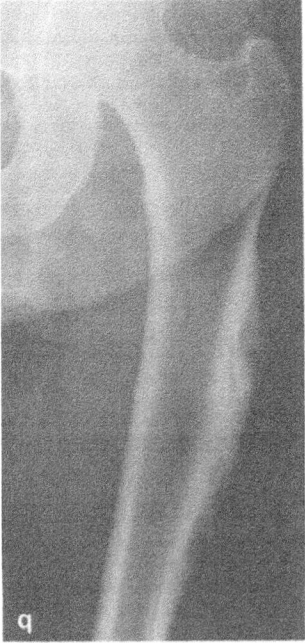

Abb. 3.6.3 (Fortsetzung). In **p** und **q** grobe hyperosto- ▷
tische Veränderung am proximalen Femur lateral, ein
juxtakortikales Osteosarkom imitierend. Bei der
70jährigen Frau gleichzeitig ausgeprägte sternokostoklavikuläre Hyperostose am Kriterium der stierkopfartigen Aktivitätsanreicherung. Beginnende Spondylitis im 1. Sakralsegment. **r, s** 40jähriger Mann mit erheblichen Schmerzen in der rechten Scapula. Die im
Schichtbild dargestellten Destruktionen im unteren
Scapulabereich, kombiniert mit Osteoproliferationen
(Spikulabildungen), brachten uns zunächst auf die
Diagnose eines atypisch lokalisierten Osteosarkoms.
Die Probeexzision erbrachte aber eine unspezifische
Ostitis. Erst auf einem später angefertigten Szintigramm (**s**) und bei Betrachtung der Hände und Füße
des Patienten kamen wir auf die Diagnose einer PAO.
Ausgeprägte stierkopfartige Anreicherung der Sternokostoklavikularregion, wo sich entsprechende klinische und radiologische Veränderungen fanden.
Deutliche Aktivitätsanreicherung auch in L5 und S1
sowie in beiden Massae laterales des Sakrums, wo sich
röntgenologisch erhebliche sklerosierende Veränderungen nachweisen ließen. **t, u** Bei diesem 45jährigen
Mann fielen zunächst eine Destruktion und paraos-
sale Ossifikation am linken Femur auf, ähnlich wie bei
einem juxtakortikalen Osteosarkom oder einer sklerosierenden Metastase eines Bronchialkarzinoms. Ein
auf dem osteologischen Sektor nicht sehr erfahrener
Pathologe stellte an der 1. Biopsie zunächst – nach entsprechender Vorinformation durch uns – die Diagnose eines juxtakortikalen Osteosarkoms. Daraufhin
2. ausgiebige Probeexzision, die schließlich die Diagnose einer unspezifischen Entzündung im Sinne einer kalzifizierenden Tendinitis erbrachte. Erst dann
erfolgte eine Skelettszintigraphie mit klassischer Darstellung einer sternokostoklavikulären Hyperostose
und massiven Aktivitätsanreicherungen in Höhe der
HWK 4–6. Dort sieht man (**t**) ausgedehnte Sklerosierungen und an der vorderen Oberkante von C 6 einen
Syndesmophyten. Im CT (**u**) deutliche prävertebrale
Weichteilmasse (*Asterisken*), einer unspezifischen Ge-
websentzündung entsprechend

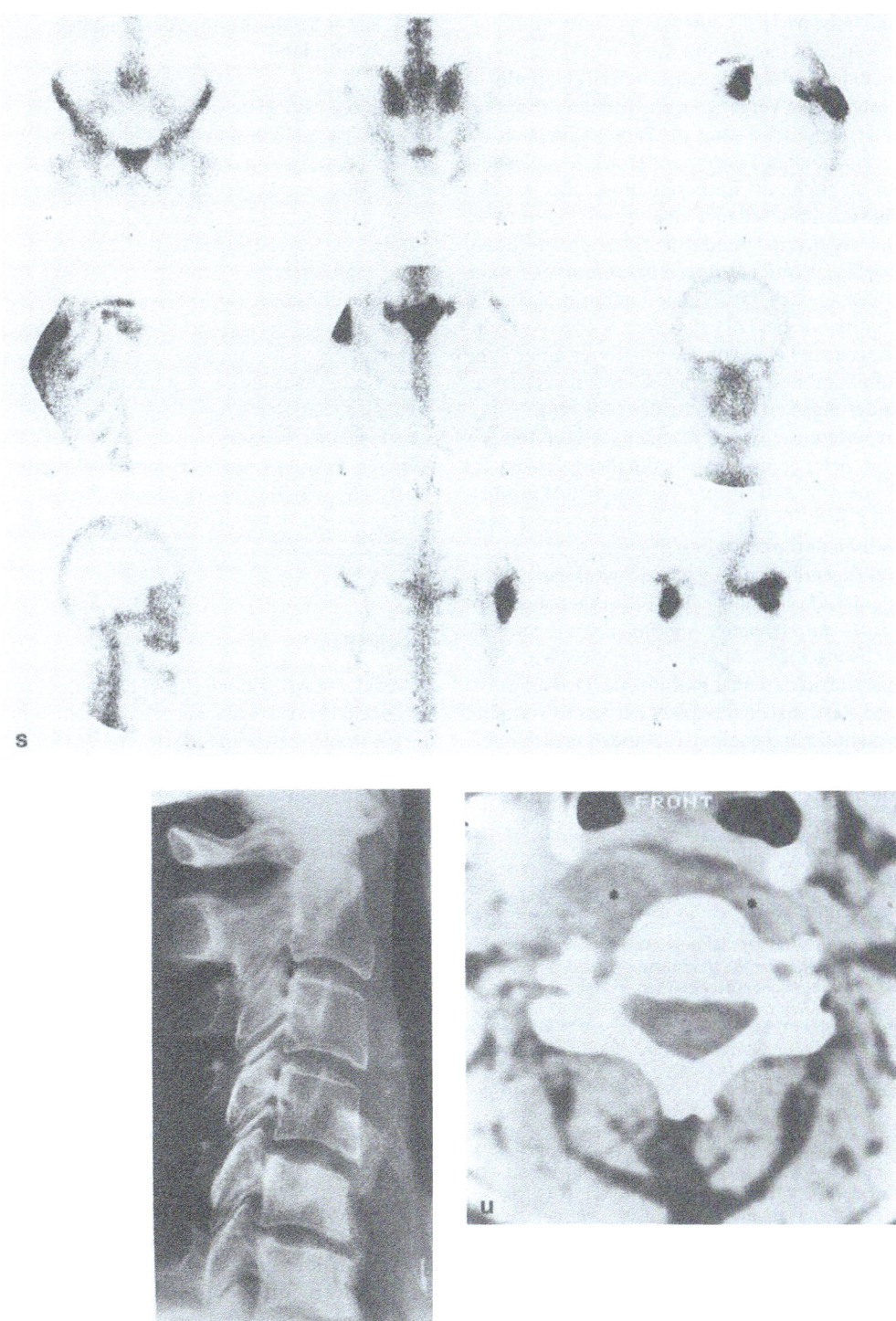

und Bändern (z.B. Glutaeus maximus, Adduktoren an der Linea aspera des Femurs) kommt es im Rahmen der PAO nicht selten zu entzündlich-destruktiven Vorgängen, die man bei später einsetzender Verkalkung im Paraossalbereich als *kalzifizierende Tendinitis* bezeichnet. Diese ist nosologisch als Enthesiopathie, also als ein Teilsymptom (seltener alleiniges Symptom) der seronegativen Spondarthritiden einzuordnen. Die *Skelettveränderungen bei chronischer Akne* sollen – nach bisherigen Literaturangaben – ähnlich wie bei PAO aussehen. Solche Veränderungen sind aber von Assoziationen einer Acne fulminans und Acne congloblata mit Skelettveränderungen zu unterscheiden (s. S 128).

In unserem eigenen Krankengut konnten wir eine Beteiligung von Gliedmaßengelenken im Sinne einer Arthritis bei chronischer Akne übrigens nicht finden, während dieses bei der Acne fulminans durchaus beschrieben ist.

Bei Jugendlichen mit einer Pustulosis palmoplantaris konnten wir drei Fälle einer sog. *chronisch-rekurrierenden multifokalen Osteomyelitis* beobachten. Die Assoziation zwischen chronisch rekurrierender multifokaler Osteomyelitis und Pustulosis palmoplantaris ist hinreichend bekannt. Röntgenologisch handelt es sich dabei um destruktiv-proliferative Veränderungen, vor allem in den Metadiaphysen der großen Röhrenknochen, die simultan oder zeitlich versetzt auftreten und rezidivieren.

Literatur

Dihlmann W (1993) Akquiriertes Hyperostose-Syndrom (sogenannte pustulöse Arthroosteitis). Literaturübersicht einschließlich 73 eigener Beobachtungen. Wien Klin Wochenschr 105: 127

Ellis BJ, Shier CRK, Leisen JJC et al. (1987) Acne-associated spondyloarthropathy: Radiographic features. Radiology 167: 541

Kahn MF, Chamot AM (1992) SAPHO Syndrome. Rheum Dis Clin North Am 18: 225

Kasperczyk A, Freyschmidt J (1993) Pustulotic arthroosteitis: Spectrum of bone lesions with palmoplantar pustulosis. Radiology 191: 207

Kasperczyk A, Freyschmidt, J Ostertag H (1990) Tumorsimulierende Knochenläsionen bei sternokostoklavikulärer Hyperostose und Pustulosis palmoplantaris. Röfo 152: 10

Schilling F (1986) Spondarthritis hyperostotica pustulo-psoriatica. In: Schilling F (Hrsg) Arthritis und Spondylitis psoriatica. Steinkopff, Darmstadt, S 289–296

Sonozaki H, Mitsui H, Miyanaga Y et al. (1981) Clinical features of 53 cases with pustulotic arthroosteitis. Ann Rheum Dis 40: 547

3.6.4 Reiter-Syndrom und andere reaktive Arthritiden

Erythema nodosum, Konjunktivitis, Iridozyklitis, psoriasiforme Effloreszenzen (Kopfhaut, Bauchnabel), Mund-, Rachenschleimhautveränderungen; unspezifische Urethritis, Balanitis erosiva circinata.

Klinik: Oligomonarthritis untere Extremitäten, Achillobursitis.

Röntgen: produktiv-destruktive Fibroostitis, Periostverknöcherungen; erosive und nicht-erosive Arthritis, untere Extremität asymmetrisch; Sakroiliitis Typ „buntes Bild", Parasyndesmophyten.

Radiologisches Programm: symptomatische Gelenke, Sakroiliakalgelenke mit Lendenwirbelsäule, wie bei ankylosierender Spondylitis. Eventuell Skelettszintigraphie in der Basisdiagnostik.

Definition

Bei reaktiven Arthritiden (REA) handelt es sich um Zweiterkrankungen nach bakteriell induzierten urogenitalen und gastrointestinalen Infektionen, die in einem zeitlichen Intervall zur Primärinfektion von etwa 1–2 Monaten und in örtlicher Distanz zum Ort der primären Infektion mit akuter/subakuter, häufig selbstlimitierender Mono- und Oligoarthritis (asymmetrisch, überwiegend untere Extremität) und häufig flüchtiger Sakroiliakalarthritis auftreten. Ist die Sakroiliitis mit zusätzlichen Veränderungen am Achsenskelett stärker ausgeprägt und bestehen gleichzeitig entzündliche Veränderungen an Haut und Schleimhäuten sowie am Auge, so spricht man von einem Reiter-Syndrom.

Allgemeine Klinik

Während früher ein direkter Keimnachweis in den entzündeten Gelenken nicht gelang und dieser Tatbestand als charakteristisch für die reaktiven Arthritiden betrachtet wurde, so kann man heute mit verfeinerten Methoden (z.B. Polymerasekettenreaktion, PCR) feinste Oberflächenstrukturen von Bakterien, wie z.B. Campylobacter, Salmonellen, Shigellen und Yersinien (im Zusammenhang mit einer vorausgegangenen

Enteritis) und Chlamydien, Gonokokken und Ureaplasmen (im Zusammenhang mit einer vorausgegangenen Urethritis) nachweisen. Man vermutet, daß die Bakterienfragmente über zirkulierende Immunkomplexe (z.B. mit Yersiniazellfragment als Antigen) in die Gelenkschleimhaut gelangen.

Es gilt die Regel, daß viele Organismen ein Syndrom und andererseits ein Organismus viele Syndrome auslösen können („many organisms – one syndrome; one organism – many syndromes").

Von Chlamydien ist bekannt, daß sie sowohl ein klassisches Reiter-Syndrom wie auch andere reaktive Arthritiden, enteropathische Spondarthritiden und eine Uveitis auszulösen vermögen. Auf die an HLA-B27 gekoppelte genetische Prädisposition, an einer reaktiven Arthritis zu erkranken, wurde bereits im einleitenden Kapitel hingewiesen.

Man schätzt, daß etwa 3% aller Patienten mit den oben zitierten bakteriellen Infektionen im Urogenital- und Darmbereich eine REA bekommen. Bei einer Yersiniaenterokolitis rechnet man sogar mit einer Inzidenz von 30%.

Im folgenden werden einige wesentliche reaktive Arthritiden näher besprochen.

Posturethritische reaktive Arthritis und Chlamydien-Arthritis

In 1–4% aller nichtgonorrhoischen Urethritiden tritt eine Arthritis als Zweit- oder Folgeerkrankung auf, wobei 50% dieser Fälle durch Chlamydia trachomatis verursacht werden. Gut ein Drittel der Betroffenen kann das Vollbild eines Reiter-Syndroms entwickeln (s. unten); es handelt sich dabei überwiegend um jüngere Menschen. Die Arthritis beginnt 2–4 Wochen nach der Urogenitalinfektion und heilt innerhalb von gut 4 Monaten aus. Mit Rezidiven ist in zwei Drittel der Fälle zu rechnen, längerfristige Arthritiden kommen jedoch seltener vor. Dementsprechend finden sich auch nur sehr selten regelrechte erosive entzündliche Gelenkveränderungen mit röntgenologischem Korrelat.

Yersiniaarthritis

Der Erreger dieser häufigsten postenteritischen Arthritis ist Yersinia enterocolitica. Wie bereits erwähnt, ist in bis zu 30% der Fälle mit einer reaktiven Arthritis nach Yersiniaenterokolitis zu rechnen. Die Arthritis verläuft akut oder subakut und äußert sich in Oligo- oder Polyarthritiden mit serösen Gelenkergüssen, vor allem an den Knie- und oberen Sprunggelenken, die wiederum in der Regel spontan und ohne Defekte ausheilen. Die Patienten können ein *Erythema nodosum* entwickeln. Bei HLA-B27-positiven Patienten ist eine Sakroiliitis nicht selten, und es kann daraus ein Reiter-Syndrom, später auch eine ankylosierende Spondylitis entstehen.

Salmonellenarthritis

In etwa 1–2% der Fälle tritt eine reaktive Arthritis nach Salmonellenenteritis auf. Sie äußert sich als Oligoarthritis, zumeist der unteren Extremität, 2–4 Wochen nach dem Infekt (mit unspezifischer Gastroenteritis oder Enterokolitis oder als regelrechter Typhus). Bei HLA-B27-positiven Patienten kann sich ein Reiter-Syndrom oder eine ankylosierende Spondylitis entwickeln.

Shigellenarthritis

Oligoarthritiden, besonders an der unteren Extremität, treten etwa 1–4 Wochen vor allem nach einer Infektion mit Shigella dysenteriae (Ruhr) auf. Man kann in etwa 1,5% der Fälle mit einer solchen reaktiven Arthritis rechnen. Die Veränderungen an den Gelenken heilen in der Regel aus. Man vermutet, daß eine Shigellenenteritis überhäufig Auslöser eines Reiter-Syndroms ist.

Campylobacterarthritis

In den letzten Jahren wird Campylobacter zunehmend als Erreger gastrointestinaler Infektionen beim Menschen beobachtet. In etwa 1–10% der Fälle kommt es nach einer Enteritis zu einer reaktiven Arthritis, aus der sich wiederum ein komplettes Reiter-Syndrom entwickeln kann.

Reiter-Syndrom

Das Reiter-Syndrom ist eine ausgesprochen androtrope Erkrankung (Geschlechtsverhältnis Männer zu Frauen 9:1) mit einem Altersgipfel bei

Erkrankungsbeginn zwischen dem 20. und 30. Lebensjahr. Etwa l,5% der postvenerischen und postenteritischen Infektionen führen zu einem Reiter-Syndrom.

HLA-B27 ist in 90–100% der Fälle positiv. In der Vorgeschichte der Patienten finden sich gonorrhoische und nichtgonorrhoische Urethritiden, fernerhin gastrointestinale Infektionen (z.B. Ruhr mit Shigella dysenteriae, Salmonellosen, Yersiniainfektionen etc.). Die Erkrankung beginnt zumeist akut mit Arthralgien, Gelenkschwellung und Ergußbildung unter asymmetrischer Bevorzugung der Knie- und Sprunggelenke. Grundsätzlich können aber auch andere Gelenke in der Symptomatik führend sein.

Schon früh kann es infolge einer Fibroostitis, Periostitis und/oder Achillobursitis zu schmerzhaften Fersenschwellungen kommen. In der akuten Phase, die mit Fieber einhergehen kann, finden sich häufig auch eine ausgeprägte Konjunktivitis und/oder Iridozyklitis und eine unspezifische Urethritis. Diese *Reiter-Trias* (Arthritis, Urethritis, Konjunktivitis) kann sich aber auch „verzettelt" über einen größeren Zeitraum hinziehen.

Manchmal sind Urethritis und Konjunktivitis minimal ausgeprägt und werden von Arzt und Patient nicht beachtet. Die Hautveränderungen (s. unten) bestehen aus einem Erythema nodosum oder aus psoriasiformen Effloreszenzen, fernerhin aus aphthösen Mundschleimhautveränderungen und zusätzlich einer Balanitis circinata. Liegen Hautveränderungen vor, spricht man übrigens von einer *Reiter-Tetras*.

Die beschriebene Symptomatik dauert in etwa 50% der Fälle minimal 3–6 Wochen, maximal bis zu 6 Monaten. Bei den übrigen Patienten tritt das Krankheitsbild in ein chronisches Stadium, bei dem die Gelenksymptomatik mit zunehmendem polyartikulären Fußgelenkbefall, chronischer Sakroiliitis und Spondylitis im Vordergrund steht.

HIV-infizierte und an Aids erkrankte Menschen haben einen 144fachen Anstieg in der Prävalenz des Reiter-Syndroms (Salomon et al. 1988) (s. auch S. 87).

Dermatologie

Die bisher erwähnten reaktiven Arthritiden können alle mit einem Erythema nodosum einhergehen.

Unter dem morphologischen Begriff *Erythema nodosum* versteht man eine akut symmetrisch auftretende nodöse erythemartige Reaktion der Haut auf dem Boden eines allergisch-hypersensitiven Reaktionsmechanismus (sog. „Id"-Reaktion). Verbunden mit allgemeinem Krankheitsgefühl und Fieber treten an beiden Unterschenkelstreckseiten und um die Knie- und Fußgelenkregion herum rote, derbe, kutan bis subkutan gelegene Knoten auf, die äußerst druckschmerzhaft sind (Abb. 3.6.4a); diese Veränderungen können auch an den Unterarmen und am Gesäß auftreten. Im weiteren Verlauf der Erkrankung ändert sich die Farbe über livid-rot bis zu gelblich-grünlichen Farbtönungen zur postinflammatorischen Hyperpigmentierung nach Rückbildung der Knoten; es kommt *nicht* zu einer Einschmelzung. Differentialdiagnostisch davon abzugrenzen ist das Erythema induratum Bazin, das an den Waden auftritt und eine Neigung zur Einschmelzung hat. Des weiteren ist differentialdiagnostisch zu denken an die Pannikulitis, die nodöse Vaskulitis und an die Periarteriitis nodosa cutanea, die sämtlich chronisch verlaufen.

Die spezifische Reiter-Symptomatik stellt sich aus dermatologischer Sicht folgendermaßen dar:

An den Augen sieht man eine Iridozyklitis und/oder eine Konjunktivitis (Abb. 3.6.4b).

Psoriasiforme Effloreszenzen kommen vorzugsweise an den Handflächen und Fußsohlen, an der behaarten Kopfhaut und an der Bauchnabelregion vor (Abb. 3.6.4c); prinzipiell können aber erythematosquamöse Hautveränderungen, von Münzgröße bis zu ausgedehnten Arealen, an jeder Körperstelle zu finden sein. Bei ca. 10% der Erkrankten wird das typische schwielenartige Keratoderma blennorrhagicum beschrieben. Vielfach sind die distalen Phalangen von Fingern und Zehen und die Paronychien (Region

Abb. 3.6.4a–j. Reiter-Syndrom. **a–d** Dermatologische Veränderungen: **a** typisches Erythema nodosum, **b** Konjunktivitis am rechten Auge, **c** typische psoriasiforme Effloreszenzen, **d** Balanitis circinata. **e–j** s. S. 115

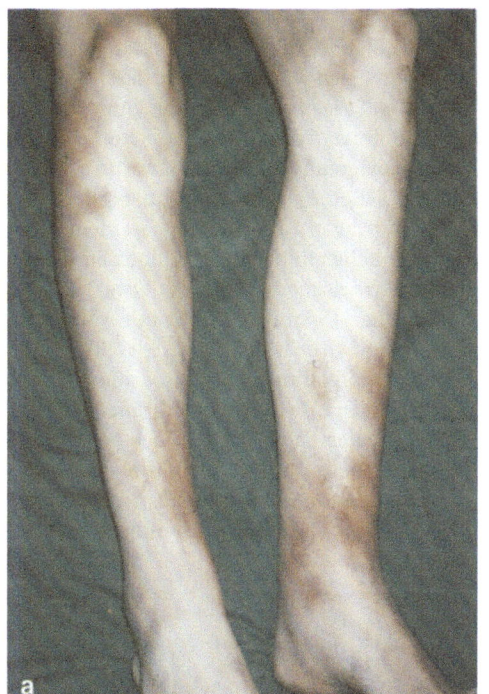

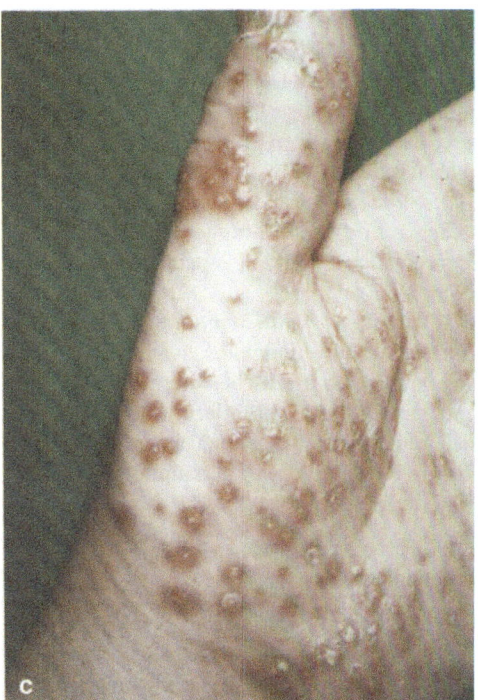

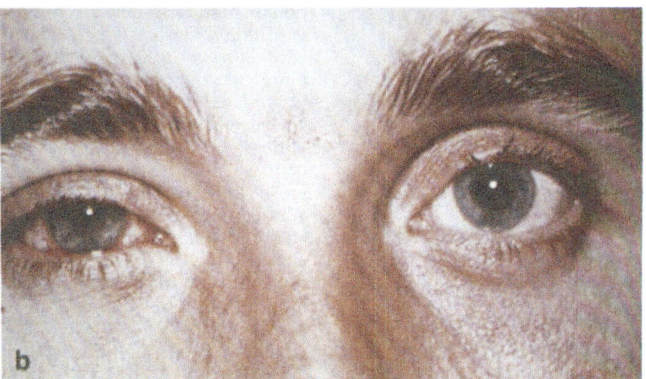

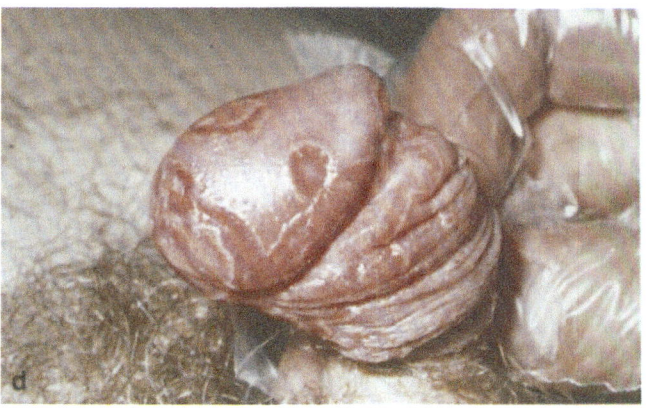

um die Nägel herum, Paronychium) befallen. Es kommt zur Nageldystrophie und zum vollständigen Nagelverlust. Die eben beschriebenen Veränderungen entsprechen klinisch und histologisch der exsudativen Psoriasis vulgaris oder der Psoriasis pustulosa.

Mund- und Rachenschleimhautveränderungen bestehen aus diffusen Rötungen der Schleimhaut, erythematösen Flecken, Papeln, Erosionen und Hämorrhagien.

Die *Balanitis erosiva circinata* erkennt man an zunächst grau-weißen Flecken an der Glans penis, die später in rundliche, rote, nässende Herde übergehen. Diese Veränderungen vergrößern sich und bilden dann landkartenartig bizarr geformte Herde auf der Glans und dem inneren Blatt des Präputiums (Abb. 3.6.4 d).

Radiologie

Die *reaktiven Arthritiden* an den großen und kleinen Gelenken und der unteren Extremität – zumeist asymmetrisch – verursachen in der Regel keine charakteristische Röntgensymptomatik, da sie nach Wochen ausheilen. Anders verlaufen die Veränderungen beim Reiter-Syndrom: hier sind es etwa 50% der Fälle, die in ein chronisches Stadium treten und charakteristische Röntgensymptome verursachen. Dazu gehört die *Sakroiliitis* vom Typ „buntes Bild" (s. S. 89). Zu einem ähnlichen Nebeneinander von osteodestruktiven und osteoproliferativen Veränderungen kommt es an den befallenen Gelenken überwiegend der unteren Extremität. Bei oligo-, aber auch mono-, seltener polyartikulärem Befallsmuster finden sich neben einer häufig sehr ausgeprägten gelenknahen Osteoporose mit Erosionen und – seltener – Destruktionen zarte *Periostverknöcherungen* in den meta-/diaphysären Röhrenknochenabschnitten der artikulierenden Knochen (Abb. 3.6.4 f, g). Sie kommen vor allem am Fußskelett vor, entstehen frühestens nach klinischem Beginn der akuten/subakuten Arthritis und treten noch vor einer gelenknahen Entkalkung auf. In späteren Stadien (nach Jahren bis Jahrzehnten) sieht man zunehmende Destruktionen und Mutilationen sowie Fehlstellungen, ähnlich wie bei der rheumatoiden Arthritis, nur mit dem Unterschied, daß bei der Reiter-Arthritis zusätzlich periostale Verknöcherungen bestehen. Der seltene *Wir-*

belsäulenbefall spielt sich überwiegend im unteren Thorakal- und oberen Lumbalbereich ab. Dort bilden sich wie bei der Psoriasisspondarthritis sog. Parasyndesmophyten (Abb. 3.6.4 e), selten kommen auch Syndesmophyten wie bei der ankylosierenden Spondylitis vor. In anderen seltenen Fällen kann es auch zu regelrechten Ankylosierungen und insgesamt zu einem Bechterew-ähnlichen Bild kommen. Eine Beteiligung der Halswirbelsäule wird nur in etwa 3,4% der Fälle gesehen (Spondylarthritis mit Ankylosierungen der Wirbelbogengelenke, ventrale diskusnahe Ossifikationen, anteriore atlantoaxiale Dislokation, kranio-vertebrale Veränderungen). Es werden auch *Spondylodiszitiden* beobachtet, die zu ziemlich groben Destruktionen der angrenzenden Grund- und Deckplatten bei Intervertebralraumverschmälerung führen können (Abb. 3.6.4 j).

Abb. 3.6.4 (Fortsetzung). **e–j** Beispiele für Skelettveränderungen. **e** Typische Parasyndesmophytenformationen. Man sieht bei dem mit *Pfeil im unteren rechten Bildteil* markierten sowie bei dem am 12. Brustwirbelkörper *links unten* dargestellten Parasyndesmophyten, daß sie stierhornartig aus dem Wirbelkörper heraus- und an dem benachbarten Wirbelkörper vorbeiwachsen. Der 38jährige Mann hatte eine etwa 15 Jahre lange Anamnese eines Reiter-Syndroms. Bei demselben Patienten waren, nach vorausgegangenen erosiv-destruktiven entzündlichen Vorgängen die Wirbelbogengelenke an der HWS vollständig ankylosiert. **f–h** gehören zu einem 22jährigen Patienten, der sich klinisch mit Urethritis und Konjunktivitis in der jüngeren Anamnese sowie mit einer groben Schwellung im gesamten rechten Fuß- und oberen Sprunggelenkbereich präsentierte. Er hatte auch einen tiefsitzenden Kreuzschmerz. Letzterer war eindeutig auf eine Sakroiliitis vom Typ „buntes Bild" zurückzuführen. Die Schwellung im rechten Fuß hatte ihr Korrelat in einer massiven erosiven Arthritis am oberen Sprunggelenk und im gesamten Metatarsophalangeal- und Interphalangealbereich. Man beachte die starke Demineralisation um das obere Sprunggelenk herum mit diskreter Erosion am Malleolus medialis und die extreme Demineralisation im Metatarsophalangealbereich. Eindeutig sieht man die lamellären Periostreaktionen an den Schäften von Os metatarsale III und an der zugehörigen Grundphalanx (**f**, *Pfeile*). In **i** relativ grobe Destruktionen mit fransenartiger Außenkontur der Kalkaneushinterkante, kombiniert mit spikulaartigen Knochenneubildungen. Man beachte auch die Strukturunruhe in der angrenzenden oberen und mittleren Spongiosa mit Aufhellungen und Sklerose. **j** Typische Spondylodiszitis mit groben Erosionen der Grund- und Deckplatten und starker überschießender Spongiosasklerose, ähnlich wie bei der PAO (s. S. 106, Abb. 3.6.3 j, m)

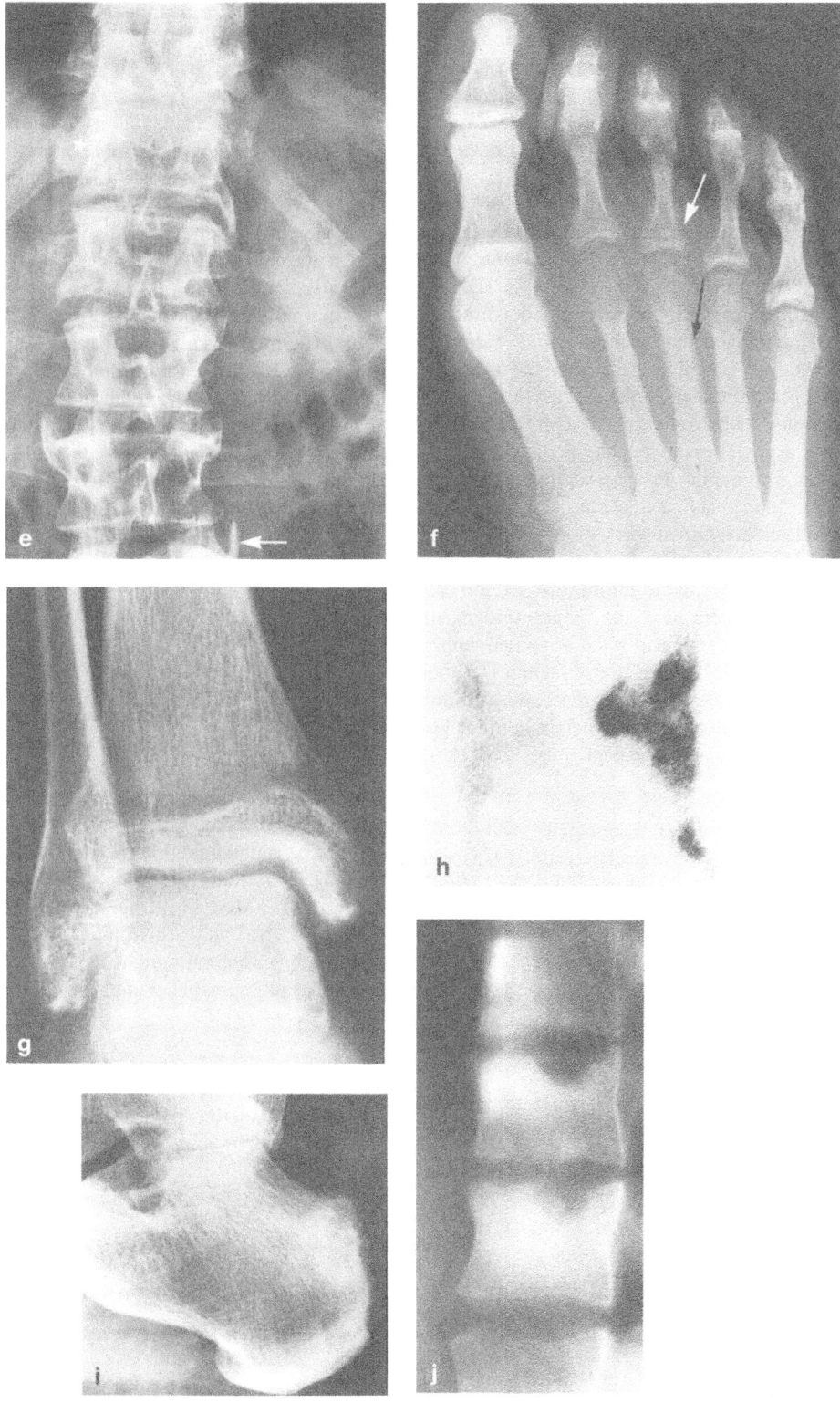

Entsprechend der klinischen Symptomatik lassen sich Zeichen einer *Fibroostitis*, insbesondere an den Sitzbeinen, an den großen und kleinen Trochanteres und am Kalkaneus nachweisen. An letzterem sieht man infolge der Achillobursitis und/oder einer Periostitis typische Erosionen (Abb. 3.6.4i).

Die *radiologische Differentialdiagnose* stellt sich im wesentlichen zur Psoriasisarthritis und -spondarthritis. Das entscheidende Differenzierungskriterium liegt in der Befallstopik: Die Reiter-Arthritis befällt überwiegend die unteren Extremitätengelenke, während die Psoriasis eher zu einer Beteiligung der oberen *wie* der unteren Extremitätengelenke neigt. Während bei der Reiter-Arthritis überdurchschnittlich häufig das Interphalangealgelenk der Großzehe betroffen ist, sind bei der Psoriasisarthritis hingegen andere Interphalangealgelenke von Hand und Fuß gleich stark involviert. Eine weitere Differentialdiagnose ist die rheumatoide Arthritis, insbesondere wenn sie seronegativ ist. Ein wesentlicher Unterschied zur rheumatoiden Arthritis ist in den periostalen Knochenneubildungen beim Reiter-Syndrom zu sehen. Darüber hinaus ist das Befallsmuster der rheumatoiden Arthritis eher bilateral symmetrisch, unter Beteiligung der Hände, angelegt.

Literatur

Brancato L, Itescu S, Skovron ML et al. (1989) Aspects of the spectrum, prevalence and disease susceptibility determinants of Reiter's syndrome and related disorders associated with HIV infection. Rheumatol Int 9: 137

Martel W, Braunstein EM, Borloza G et al. (1979) Radiologic features of Reiter disease. Radiology 132: 1

Salomon G, Brancato LJ, Itescu S et al. (1988) Arthritis, psoriasis and related syndromes associated with HIV infection (Abstr.). Arthritis Rheum 31 (Suppl 4): 12

3.6.5 Oligoartikuläre juvenile rheumatoide Arthritis (Typ II)

Dieser Typ wird auch als sog. Spättyp der nichtsystemischen mono- bzw. oligoartikulären juvenilen chronischen Arthritis bezeichnet. Er ist androtop. HLA-B27 ist positiv. Klinisch haben die Kinder eine Sakroiliitis, die später in eine ankylosierende Spondylitis übergehen kann. Das Hauptmanifestationsalter der Erkrankung liegt zwischen dem 10. und 15. Lebensjahr. Die Erkrankung beginnt in der Regel schleichend, erhöhte Temperaturen um 38° treten nur gelegentlich auf. Da die Erkrankung vom Prinzip her nicht systemisch ist, kommen auch extraartikuläre Symptome seltener vor: so finden sich Lymphknotenschwellungen in ca. 36%, eine Leukozytose in etwa einem Drittel der Fälle und eine *Iridozyklitis* in 11%. Die Diagnosekriterien für die nichtsystemische juvenile rheumatoide Arthritis sind nach Stöber u. Kölle (1984):

Seronegativ:
1. Polyarthritis bereits bei Beginn oder innerhalb von 3 Monaten auftretend, 12 Wochen anhaltend oder rezidivierend,
2. Monarthritis und Oligoarthritis (1–4 Gelenke), 12 Wochen anhaltend oder rezidivierend (hier besonders auf Exklusionen achten!), „extended oligoarthritis",
3. morgendliche Steifigkeit,
4. typische röntgenologische Veränderungen,
5. typische Befunde bei Synovialbiopsie (besonders bei Mon- und Oligoarthritis!),
6. Iridozyklitis/Uveitis rheumatica,
7. subkutane Rheumaknötchen,
8. familiäre Rheumabelastung.

Literatur

Stöber E, Kölle G (1984) Juvenile chronische Arthritis. In: Mathies H (Hrsg) Handbuch der Inneren Medizin, Rheumatologie B. Spezieller Teil I. Springer, Berlin Heidelberg New York Tokyo, S 265

3.6.6 Enterospondarthritis (Morbus Crohn, Colitis ulcerosa etc.)

Synonyme: Enteropathische Spondarthritis, intestinale Arthropathien

> Erythema nodosum, Aphthen in der Mundschleimhaut, Uveitis, Pyoderma gangraenosum; gelegentlich Trommelschlegelfinger bzw. -zehen mit Uhrglasnägeln.
> **Klinisch-radiologisch:** akute subakute, zumeist nichterosive Oligo- oder Polyarthritiden, bevorzugt untere Extremitäten; Sakroiliitis Typ „buntes Bild"; Periostverknöcherungen Hände, Füße.

Definition

Bei den Enterospondarthritiden handelt es sich um mono-, oligo- und polyartikulär verlaufende, häufig mit einer Sakroiliitis einhergehende Gelenkerkrankungen, deren Auftreten in zeitlichem Zusammenhang mit einer chronischen Darmerkrankung steht. Die in Frage kommenden Darmerkrankungen sind im folgenden aufgeführt.

Enterospondarthritiden:
- Colitis ulcerosa,
- Morbus Crohn,
- Morbus Whipple,
- Zöliakie,
- Zustand nach intestinalen Bypass-Operationen oder operativ ausgeschalteten Darmschlingen,
- pseudomembranöse Kolitis nach Antibiotikatherapie.

Allgemeine Klinik

Ätiologie und Pathogenese der intestinalen Arthropathien, vor allem der *Colitis ulcerosa* und des *Morbus Crohn*, sind letztendlich unklar. Als sehr wahrscheinlich wird eine genetische Prädisposition (HLA-B27, s. Tabelle 3.6.1, S. 86; familiäre Häufung mit anderen Erkrankungen aus der Gruppe der seronegativen Spondarthritiden) angesehen, die zu einer Fehlregulation des Immunsystems im Sinne einer spontan entstehenden Autoimmunerkrankung führt. Interes-

santerweise können die Gliedmaßengelenkentzündungen in bis zu 50% und die Spondarthritis mit Sakroiliitis in bis zu 75% der Fälle der Darmerkrankung vorausgehen.

Oligo- und Polyarthritiden mit bevorzugter Lokalisation an den unteren Extremitäten treten akut bis subakut, manchmal auch schleichend auf, klingen aber zumeist schon nach 4 Wochen ab; nur ein geringer Prozentsatz der Patienten leidet an den Arthritiden länger als ein Jahr. Auf die spezifischen Augen- und Hautveränderungen wird unten näher eingegangen.

Nach Kolektomie kommt es bei der Colitis ulcerosa nur selten zu einer Arthritis, beim Morbus Crohn bessern sich arthritische Veränderungen nicht.

Die *intestinale Lipodystrophie (Morbus Whipple)* ist eine seltene Erkrankung, die sich klinisch in Bauchschmerzen, chronischen Durchfällen, einer graubraunen Pigmentierung der Haut, Lymphknotenschwellungen, Gewichtsverlust (durch Malabsorption), Anämie und Fieber neben einer Polyserositis und Oligo- und Polyarthritis äußert. Bevorzugt befallen werden Männer in der 4.–5. Lebensdekade. Die Ätiologie des Morbus Whipple ist unklar. Der Nachweis von stäbchenförmigen bakteriellen Strukturen in Makrophagen von Darmwand und Lymphknoten spricht allerdings für einen bakteriellen Erreger (z.B. Corynebacterium specialis). Für die bakterielle Genese spricht ferner die Ausheilung der Erkrankung nach Antibiotikatherapie. Die Diagnosesicherung erfolgt aus der Dünndarm- oder Lymphknotenbiopsie mit Nachweis von PSA-positives Material (Glykoproteine) enthaltenden Makrophagen und eventuell von bakterienähnlichen Gebilden. Die Gelenkveränderungen verlaufen – zum Teil jahrelang vor Durchfallsymptomen – im Sinne einer temporären Oligo- oder Polyarthritis, ähnlich wie bei Morbus Crohn oder Colitis ulcerosa. Insgesamt rechnet man mit regelrechten Gelenkentzündungen (Schmerzen, Gelenkerguß, Überwärmung etc.) in etwa 60% der Fälle eines Morbus Whipple, wobei Knie- und Sprunggelenke bevorzugt werden. Reine Arthralgien kommen wohl noch wesentlich häufiger vor. Der Übergang in eine chronische Arthritis ist selten. Etwa 5% der Patienten mit einem Morbus Whipple entwickeln eine ankylosierende Spondylitis, ca. 7% eine isolierte Sakroiliitis.

Arthritiden nach *intestinalen Bypass-Operationen* kommen besonders nach Jejunokolostomie oder Jejunoileostomie wegen einer Adipositas permagna vor.

Pathogenetisch spielt bei Arthritiden nach intestinalen Bypass-Operationen sicherlich die veränderte bakterielle Darmflora durch Ausschaltung von Dünndarmschlingen mit Blindsackbildung eine Rolle. Wird die ursprüngliche anatomische Situation wiederhergestellt, verschwinden die Arthritiden. Die Prävalenz für ein rheumatisches Krankheitsbild beträgt nach Jejunokolostomie ca. 30%, nach Jejunoileostomie ca. 40%. Die arthritischen Symptome können schon im Anschluß an die Operation, aber auch Jahre später beginnen. Bevorzugt werden große und kleine Gelenke, vor allem der oberen Extremitäten. Die klinischen Gelenksymptome mit Schmerzen und Schwellungen etc. dauern 2–14 Tage, dazwischen liegen Intervalle von 2–12 Wochen. Liegt ein oligoartikulärer Befall großer Gelenke vor, so ist der Verlauf zumeist protrahiert, echte erosive und destruktive Gelenksveränderungen sind allerdings selten. Die Patienten sind in der Regel Nichtträger von HLA-B 27, die Ergüsse sind steril.

Eine Arthritis im Zusammenhang mit einer durch Antibiotikatherapie induzierten *pseudomembranösen Kolitis* ist selten. Die arthritischen Symptome klingen nach Rückbildung der Kolitissymptome ab.

Auch bei einer *unbehandelten Zöliakie* sind arthritische Veränderungen selten. Sie treten gegebenenfalls als seronegative Arthritis überwiegend an den Hüft-, Knie- und Schultergelenken auf. Die arthritischen Symptome sind temporär, erosive und destruktive Veränderungen entwickeln sich nicht. Wichtig zu wissen ist, daß die klinische Gelenksymptomatik den Darmsymptomen um Jahre vorausgehen kann und daß nach Behandlung mit glutenfreier Diät die Gelenksymptome abklingen.

Dermatologie

Bei allen intestinalen Arthropathien kann sich ein Erythema nodosum (s. S. 112) entwickeln, insbesondere aber bei Morbus Crohn und Colitis ulcerosa. Bei diesen beiden Erkrankungen werden sehr häufig chronisch-rezidivierende Aphthen der Mundschleimhaut beobachtet, fer-

nerhin finden sich eine *Uveitis* und ein *Pyoderma gangraenosum*. Die Hautveränderungen treten überhäuft bei Patienten mit Arthritiden auf. Bis auf das Erythema nodosum (s. S. 112) seien die erwähnten dermatologischen Besonderheiten im einzelnen beschrieben.

1. *Chronisch-rezidivierende Aphthen der Mundschleimhaut.* Im vorderen Drittel der Mundhöhle und im Bereiche der Zunge kommt es zu rezidivierenden Schleimhautläsionen, die äußerst schmerzhaft sind. Meistens handelt es sich nur um 2–4 gleichzeitig bestehende aphthöse Veränderungen. Diese Schleimhautläsionen werden als Folge herdförmiger Immunkomplexvaskulitiden gedeutet.

2. *Pyoderma gangraenosum.* Es handelt sich um eine herdförmige Hautgangrän, vermutlich aufgrund einer hyperergischen Reaktion. Zur Pathogenese wird eine umschriebene nekrotisierende Vaskulitis diskutiert. Wohlbemerkt: es handelt sich nicht um eine „Pyodermie", wie der Name vermuten läßt! Besonders häufig an den unteren Extremitäten, aber auch an beliebigen anderen Hautstellen entstehen einzelne oder mehrere entzündlich gerötete pustulöse Herde, die einschmelzen und zu sich flächenhaft ausbreitenden Ulzerationen führen. Typisch ist ein nekrotischer Ulkusgrund mit düster-roten, unterminierten, schmerzhaften Geschwürrändern, teilweise mit Resten blasig abgehobener Epidermis.

Radiologie

Während beim Morbus Whipple und bei Arthritiden nach intestinalen Bypass-Operationen sowie im Zusammenhang mit der pseudomembranösen Kolitis und der unbehandelten Zöliakie wegen der flüchtigen Natur der Entzündung nur äußerst selten objektive radiologische Zeichen einer Gelenkentzündung mit Erosion und Destruktion beobachtet werden, finden sich bei den zumeist rezidivierenden und chronischen Verläufen des Morbus Crohn und der Colitis ulcerosa besonders an den kleinen Gliedmaßengelenken in 12 resp. 14% der Fälle radiologisch objektivierbare Zeichen eines entzündlichen Gelenkprozesses. Außerdem können beide Erkrankungen mit einer *Sakroiliitis* einhergehen

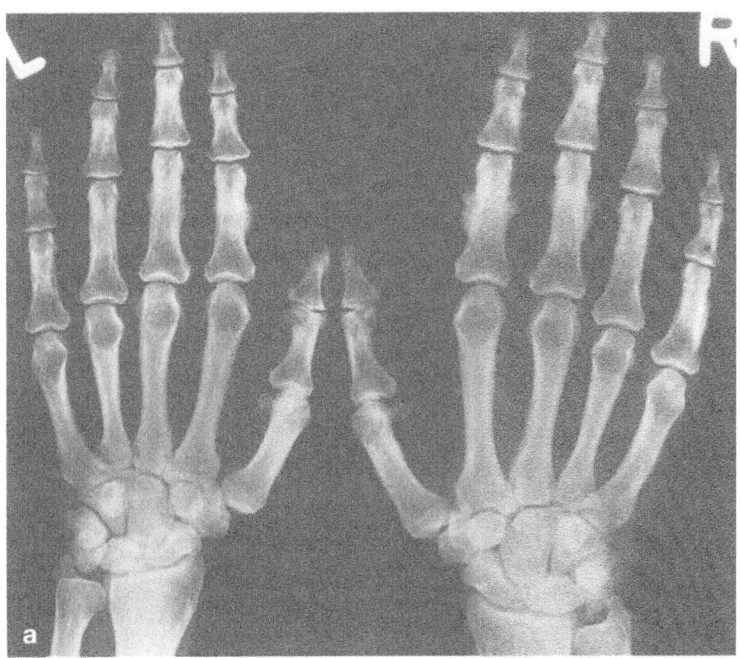

Abb. 3.6.6a, b. Ausgeprägte Periostverknöcherungen an den Grund- und Mittelphalangen bei Morbus Crohn. Ungewöhnliche, borstenartigen Periostverknöcherungen, insbesondere an den Grundphalangen II und III beidseits (**a**). Bei Lupenbetrachtung sieht man auch zarte Periostverknöcherungen an den Metakarpalia. Klinisch Uhrglasnägel und Trommelschlegelfinger. Aufgrund dieser Bilder, deren Anlaß heftige Arthralgien in den Händen und Füßen (dort röntgenologisch ähnliche Veränderungen) waren, wurde zunächst nach einem Lungenprozeß gesucht, wofür sich aber keine Anhaltspunkte ergaben. Erst später wurde der Dünndarm untersucht (**b**); es fanden sich klassische Veränderungen im Sinne eines fortgeschrittenen Morbus Crohn mit hochgradiger Verengung des terminalen Ileums und Pflastersteinrelief in den vorgeschalteten Schlingen. Es waren auch Fistelbildungen zu sehen. Bei der Patientin war eine Crohn-Anamnese nicht bekannt, obwohl man in Anbetracht der radiologischen Veränderungen annehmen muß, daß der Morbus Crohn schon längere Zeit bestand. Nach Behandlung mit Rückgang der entzündlichen Darmveränderungen auch rasche und deutliche Rückbildung der periostalen Verknöcherungen. Der Befund der periostalen Verknöcherungen mit klinisch bestehenden Uhrglasnägeln und Trommelschlegelfingern gehört zur hypertrophischen Osteoarthropathie (s. S. 191)

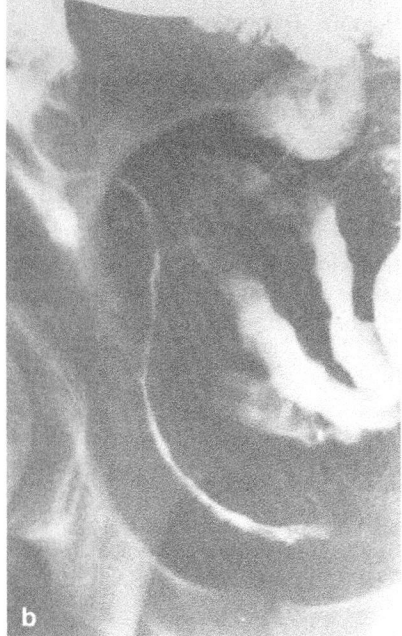

(ca. 10–18% der Fälle). Dies betrifft besonders die Träger von HLA-B27. Eine Einmündung in das röntgenologische Bild einer *ankylosierenden Spondylitis* (s. S. 88) ist bei ca. 2–4% der Patienten möglich. Eine Besonderheit des Morbus Crohn besteht im nicht seltenen Auftreten von *Periostreaktionen* im Sinne einer hypertrophischen Osteoarthropathie (Marie-Bamberger). Klinisch haben die Patienten Schmerzen und Schwellungen an den Unterarmen und Unterschenkeln sowie an den Metakarpalia und Metatarsalia, weiter finden sich *Trommelschlegelfinger* und *Uhrglasnägel* (s. Abb. 7.3a). Röntgenologisch sieht man entweder zarte lamelläre, manchmal auch samtartige, seltener spikuläre Periostverknöcherungen um die Schäfte der Metakarpalia und -tarsalia (Abb. 3.6.6a) sowie um die Schäfte der Unterarm- und Unterschenkelknochen. Die Periostverknöcherungen reichern in der Regel in typischer Weise (bandförmig auf der Kortikalis) den radioaktiven Tracer im Skelettszintigramm an. Begegnet der Radiologe solchen Veränderungen ohne bekannte Darmerkrankung, so muß zunächst allerdings nach einem pulmonalen Prozeß (Pleuritis, Bronchiektasie, Bronchialkarzinom) gesucht werden. Erst wenn solche Ursachen ausscheiden, muß eine Magen-Darm-Untersuchung erfolgen, um den Morbus Crohn zu beweisen. Wir selbst kennen Fälle, bei denen die Periostverknöcherungen und auch Gelenksymptome einschließlich Sakroiliitis den Darmveränderungen klinisch vorausgingen (s. Abb. 3.6.6a) und erst die Magen-Darm-Passage mit Darstellung einer typischen Ileokolitis die beweisende Diagnose erbrachte (Abb. 3.6.6b).

Literatur

Freyschmidt J (1993) Skeletterkrankungen. Klinisch-radiologische Diagnose und Differentialdiagnose. Springer, Berlin Heidelberg New York Tokyo

3.6.7 Undifferenzierte Spondarthritis

Konjunktivitis, Uveitis, Keratoma blennorrhagicum, Balanitis circinata, Onycholysis, chronisch-rezidivierende Aphthen Mundschleimhaut.
Klinisch-radiologisch: asymmetrische mono- bzw. oligoartikuläre Arthritis, besonders untere Extremitäten, Sakroiliitis, Spondylitis.

Definition

Die undifferenzierte Spondarthritis ist als eine Erkrankung definiert, die klinisch und radiographisch verdächtige Zeichen auf eine ankylosierende Spondarthritis trägt, aber nicht die diagnostischen Kriterien für eine der etablierten seronegativen Spondarthritiden erfüllt (ankylosierende Spondylitis, Psoriasisspondarthritis, reaktive Arthritis einschließlich Reiter-Syndrom, Enterospondarthritis).

Allgemeine Klinik

Wie aus der Definition hervorgeht, ist die undifferenzierte Spondarthritis eher eine provisorische Diagnose als eine spezielle Subkategorie der Gruppe der seronegativen Spondarthritiden. Aus einer solchen undifferenzierten Spondarthritis kann sich später irgendeine der typischen Formen der seronegativen Spondarthritiden entwickeln; sie kann eine abortive Form einer definierten seronegativen Spondarthritis darstellen, auch ein sog. Overlapsyndrom. Möglicherweise handelt es sich aber auch um eine ätiologisch zur Zeit noch nicht bekannte und definierte Subkategorie der seronegativen Spondarthritiden.

Nach Zeidler et al. (1992) sind folgende Manifestationsformen der undifferenzierten Spondarthritis *möglich*:

- Asymmetrische mono-, oligoartikuläre Arthritis, besonders in den unteren Extremitäten;
- Enthesiopathie;
- Sakroiliitis und andere entzündliche Manifestationen am Achsenskelett, wie Spondylitis, Intervertebralgelenkarthritis, Kostoverte-

bralgelenkarthritis, Kraniozervikalgelenkarthritis;

– charakteristische systemische Manifestationen, wie Uveitis, Konjunktivitis, mukokutane Läsionen;

– Rheumafaktoren negativ;

– HLA-B27-assoziiert.

In der Übersicht von Zeidler et al. (1992) werden folgende klinische Daten für die undifferenzierte Spondarthritis angegeben: Androtopie mit 62–88%; mittleres Alter bei Beginn der Erkrankung 16–23 Jahre; tieflumbaler Schmerz 52–80%; periphere Arthritis 60–100%; Polyarthritis 40%; Enthesiopathie 56% (Fersenschmerz speziell nur 20–28%); mukokutane Läsionen 16%; Konjunktivitis/Iritis 33%; Urogenitalerkrankungen 28%; entzündliche Darmerkrankungen 4%; kardiale Störungen 6%; beschleunigte BSG 19–30%; HLA-B27-positiv bei 80–84%; Rheumafaktor negativ 100%; röntgenologische Zeichen einer Sakroiliitis bei 16–30%; röntgenologische Veränderungen an der Wirbelsäule bei 20%.

In diesen Daten spiegelt sich das weite und wenig charakteristische Spektrum der Erkrankung wider, die z.B. mit einer einseitigen Sakroiliitis allein oder mit einer entzündlichen Augenerkrankung oder peripheren Arthritis auftreten kann oder auch nur mit einer Entzündung eines einzigen Fingers oder in der Kombination einer Achillotendinitis, einer entzündlichen Augenerkrankung oder allein mit mukokutanen Veränderungen (s.oben).

Dermatologie

Das dermatologische Spektrum bei der undifferenzierten Spondarthritis ist relativ weit und reicht vom Keratoderma blennorhagicum über die Balanitis circinata, eine Onycholysis und Onychodystropie bis zu chronisch-rezidivierenden Aphthen der Mundschleimhaut. Am Auge finden sich Konjunktivitis oder Iritis.

Radiologie

Auf die einzelnen radiologischen Zeichen der Sakroiliitis oder von Wirbelsäulenveränderungen sowie von Enthesiopathien wurde bereits in 3.6.1 eingegangen. Die Röntgensymptomatik ist identisch. Das gilt auch für die peripheren Ar-

thritiden, die im Falle eines chronischen Prozesses ihr röntgenologisches Korrelat in erosiv-destruktiven Veränderungen haben. Eine spezifische radiologische Symptomatik gibt es nicht. Allerdings läßt sich von radiologischer Seite an das Vorliegen einer undifferenzierten seronegativen Spondarthritis denken, wenn neben anderen atypischen Symptomen eine einseitige Sakroiliitis vom Typ „buntes Bild" vorliegt.

Allgemeine Differentialdiagnose

Die Differentialdiagnose ergibt sich aus der oben aufgeführten Definition und den zugehörigen Erläuterungen. An dieser Stelle soll darauf hingewiesen werden, daß die entscheidende Differentialdiagnose gegenüber der seronegativen rheumatoiden Arthritis zu stellen ist, was sich naturgemäß manchmal auch nur vom Verlauf her bewerkstelligen läßt. Als Grundregel kann gelten, daß auch bei der Polyarthritis ohne Rheumafaktoren (serogenative Polyarthritis) der Befall zumeist bilateral symmetrisch ist und bevorzugt die Gelenke der Hände und Füße betroffen sind, während klinische und radiologische Symptome an der Wirbelsäule und den Sakroiliakalgelenken eher seltener und zumeist auch erst spät vorkommen.

Literatur

Zeidler H, Mau W, Khan MA (1992) Undifferentiated spondyloarthropathies. Rheum Dis Clin North Am 18: 187

3.7 Weitere reaktive Arthritiden

Die größte Gruppe der reaktiven Arthritiden wird von denen gestellt, die in 3.6 besprochen wurden. Im folgenden Kapitel soll auf die Borrelienarthritis und das rheumatische Fieber eingegangen werden, die im Gegensatz zu den anderen reaktiven Arthritiden keine Assoziation zu HLA-B27 haben.

3.7.1 Borrelienarthritis

Synonyme: Lyme-Arthritis, Erythema-migrans-Borreliose, Erythema-chronicum-migrans-Krankheit

Frühstadium: akut: Erythema chronicum migrans, Allgemeinsymptome.
Subakut-chronisch (unbehandelt): Acrodermatitis chronica atrophicans, progressive Enzephalomyelitis, rezidivierende Oligo- bzw. Polyarthritis, auch erosiv.
Spätstadium: Myokarditis, Perikarditis, Meningitis, Enzephalitis etc.; Lymphadenosis cutis benigna, juxtaartikuläre Knoten und ulnare Streifen.

Definition

Bei der Borrelienarthritis handelt es sich um ein wesentliches Teilsymptom einer multisystemischen Infektionserkrankung mit der Spirochaeta borrelia burgdorferi, deren weitere Leitsymptome das Erythema chronicum migrans und die Meningopolyneuritis sein können.

Allgemeine Klinik

Der Name Lyme-Arthritis oder Lyme-Krankheit rührt von dem Ort Lyme im US-Bundesstaat Connecticut her, wo 1975 erstmals bei Kindern Arthritiden nach Zeckenstichen aufgetreten waren. Als Überträger der Borrelia burgdorferi werden übrigens auch Stechfliegen diskutiert. Die Erkrankung kann in jedem Lebensalter nach einem Zeckenbiß auftreten, eine besondere Geschlechtsprädisposition ist nicht bekannt.

Epidemiologisch bemerkenswert ist, daß etwa 10% der deutschen Bevölkerung einmal eine Infektion ohne Erkrankung mit Borrelia burgdorferi durchgemacht haben. Die Durchseuchungsrate ist bei Menschen, die sich häufig im Wald aufhalten, wie z.B. Waldarbeiter, Jäger und Pilzsammler, naturgemäß höher. Man nimmt an, daß etwa 30–40% der Zecken mit Borrelien verseucht sind und daß in etwa 50% der Fälle der Biß einer infizierten Zecke zur Infektion beim Menschen führt. Besonders im Sommer und im Herbst sind Infektionen häufig. Aufgrund symptomfreier Intervalle und chronischer Verläufe muß jedoch das ganze Jahr über mit Borreliosen und der hier besonders zur Diskussion stehenden Lyme-Arthritis gerechnet werden.

Eine Borreliose präsentiert sich zumeist mono-, seltener bisymptomatisch, wobei Symptome der Haut und des Nervensystems dominieren, während die Arthritis eher seltener beobachtet wird.

Die Erkrankung beginnt zumeist mit einem Erythema chronicum migrans (s. unten), das sich einige Tage bis einige Wochen nach einem Zeckenbiß einstellt. Gleichzeitig oder nach weiteren Wochen bis Monaten folgt ein relativ vielschichtiges Krankheitsbild mit neurologischen, kardialen und Gelenksymptomen, wobei im *frühen Krankheitsstadium* die wesentlichen subjektiven Beschwerden in schnell intermittierenden und ihren Charakter wechselnden Symptomen bestehen, etwa allgemeinem Krankheitsgefühl, Abgeschlagenheit, Kopfschmerzen, Fieber, Nackensteifigkeit, Arthralgien, Myalgien sowie Lymphadenopathie. Die Arthralgien und Myalgien haben oft nur eine Dauer von Stunden und wandern schnell.

Wenn die Erkankung im *frühen Stadium* nicht erkannt und behandelt wird und nicht ausheilt, tritt sie in ein *Spätstadium*, das bis zu einem Jahr nach erfolgtem Zeckenbiß definiert ist. Dieses Spätstadium besteht aus Myokarditis und Perikarditis, die sich im wesentlichen in atrioventrikulären Überleitungsstörungen bis hin zum kompletten atrioventrikulären Block mit Vorhofflimmern und ventrikulären Extrasystolen äußern. Gravierend und dominierend können in diesem Stadium vor allem neurologische Symptome sein in Form von Meningitis, Enzephalitis, kranialer Neuritis, motorischer und sensorischer Radikuloneuritis, Mononeuritis multiplex, Myelitis. Diese Erscheinungen vermögen über viele Monate intermittierend aufzutreten. Sie sind von der Frühsommermeningoenzephalitis zu unterscheiden, die ebenfalls durch Zecken übertragen wird, der aber eine Viruserkrankung zugrundeliegt. Verläuft die Erkrankung spontan, so tritt sie in ein *chronisches Stadium*, bei dem eine Acrodermatitis chronica atrophicans (s. unten), eine progressive Enzephalomyelitis, rezidivierende Oligo- und Polyarthritiden sowie eine chronisch-erosive Arthritis dominieren.

Die diagnostische Sicherung der Borreliose erfolgt durch den Nachweis spezifischer Antikörper (IGG) im Immunfluoreszenztest. Die Behandlung der Wahl besteht aus der Gabe von Antibiotika (Penicillin, Tetracyclin oder Erythromycin). Setzt die Therapie rechtzeitig ein, ist die Prognose als günstig zu bewerten.

Dermatologie

Das *Erythema chronicum migrans* (Abb. 3.7.1) beginnt mit einer entzündlich geröteten Papel im Zeckenbißbereich mit Bevorzugung der unteren Extremitäten; es kann jedoch auch in beliebiger Lokalisation vorkommen. Nach Wochen bildet sich um diese Papel ein entzündlich geröteter Fleck, der kontinuierlich peripher fortschreitet. Im zentralen Bereich kommt es unter livider Verfärbung der Haut zur Rückbildung. Ein solches Erythema chronicum migrans kann sich über größere Hautareale ausdehnen. Die Vergrößerung regionärer Lymphknoten ist keine Seltenheit. Die Differentialdiagnose des Erythema chronicum migrans stellt sich vor allem gegenüber anderen figurierten Erythemen sowie im Handbereich zum Erysipeloid.

Die *Acrodermatitis chronica atrophicans* zeichnet sich durch eine dünne zigarettenpapierartig gefaltete welke Haut aus in Kombination mit Teleangiektasien und Pigmentverschiebungen. Durch Schwund des subkutanen Fettgewebes kommen strangförmige Venenzeichnungen zum Vorschein. Die atrophischen Bezirke sind durch einen entzündlich geröteten Randsaum abgegrenzt. Bevorzugte Lokalisation der beschriebenen Veränderungen sind die Streckseiten der Extremitäten in symmetrischer Anordnung. (Zu möglichen Akroosteolysen bei akraler Lokalisation s. S. 197.) Von diagnostischer Be-

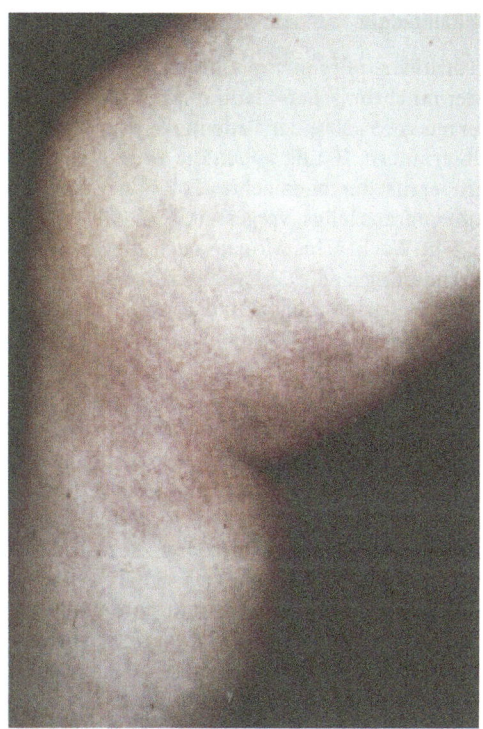

Abb. 3.7.1. Erythema chronicum migrans. Klinisch Kopfschmerzen, Abgeschlagenheit, Myalgien, Arthralgien, Röntgenaufnahmen der symptomatischen Gelenke (erwartungsgemäß) ohne pathologischen Befund. Daher sind Röntgenaufnahmen bei Arthralgien im Frühstadium einer Borreliose nicht indiziert

deutung ist der Übergang zur oben beschriebenen voll ausgeprägten Acrodermatitis chronica atrophicans: Es ist dies ein entzündlich-ödematöses Stadium in Form einer polsterartigen Hautschwellung mit entzündlicher Rötung und späterer livider Verfärbung.

Als weitere Spätmanifestation der Borreliose im Hautbereich sei die *Lymphadenosis cutis benigna* (Bäfverstedt), auch als Lymphozytom bezeichnet, erwähnt. Dabei finden sich im Bereich der Ohrläppchen oder anderer akraler Lokalisationen rote bis blau-livide dermale Knoten, etwa 1–2 cm groß und mit glatter Oberfläche. Sie treten nach Monaten bis Jahren post infectionem auf.

Weitere Spätmanifestationen sind *juxtaartikuläre Knoten* und *ulnare Streifen*: An den Ellenbogen und über den Knien zeigen sich Jahrzehnte post infectionem rheumaknötchenartige Verdickungen, manchmal streifenförmig vom Ellenbogen ausgehend über die Ulna verlaufend.

Radiologie

Arthritiden pflegen typischerweise im späten oder im chronischen Stadium aufzutreten, wobei nur ca. 5–30% der Patienten einen Zeckenbiß erinnern. Häufig haben die Patienten auch ein bereits durchgemachtes Erythema chronicum migrans längst vergessen, denn die Arthritis tritt Wochen bis Monate nach dieser Hautveränderung auf. Die Lyme-Arthritis beginnt akut mono- oder oligoartikulär und zeigt einen intermittierenden Verlauf. Die einzelnen Attacken dauern oft nur einige Tage, ihnen folgen wochenlange Remissionen. Bevorzugt sind große Gelenke wie die Knie, Polyarthritiden kommen seltener vor. Übergänge in chronisch-erosive Arthritiden sind ebenfalls rar. Daher ist die Radiologie wenig ergiebig; denn solange ein Schwund der subchondralen Grenzlamelle, Erosionen und Destruktionen als sichere Zeichen fehlen, kann radiologisch kaum von einer Arthritis gesprochen werden. Röntgenzeichen, wie eine Gelenkweichteilschwellung sind nur als unsichere Zeichen zu bewerten. Enthesiopathien mit stärkerer Kalzifikation oder Ossifikationen kommen vor. Trotz der wenig ergiebigen objektiven Röntgensymptomatik wird die Erkrankung hier als typisches interdisziplinäres Krankheitsbild beschrieben, da die klinisch manifesten Arthritiden erfahrungsgemäß in der Praxis eine Indikation zur Röntgenuntersuchung darstellen.

Literatur

Ackermann R (1983) Erythema chronicum migrans und durch Zecken übertragene Meningopolyneuritis (Garin-Bojadoux-Bannwarth): Borrelien-Infektion? Dtsch Med Wochenschr 108: 577

Herzer T, Wilske B, Preac-Mursic V et al. (1986) Lyme-Arthritis: Clinical features, serological and radiographic findings of cases in Germany. Klin Wschr 64: 206

3.7.2 Rheumatisches Fieber

Synonyme: Akuter Gelenkrheumatismus, Streptokokkenrheumatismus

> Hohes Fieber, Nasenbluten, stechender Schweiß; Erythema anulare, Noduli rheumatici; Purpura; papulöse Erytheme; von Gelenk zu Gelenk springende Arthritiden ohne radiologisches Korrelat; bei Jaccoud-Arthritis Fehlstellungen, gelegentlich Osteoporose.

Definition

Beim rheumatischen Fieber handelt es sich um eine Zweiterkrankung, die 2–3 Wochen nach einem zumeist pharyngealen Infekt mit β-hämolysierenden Streptokokken der Gruppe A auftritt und mit arthritischen und/oder viszeralen entzündlichen Veränderungen sowie mit verschiedenartigen Phänomenen an der Haut in unterschiedlicher Ausprägung einhergeht.

Allgemeine Klinik

Die Erkrankung ist heute selten geworden. Bevorzugt befallen werden Kinder und Jugendliche mit einem Häufigkeitsgipfel um das 10. Lebensjahr. Selten sind junge erwachsene Menschen in den mittleren Lebensjahren betroffen. Unterernährung, starke körperliche Beanspruchung, Unterkühlung, enge Wohnverhältnisse mit der Möglichkeit von Masseninfektionen und feuchtes Klima gelten als prädisponierende Faktoren. Es wird angenommen, daß durch eine Infektion mit β-hämolysierenden Streptokokken die Bildung von Autoantikörpern induziert wird, die z.B. gegen die Synovialmembran, das Sarkolemm von Herzmuskelzellen und das Endokard gerichtet sind.

Etwa 8–20 Tage nach einer Tonsillitis, Pharyngitis, Sinusitis oder Laryngitis, die durch β-hämolysierende Streptokokken verursacht ist, bricht die Erkrankung mit hohem Fieber bis 41° C aus; es bestehen ein allgemeines schweres Krankheitsgefühl und Nasenbluten. Die Erkrankten produzieren große Mengen dünnflüssigen, stechend-säuerlich riechenden Schweißes. Die *Arthritis springt von Gelenk zu Gelenk*, wobei die großen Gelenke (insbesondere

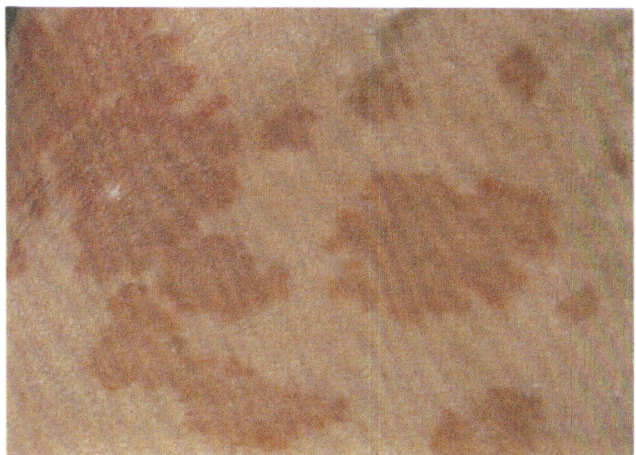

Abb. 3.7.2. Erythma anulare rheumaticum

Sprunggelenke) bevorzugt werden. Dort sind eine erhebliche Schwellung, Überwärmung und äußerste Schmerzhaftigkeit festzustellen. Im Kindesalter wird das Krankheitsbild durch zusätzliche und häufig dominierende viszerale Entzündungen in bis zu 80% der Fälle erschwert. Es sind dies die Endokarditis mit Folgeschäden an Mitral- und Aortenklappen und die Pleuritis. Auf die dermatologischen Veränderungen wird unten näher eingegangen. Bei einem kleineren Teil der Kinder kommt es nach Abklingen der oben beschriebenen entzündlichen Veränderungen zu einer Chorea minor.

Laborchemisch findet sich der Antistreptolysintiter erhöht.

Die beschriebenen Symptome klingen in der Großzahl der Fälle nach etwa 3–6 Wochen ab, bei unzureichender Therapie kommt es jedoch in einem hohen Prozentsatz zu einem Rediziv, das insbesondere für das Herz gefährlich werden kann. Die Gelenkentzündungen können – selten – chronisch werden, nämlich im Sinne eines chronisch-rheumatischen Fiebers bzw. einer *Jaccoud-Arthritis*. Dabei kommt es an den Metakarpophalangealgelenken zu einer reversiblen ulnaren Deviation und leichten Flexion, an den PIP- und DIP-Gelenken zu einer mehr oder weniger ausgeprägten Hyperextension und zu Fehlstellungen im Karpal- und Karpometakarpalbereich. Die Klinik der Jaccoud-Arthritis besteht im wesentlichen aus Arthralgien, besonders bei Wetterumschlägen

und nach Infekten, es imponiert eine leichte periartikuläre Weichteilschwellung. Diese Symptomatik ist also anders als die der rheumatoiden Arthritis.

Dermatologie

Die typischste Hautveränderung bei Kindern – seltener bei Erwachsenen – mit akutem rheumatischem Fieber ist das *Erythema anulare rheumaticum* (Abb. 3.7.2). Dieses rasch entstehende und ebenso schnell wieder abklingende Erythem zeigt sich im Bereich des Stammes mit Brust, Bauch, Flanken und Rücken, gelegentlich auch an der Innenseite der Oberschenkel. Die multiplen zartrosa Flecken dieses diskreten Erythems führen rasch zu anulären Figuren. Das Erythem liegt im Hautniveau, ist wegdrückbar und nicht infiltriert; ein Juckreiz besteht nicht. Das Erythema anulare weist auf eine Mitbeteiligung des Herzens hin (Endokarditis). Wegen seiner prognostischen Bedeutung muß ständig danach gesucht werden!

Differentialdiagnostisch kommen folgende Erytheme in Betracht:

Erythema infectiosum: schmetterlingsförmige Beteiligung des Gesichts und keine Allgemeinsymptome.
Erythema anulare centrifugum Darier: bräunlich-livides Erythem mit feiner Schuppung, infiltriert. *Keine* Störung des Allgemeinbefindens.
Syphilitische Rezidexantheme: mit Beteiligung von Handtellern und Fußsohlen.
Alle *Arzneimittelexantheme.*

Zu den Kardinalsymptomen des rheumatischen Fiebers gehören die *Noduli rheumatici*. Sie sind bevorzugt über den Akren lokalisiert und treten vorwiegend im Verlauf der rheumatischen Schübe auf. Gelegentlich erscheinen sie zwischen dem auslösenden Streptokokkeninfekt und dem Ausbruch des Fiebers. Noduli rheumatici erscheinen plötzlich, verschwinden schnell, können aber auch bis zu Monaten in wechselnder Größe nachweisbar bleiben. Sie sitzen über dem Ellenbogengelenk, Hand- und Fußrücken, am Knie und der Knöchelregion, am Stamm über den vertebralen Dornfortsätzen, am Schulterblattkamm und am Darmbeinkamm. Man tastet reiskorn- bis kirschkerngroße derbe, nicht druckschmerzhafte Knötchen. Bei Besserung der Rheumaerkrankung bilden sich die Knoten zurück.

Unspezifische dermatologische Begleitreaktionen des rheumatischen Fiebers:

1. Die *Urticaria rheumatica* tritt besonders im Frühstadium auf. Sie verläuft entsprechend den allgemeinen Krankheitserscheinungen.
2. Die *Purpura* stellt möglicherweise einen toxischen Gefäßwandschaden durch Medikamente (Salicylate) im Verlauf der Erkrankung dar.
3. *Papulöse Erytheme* – in symmetrischer und gruppierter Anordnung an den Streckseiten der Extremitäten, über den Ellenbogengelenken, Knien, Handrücken, Fußrücken – sind linsengroße rote Knötchen und stellen Aktivitätszeichen des rheumatischen Fiebers dar.
4. Das *Erythema nodosum* (s. S. 112).
5. Das *Erythema exsudativum multiforme* als Variante des Erythema nodosum.

Radiologie

Das radiologische Bild ist im Gegensatz zur dramatischen Klinik in der Regel spärlich und besteht im wesentlichen aus einer Verbreiterung des Weichteilschattens, bedingt durch Synovialitis und Ergußbildung. Erosionen und nennenswerte Demineralisationen treten seltener auf. Auch bei der Jaccoud-Arthritis ist der subchondrale Knochen nur wenig entkalkt, Gelenkspaltverschmälerungen sind wenig ausgeprägt, und an den Metakarpalköpfchen kommen nur gelegentlich zarte Erosionen vor, während die klinisch zu sehenden starken Ulnardeviationen an den MCP-Gelenken und die anderen genannten Fehlstellungsmöglichkeiten auch im Röntgenbild dominieren. Als diagnostische Kriterien der Jaccoud-Arthritis gelten rheumatisches Fieber in der Anamnese, erworbenes Mitral- oder Aortenvitium und – gelegentlich – hoher Antistreptolysintiter.

Literatur

Behrend T, Lawrence JS (1977) Epidemiologie der rheumatischen Erkrankungen. In: Blohmke M et al. (Hrsg) Handbuch der Sozialmedizin. Enke, Stuttgart

Girgis FL, Popple AW, Bruckner FE (1978) Jaccoud's arthropathy. A case report and necropsy study. Ann Rheum Dis 37: 561

Hartmann F (1982) Entzündliche Gelenkserkrankungen. In: Gross R, Schölmerich P (Hrsg) Lehrbuch der Inneren Medizin. Schattauer, Stuttgart

3.8 Behçet-Syndrom

> Hypopyon-Iritis, Keratitis, Konjunktivitis; mehr als 5 Aphthen in der Mundschleimhaut der hinteren Mundhöhle, flache ovale Genitalulzera, pustulöse akneiforme und papulonekrotische Hautläsionen.
> **Klinik:** symmetrische nichterosive Polyarthritiden, seltener Mono- bzw. Oligoarthritis; positiver Pathergietest.

Definition

Bei dem Behçet-Syndrom handelt es sich um eine multisystemische Erkrankung, wahrscheinlich eine Vaskulitis, die mit der Trias Hypopyon-Iritis, aphthöse Stomatitis und aphthös-ulzeröse Genitalschleimhautveränderung einhergeht. Das Krankheitsbild ist nach dem Erstbeschreiber, dem türkischen Arzt H. Behçet (1937), benannt. Es wurde eine Zeitlang zu den seronegativen Spondarthritiden gezählt, was heute als überholt angesehen werden kann.

Allgemeine Klinik

Aufgrund verschiedener klinischer und histologischer Befunde nimmt man heute an, daß es sich beim Behçet-Syndrom um eine Immunvaskulitis handelt, die mit größter Wahrscheinlichkeit bei genetischer Prädispositon durch virale Infektionen oder Umweltantigene ausgelöst wird. Auf die genetische Prädisposition weisen folgende Daten hin: Bei Behçet-Erkrankten findet sich überhäufig HLA-B5, das wiederum eine starke Prävalenz für die Gebiete der alten Seidenstraße von Japan über China bis ins Mittelmeergebiet hat. Exakt in diesen Regionen, aber auch in Nordafrika, wird das Krankheitsbild am häufigsten beobachtet. Die geographische Verteilung läßt vermuten, daß sich die genetische Prädisposition im Zusammenhang mit einer Völkerwanderung entlang der Seidenstraße durch Blutvermischung verschiedener Stämme, ausgehend von einem unbekannten Ort, ausgebreitet hat. Am häufigsten betroffen sind Menschen im 3. Lebensjahrzehnt, die Erkrankung ist androtrop.

Klinische *Leitsymptome* für das Behçet-Syndrom sind rekurrierende orale Ulzerationen in Kombination mit rekurrierenden genitalen Ulzerationen, Augenveränderungen und verschiedenen Hautläsionen sowie der positive Pathergietest (s. unten). Weniger häufig werden subkutane oder tiefe Venenthrombosen beobachtet, Gefäßverschlüsse oder Aneursymen auch der großen Arterien, z.B. der Lungen, Beteiligung des zentralen Nervensystems mit Meningoenzephalitis und Gefäßverschlüssen.

Eine Involvierung von Gelenken ist sehr unterschiedlich. Dabei kommt es zu symmetrischen Polyarthritiden, wie auch zu Mon- oder Oligoarthritiden, die zumeist flüchtiger Natur sind. Manchmal verspüren die Patienten auch nur Gelenkschmerzen ohne objektivierbare Entzündungszeichen. Bevorzugt werden Knie-, Sprung-, Karpal-, Ellenbogen- und Fingergelenke sowie die Schultern. Hüften, Zehen, Kiefergelenke und Sternoklavikulargelenke sind seltener betroffen. Eine Sakroiliitis kommt entgegen früheren Annahmen in weniger als 1% der Fälle vor, desgleichen eine ankylosierende Spondylitis.

Ziemlich spezifisch für das Behçet-Syndrom ist der positive Pathergietest, einer ungewöhnlichen Hypersensitivität gegenüber Stichen: 24–48 Stunden nach einem Nadelstich oder nach der Injektion von 0,1 ml physiologischer Kolchsalzlösung kommt es an der Stelle der Injektion zu einer Pustelbildung.

Dermatologie

Das Spektrum ophthalmologischer Veränderungen reicht von der klassischen Hypopyon-Iritis (Hypopyon: Eiterbildung durch Ansammlung steriler Leukozyten) mit Begleitkonjunktivitis, Keratitis, Uveitis, Korioretinitis über die Phlebitis retinalis, Vaskulitis retinalis bis zur Glaskörperblutung. Aus diesen Erkrankungen können sich Glaukom und Katarakt entwickeln. Eine detaillierte Beschreibung dieser ophthalmologischen Krankheitsbilder würde nicht nur den Rahmen dieses Buches, sondern auch unsere Kompetenz überschreiten.

Jeder Schub mit *mehr als 5 Aphthen* im Bereich der Mundschleimhaut ist verdächtig auf eine Behçet-Erkrankung, vor allem wenn sich die Schleimhautläsionen im Bereich der hinteren Mundhöhle befinden und die einzelnen Veränderungen besonders groß und bizarr konfiguriert sind. Die *differentialdiagnostisch* abzugrenzenden chronisch-rezidivierenden Aphthen bei einigen seronegativen Spondarthritiden (s. S. 118, 121) sind eher im vorderen Drittel der Mundhöhle lokalisiert und überschreiten meistens nicht die Anzahl von 2–4. Gleichzeitig auftretende Genitalulzera, die flach angelegt und von ovaler Form sind, ohne auffällige Entzündungszeichen mit scharf begrenzten, nicht unterminierten Rändern, erhärten die Diagnose M. Behçet. Die erwähnten Genitalulzera befinden sich an der Skrotalhaut, an der Peniswurzel sowie an den großen und kleinen Labien und sind weniger schmerzhaft.

Im Hautbereich, insbesondere von Gesicht, Hals und Stamm, kommen pustulöse (sterile) akneiforme und papulonekrotische Hautveränderungen vor. Nodöse Krankheitsmanifestationen zeigen sich z.B. als Erythema nodosum (s. S. 112) an den Streckseiten der Unterschenkel.

Radiologie

Das osteoradiologische Spektrum beim Behçet-Syndrom ist relativ spärlich, da der Großteil von Gelenkbeteiligungen flüchtiger Natur ist und zu keinen objektiven Zeichen wie Erosionen und Destruktionen führt. Das geschieht lediglich bei der in weniger als 1% der Fälle beobachteten chronisch erosiv-destruierenden Arthritis, insbesondere im Bereich der Zehen-, Sprung-, Hand-, Karpal-, Kiefer- und Sternomanubrialgelenke sowie an den Hüften. Gelenknahe Osteoporosen sollen häufiger als Erosionen und Destruktionen vorkommen. Wie bereits erwähnt, wurde früher eine Stammskelettbeteiligung mit Sakroiliitis und ankylosierender Spondylitis überschätzt, heute nimmt man eine Prävalenz von weniger als 1% an. Die entsprechenden radiologischen Veränderungen sind ausführlich auf S. 89 beschrieben.

Literatur

Numan F, Islak C, Berkmen T (1994) Behcet Disease: Pulmonary arterial involvement in 15 cases. Radiology 192: 465

Jorizzo JL (1986) Behçet's disease: an update based on the 1985 international conference in London. Arch Dermatol 122: 556

Rosenberger A, Adler O, Haim J (1982) Radiological aspects of Behçet's disease. Radiology 144: 261

3.9 Akneassoziierte Skelettveränderungen

Acne conglobata mit Papeln, Pusteln, hämorrhagisch verkrusteten, schmerzhaften Knoten; *Acne fulminans* mit flächenhaften nekrotisierenden Einschmelzungen, oft schweres Krankheitsgefühl.
Klinisch-radiologisch: Reiter-Bild mit Sakroiliitis, Spondylitis, erosiven Enthesiopathien und/oder erosiver Oligo- bzw. Polyarthritis Hände und Füße mit Periostverknöcherungen; Bild der chronisch-rezidivierenden multifokalen Ostitis mit überschießender Sklerose und Beteiligung der Sternokostoklavikularregion.

Definition

Eine klare Definition von Haut- und Skelettphänomenen, die hier unter dem Titel „akneassoziierte Skelettveränderungen" subsumiert werden, ist noch nicht möglich. Literaturberichte und eigene Beobachtungen weisen aber darauf hin, daß schwere Verlaufsformen der Akne mit Veränderungen am Knochen und an den Gelenken einhergehen können. Die Nomenklatur dieser schweren Verlaufsformen ist im deutschen und amerikanischen Schrifttum unterschiedlich: Im Standardlehrbuch für Dermatologie von Braun-Falco et al. (1984) wird die Acne fulminans als ein „seltenes, akut einsetzendes schweres Krankheitsbild, das fast nur bei jungen Männern auftritt, die stets eine Acne conglobata haben", beschrieben. Die Acne fulminans entwickelt sich also aus einer Acne conglobata. Im amerikanischen Schrifttum (z.B. Ellis et al. 1987) wird berichtet, daß die Acne fulminans gewöhnlich nur bei adoleszenten Männern weißer Hautfarbe als ein akutes febriles Krankheitsbild mit ulzerierenden Hautläsionen und Gelenksymptomen auftritt, während die Acne conglobata als schwere vernarbende Akne typischerweise erwachsene Männer schwarzer Hautfarbe mit einer chronischen Hauterkrankung betrifft, zu der die dermatologische *Trias Akne, Schweißdrüsenabszedierung und disseziierende Zellulitis der Kopfhaut* gehört (sog. „follicular occlusion triad"). Die im amerikanischen Schrifttum vorgenommene Differenzierung soll sich auch in unterschiedlichen Veränderungen am Skelett ausdrücken: bei der Acne fulminans kommt es mehr zu Polyarthralgien oder Arthritis, die eher flüchtiger Natur sind, während sich bei der Acne conglobata Skelettveränderungen entwickeln, die am ehesten wie ein Reiter-Syndrom anmuten (Sakroiliitis, Spondylitis, erosive Oligo- und Polyarthritis mit Befall sowohl großer wie kleiner Gelenke).

Im folgenden halten wir uns bei der Beschreibung akne-assoziierter Skelettveränderungen aus dermatologischer Sicht an die deutsche Terminologie und aus klinisch-radiologischer Sicht an das, was bisher global über akneassoziierte Skelettveränderungen beschrieben wurde und was wir selbst beobachten konnten.

Allgemeine Klinik

Die Pathogenese der Acne fulminans und der sie begleitenden (sterilen) osteoartikularen Veränderungen ist nicht geklärt. Denkbar ist eine bakteriell-infektiöse Genese, z.B. mit dem Erreger Propionibacterium acnes. Eine solche Infektion könnte dann einen immunpathologischen Prozeß in Gang setzen, der die Acne conglobata in eine Acne fulminans mit schwerer Allgemeinsymptomatik umwandelt. Arthritiden, Spondylitiden und unspezifische entzündliche Knochenveränderungen könnten wie beim Morbus Reiter als reaktiv angesehen werden.

Wie bereits erwähnt, haben die Patienten mit Acne fulminans ein schweres Krankheitsbild mit erheblicher Abgeschlagenheit, Gewichtsabnahme, hohen septischen Temperaturen und einer Leukozytose bis zu 40000/mm^3. Es können auch eine Infektanämie und eine starke BSG bestehen. Selten kann es auch zu einer Endokarditis sowie zu einer Glomerulonephritis kommen. Die Patienten klagen über Polyarthralgien und Polyarthritis, insbesondere in den großen Gelenken (Schultern, Hüften, Knie- und Sprunggelenke). Ergußbildungen können auftreten. Bei einer Beteiligung des Stammskeletts leiden die Patienten unter Lumbalgien. An den Enthesen kann es zu entzündlichen Veränderungen im Sinne einer *Fibroostitis* kommen, die auch ein röntgenologisches Korrelat haben.

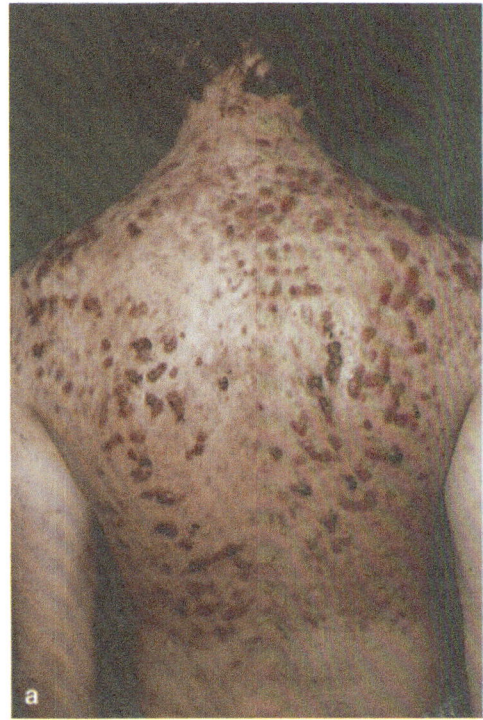

Abb. 3.9a–g. Akneassoziierte Skelettveränderungen. **a** Typisches Bild einer Acne conglobata. **b–g** s. S. 130, 131

Dermatologie

Im Bereich des Gesichts, der Brust und des Rückens findet man alle Merkmale der Acne conglobata, wie Komedonen, Papeln und Pusteln sowie hämorrhagisch verkrustete, indurierte schmerzhafte Knoten (Abb. 3.9a). Bei der Acne fulminans kommt es darüber hinaus zu flächenhaften nekrotisierenden Einschmelzungen der beschriebenen Knoten.

Radiologie

Im Falle eher flüchtiger Polyarthralgien und Polyarthritiden der großen Gelenke findet sich kein röntgenologisches Korrelat, wenn man einmal von Ergußbildungen mit Verbreiterung des Weichteilschattens der untersuchten Gelenke absieht. Anders stellt sich das Problem dar, wenn es – wie für die Acne conglobata im amerikanischen Schrifttum beschrieben – zu einer Art von Reiter-Symptomatik kommt mit Sakroiliitis (s. S. 89), Spondylitis einschließlich Parasyndes-

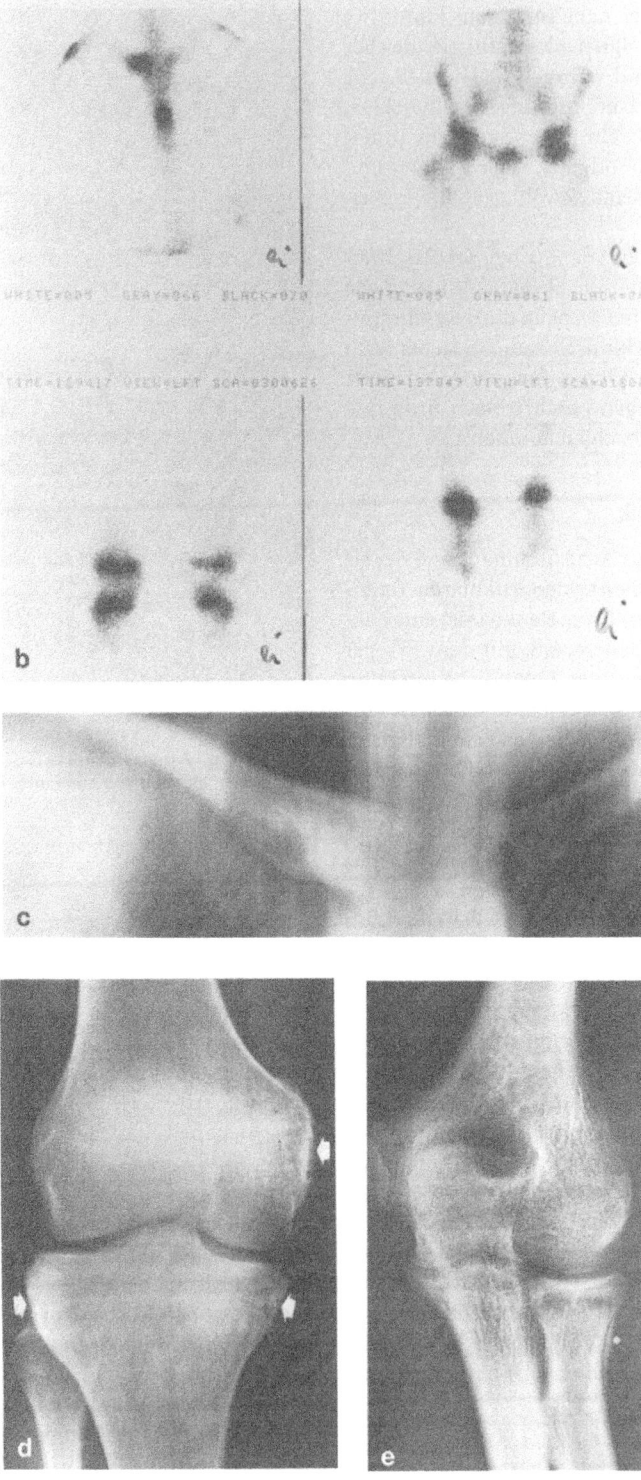

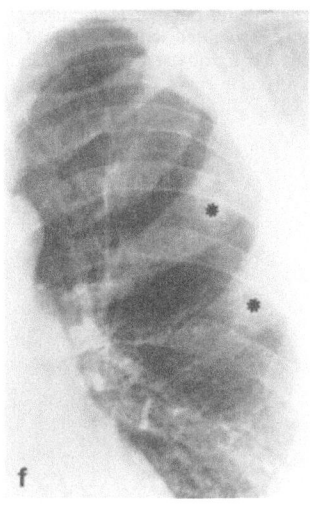
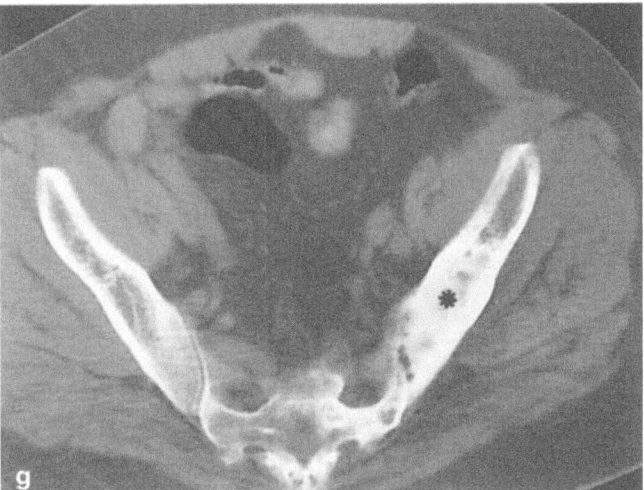

◁ **Abb. 3.9** (Fortsetzung). **b–e** 16jähriger Mann mit schwerer Acne conglobata und ausgedehnten sklerosierenden Skelettveränderungen im Sinne einer chronisch-rekurrierenden multifokalen Osteomyelitis, kombiniert mit einer erosiven Polyarthritis der großen Gelenke. Im Szintigramm (**b**) massive Aktivitätsanreicherung an der rechten Klavikula einschließlich Gelenk, an der Synchondrosis zwischen Manubrium und Corpus sterni, im rechten proximalen und distalen Femur und in der rechten proximalen Tibia, in der linken proximalen Tibia und um die oberen Sprunggelenke herum. Weitere, hier nicht näher dargestellte Manifestationen waren rechte Schulter und linkes Ellenbogengelenk. Der Einschluß der Sternokostoklavikularregion bringt die Veränderung in die Nähe der pustulösen Arthroosteitis. Zum Zeitpunkt der Präsentation hatte der Patient aber keine Pustulosis palmoplantaris. Das röntgenologische Korrelat für das Szintigramm war eine deutliche Sklerosierung mit Volumenzunahme der rechten medialen Klavikula unter Zerstörung des Manubrioklavikulargelenks der rechten Seite (**c**). Man beachte den osteolytischen Defekt im unteren Bereich der sklerosierenden Klavikularveränderungen. Am Kniegelenk (**d**) deutliche Erosionen am Condylus femoris medialis und an den Tibiakanten neben ausgeprägten Sklerosierungen im Subchondralbereich, besonders im Tibiakopf. Ähnliche Veränderungen auf der kontralateralen Seite. Am linken Ellenbogengelenk ebenfalls Erosionen und eine auffallende Periostverknöcherung am Radiushals (**e**, *Asterisk*). **f, g** 32jähriger Patient mit schwerer Akne (Konsiliarfall, dermatologisch nicht näher differenziert) und ausgedehnten Sklerosierungen an den linken oberen vorderen Rippenpartien (**f**) sowie im Becken (**g**) (*jeweils Asterisken*). (Abb. von Chefarzt Dr. A. Wittenborg, Rheumazentrum Ruhrgebiet, St.-Josef-Krankenhaus, Herne)

mophytenbildung (s. S. 114) und zu Enthesiopathien. Ellis et al. (1987) sowie Davis et al. (1981) und Rosner et al. (1982) beschrieben eine erosive, auch destruktive Oligo- und Polyarthritis am Hand- und Fußskelett mit asymmetrischer Anordnung, wobei alle Elemente der erosiven Arthritis wie gelenknahe Osteoporose, Erosion und Destruktion vorhanden sind, zumeist kombiniert mit periostalen Proliferationen. In unserem Krankengut haben wir einen Fall einer schweren Akne (Konsiliarfall dermatologisch nicht näher klassifiziert) mit dem Bild einer chronisch-multifokalen rekurrierenden Osteomyelitis (CMRO) mit ausgedehnten sklerosierenden Veränderungen im Becken und an einigen Rippen (Abb. 3.9 f, g) und einen anderen Fall (Acne conglobata) mit multifokalen Sklerosierungen gelenknah, kombiniert mit einer erosiven Arthritis, insbesondere an den Knie- und Sprunggelenken sowie am rechten Manubrium-Klavikulargelenk und an der manubriokorporalen Synchondrose (Abb. 3.9 b–e).

Literatur

Braun-Falco O, Plewig G, Wolff HH (1984) Dermatologie und Venerologie. Springer, Berlin Heidelberg New York Tokyo, S 636 f.

Davis DE, Viozzi FJ, Miller OF, Blodgett RC (1981) The musculoskeletal manifestations of acne fulminans. J Rheumatol 8: 317

Ellis BJ, Shier CRK, Leisen JJC et al. (1987) Acne-associated spondyloarthropathy: Radiographic features. Radiology 167: 541

Goldschmidt H, Leyden JJ, Stein KH (1977) Acne fulminans: investigation of acute febrile ulcerative acne. Arch Dermatol 113: 444

Kelly AP, Burns RE (1971) Acute febrile ulcerative conglobata acne with polyarthralgia. Arch Dermatol 104: 182

Lane JM, Leyden JJ, Spegel RJ (1976) Acne arthralgia. J Bone Joint Surg 58A: 673

Rosner IA, Richter DE, Huettner TL et al. (1982) Spondylarthropathy associated with hidradenitis suppurativa and acne conglobata. Ann Intern Med 97: 520

4 Infektionen

4.1 Lepra

Synonym: Morbus Hansen

> Unspezifische Allgemeinsymptome mit Pigmentaufhellungen der Haut, Anästhesien, Muskelatrophie, chronischem Schnupfen oder Nasenbluten.
> *Tuberkuloide Lepra:* makulöse erythematosquamöse Effloreszenzen mit Anästhesie.
> *Borderline-Typ:* disseminierte weiche, erhabene rötliche Hautveränderungen im Gesicht, am Stamm.
> *Lepromatöser Typ:* symmetrische papulöse und noduläre Effloreszenzen Nase, Ohren, Hände, glutäal; bei diffusem Gesichtsbefall polsterartige Schwellungen mit Verlust von Augenbrauen und Wimpern, später Sattelnase.
> **Klinik:** zunehmende Verstümmelungen von Akren der Hände und Füße.
> **Röntgen:** reaktionslose Osteolysen am Hand- und Fußskelett von peripher nach proximal fortschreitend; bei lepromatöser Form durch Granulome zystenähnliche Aufhellungen, besonders gelenknah (Ostitis leprosa multiplex cystica); Periostverknöcherungen.

Definition

Die Lepra ist eine chronische multisystemische Infektionskrankheit, verursacht durch das Mycobacterium leprae.

Allgemeine Klinik

Die Erkrankung tritt überwiegend endemisch auf (vor allem in Indien, Afrika und Südamerika); von der WHO wird die Zahl der Erkrankten auf etwa 15 Mio. geschätzt. 1985 gab es in der Bundesrepublik Deutschland etwa 130 Krankheitsfälle (Mende et al. 1985). Durch den ständig wachsenden Tourismus und die zunehmende Einwanderung von Menschen aus den genannten Regionen, aber auch durch eine Zunahme der Auslandstätigkeit von Deutschen ist mit einem Anwachsen von Leprafällen in unserem Krankengut zu rechnen. Trotzdem kann im Rahmen dieser Monographie dieses komplexe Krankheitsbild nicht vollständig dargestellt werden, vor allem nicht aus der Sicht der Infektionslehre. Auch die dermatologischen Phänomene können nur stichwortartig abgehandelt werden.

Aus klinischer und immunologischer Perspektive unterscheidet man eine *tuberkuloide Lepra* (mit normaler Abwehrlage) von einer *lepromatösen Lepra* (reduzierte Abwehrlage). Neben diesen Hauptformen gibt es Zwischenformen, die auch als „borderline" oder „dimorph" bezeichnet werden.

Die Ansteckung erfolgt überwiegend im Kindes- oder Jugendalter, und zwar durch sog. „offene Fälle", zu denen die erregerreiche lepromatöse und die dimorphe Lepraform zählen. Der Infektionsweg ist nicht genau bekannt, eine Übertragung durch die Luft ist nicht möglich. Langer und enger Kontakt mit offenen Leprafällen und schlechte Immunlage sind in jedem Falle begünstigende Faktoren. Des weiteren begünstigen die Ansteckung oberflächliche Hautverletzungen sowie chronische Ulzerationen und Pyodermien, verursacht durch verschiedene Insekten. Prädilektionsorte für die Ansiedlung des Mycobacterium leprae sind Haut, Schleimhaut, oberer Respirationstrakt und periphere Nerven. Die Inkubationsdauer ist extrem schwankend (von 3 – 20 Jahre). Die *ersten Symptome* sind meist ganz uncharakteristisch und können sich als Pigmentaufhellungen der Haut (Abb. 4.1 a), Anästhesien, Muskelatrophien, chronischer Schnupfen oder Nasenbluten äußern.

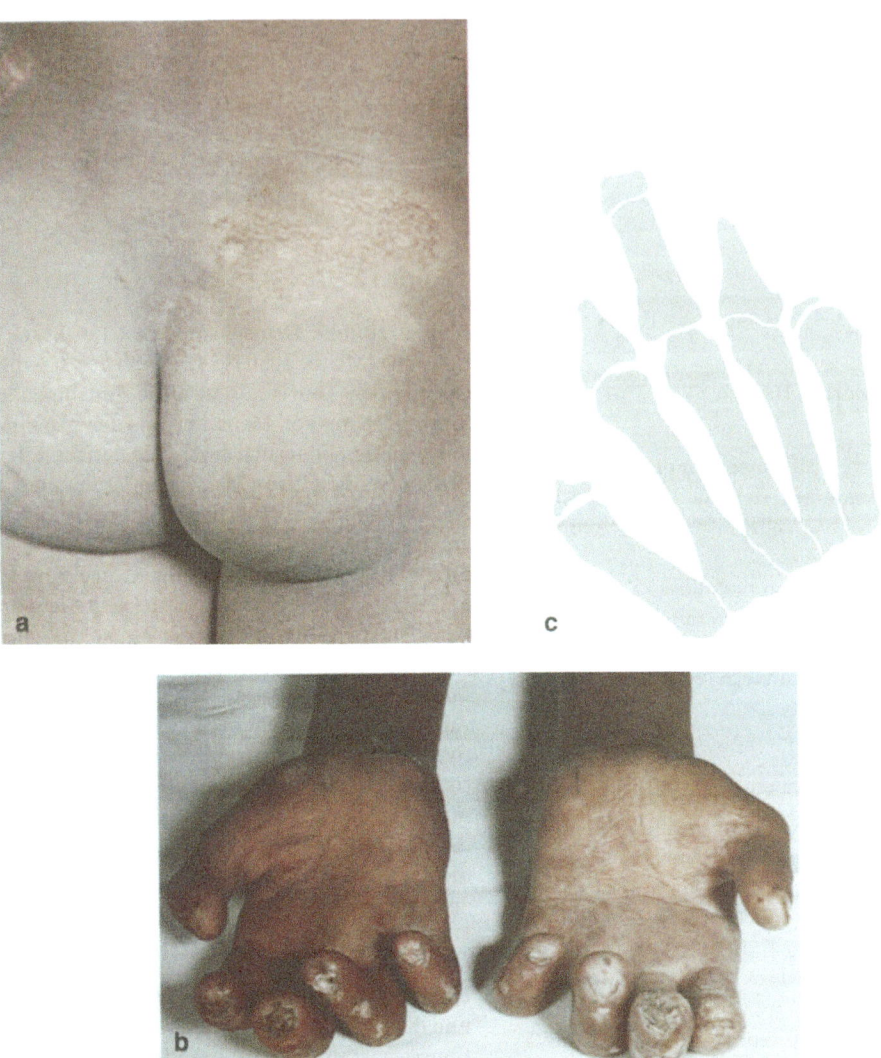

Abb. 4.1a–c. Lepra. **a** Depigmentierte Herde in der Glutäalregion als Frühstadium. **b** Grobe Deformierungen mit Krallenstellung und schwerste trophische Störungen an den Endphalangen beider Hände bei der tuberkuloiden Form der Lepra. An den dritten Fingern sind die Endphalangen bereits resorbiert, in den Stümpfen Ulzerationen. **c** Zeichen eines typischen Röntgenbildes der Hand eines Leprakranken. Durch schwerste trophische Störungen, die schmerzfrei verlaufen, sind große Teile der End-, Mittel-, zum Teil auch Grundphalangen reaktionslos resorbiert und zuckerhutartig zugespitzt. Im Prinzip handelt es sich hier um dasselbe Röntgenbild wie bei der progressiven Sklerodermie (s. Abb. 2.1 d)

Die Prognose der lepromatösen Lepra, auch als maligne Lepra bezeichnet, ist schlecht. Nach Angaben von Braun-Falco et al. (1984) können Patienten mit dieser malignen, anergischen infektiösen Verlaufsform bis zu 1 kg Bakterien in sich tragen. Dagegen ist die Prognose der tuberkuloiden Lepra günstig; Spontanheilungen sind möglich, da die Patienten offensichtlich eine gute Abwehrlage haben. Es kann allerdings auch zu erheblichen Zerstümmelungen über eine Beteiligung des Nervensystems kommen (Abb. 4.1 b). Die Hautveränderungen sind bakterienfrei oder bakterienarm. Histologisch sieht man tuberkuloide oder sarkoide Granulome. Lymphknoten werden bei der tuberkuloiden Form nicht befallen.

Bei beiden Formen, besonders aber bei der tuberkuloiden, kann es zu erheblichen Nervenveränderungen kommen, da das Bakterium eine extreme Affinität zu den Schwann-Zellen hat. An den peripheren Nerven kann man schon äußerlich entzündliche granulomatöse Herde tasten. Es kommt durch Zerstörungen der nervalen Strukturen zu Paresen und Muskelatrophien, im Gesicht zur Faszialisparese, Ptose der Oberlider und mimischer Starre. Die kleinen Handmuskeln atrophieren, es resultieren Kontrakturen mit Klauenstellung. An den Füßen führen Atrophien der kleinen Muskeln zum „Steppergang". Es bilden sich trophische Ulzerationen mit Knochendestruktionen. Auch die unten näher beschriebenen „unspezifischen Skelettveränderungen" sind neurotrophischer Natur.

Dermatologie

In dieser Monographie kann, wie bereits gesagt, das gesamte Spektrum dermatologischer Veränderungen bei der Lepra nicht abgehandelt werden, es ist in einschlägigen dermatologischen Lehrbüchern (z.B. Braun-Falco et al. 1984) nachzulesen. Interessant ist die Bemerkung aus Sicht der inneren Medizin, daß die Lepra eine „primäre Domäne der Dermatologie" ist (Classen et al. 1994).
Dermatologischerseits werden 4 verschiedene Formen der Lepra unterschieden:

1. Lepra vom *Indeterminate-Typ* (uncharakteristische Lepra). Sie beginnt mit hellroten, bei pigmentierten Patienten mit hypochromen Erythemen. Es kann zu einer Ausheilung kommen oder aber ein Übergang in folgende Formen der Lepra erfolgen:
2. Die *tuberkuloide Lepra* ist gekennzeichnet durch mehrere makulöse, auch erythematosquamöse, gut abgegrenzte Effloreszenzen, die eine Anästhesie aufweisen. Es gibt keine Prädilektionsstellen.
3. Bei der Lepra des *Borderline-Typs* finden sich – meist disseminiert – weiche, erhabene, rötliche, auch schuppende Hautveränderungen unterschiedlicher Größe, die im Gesicht in asymmetrischer Form und am Stamm meist symmetrisch angeordnet sind.
4. Bei der Lepra des *lepromatösen Typs* sieht man symmetrische papulöse und noduläre Effloreszenzen mit Beginn an Nase und Oh-

ren, später an Händen und Armen sowie der Glutäalregion. Bei diffusem Befall im Gesicht finden sich polsterartige Schwellungen mit Verlust von Augenbrauen und Wimpern, Glossitis und später Destruktion der knorpeligen Areale der Nase mit Mutilationen. Im Nasensekret werden massenhaft Leprabakterien nachgewiesen.

Unter *Leprareaktion* versteht man Krankheitserscheinungen während der Therapie. Unterschieden werden 2 Typen:

Typ 1: Es kommt zu einer rötlichen Infiltration und Verdickung der Herde, bei tuberkuloider Lepra für ca. 3–8 Monate.
Typ 2: Es entwickelt sich das *Erythema nodosum leprosum* in Form unterschiedlich großer rötlicher Knoten an Armen und Beinen als Typ-3-Immunreaktion unter der Therapie der lepromatösen Lepra.

Radiologie

Mit Knochenveränderungen ist in etwa 60–70% der Fälle zu rechnen. Grundsätzlich kann man 2 verschiedene Formen unterscheiden:

1. *Spezifische Veränderungen* (lepromatöse Knochenveränderungen): Sie entstehen durch eine hämatogene Aussaat des Lepraerregers in den Knochen. Ein sich dort entwickelndes Granulom löst einen regionalen Knochenabbau aus, der sich röntgenologisch als zystenähnliche Aufhellung, besonders gelenknah, findet und klinisch mit Gelenkschwellung einhergeht; bevorzugt sind Hand- und Fußphalangen. Bei multiplen zystenähnlichen Aufhellungen spricht man von einer „Ostitis leprosa multiplex cystica". Ähnlich wie bei der Sarkoidose (Granulombildung) kann ein bienenwabenartiges Muster entstehen (s. Abb. 5.6e). Mit Fortschreiten der Veränderungen wird der Knochen zunehmend zerstört. Werden Keime in das Periost verschleppt, entwickeln sich periostale Verknöcherungen, besonders an Ulna und Fibula. Bei Lokalisation der Granulome im Gesichtsbereich kann es zu Arrosionen des Nasenskeletts bis hin zum Verlust der Spina nasalis und zu einem Knochenabbau in Alveolarfortsätzen der Maxilla kommen (Ostitis leprosa faciei). Äußerlich erkennt man die

Veränderungen an einer Sattelnase und einem Verlust der Schneidezähne.

2. *Unspezifische Veränderungen:* Sie entstehen im wesentlichen auf der Basis neurotrophischer Störungen, wobei überwiegend Hände und Füße befallen sind, an denen sich auffallende Akroosteolysen nachweisen lassen, die von distal nach proximal fortschreiten (Abb. 4.1 c). In schweren Fällen können alle Phalangen der Hand resorbiert werden. Dann finden sich nur noch Metakarpalstümpfe, die wie „abgelutscht" aussehen. Am Fußskelett beginnen die Veränderungen zunächst in den Metatarsophalangealgelenken, von dort aus schreiten die Destruktionen nach distal und proximal zu fort. Spontanfrakturen sind nicht selten. Am Fußskelett werden auch Veränderungen im Sinne einer neurogenen Osteoarthropathie mit Nekrose und Desintegration, gefunden, ähnlich wie beim Diabetes mellitus. Die Patienten haben zumeist keine Schmerzen, weil durch die Nervenzerstörung eine Anästhesie besteht. Schließlich können sich trophische Störungen in Form einer Osteoporose äußern, insbesondere der Hände. Durch die Hypo- und Anästhesie kann es leicht zu Weichgewebsverletzungen mit Sekundärinfektionen kommen, die sich auf und in den benachbarten Knochen ausdehnen. Es entwickeln sich auf diese Art und Weise unspezifische entzündliche Knochenveränderungen.

Literatur

Braun-Falco O, Plewig G, Wolff HH (1984) Dermatologie und Venerologie. Springer, Berlin Heidelberg New York Tokyo

Classen M, Diel V, Kochsiek K (1994) Innere Medizin, 3. Aufl. Urban & Schwarzenberg, München, S 321

Mende B, Stein G, Kreysel HW (1985) Knochenveränderungen bei Morbus Hansen. Röfo 142: 189

4.2 Luetische Haut- und Skelettveränderungen

Dermatologie: *Lues connata:* papulokrustöses Exanthem, periorale Rhagaden, streifige Narbenzüge (Parrot-Furchen), Blasen an Palmae und Plantae (Pemphigus syphiliticus).
Erworbene (tertiäre) Lues: tuberöse Syphiliden im Gesicht und am Kapillitium und Gummen mit möglicher Lokalisation am gesamten Integument. Tuberoserpinginöse Syphilide und Gummen an der Oberlippenschleimhaut, Gummen an Nasenseptum, Nebenhöhlen, harten und weichen Gaumen und an den Tonsillen. Linsengroße Tubera des Zungenrückens und Zungengummen in Form tiefgreifender Knoten, Glossitis interstitialis des Zungenrückens als granulomatöse Entzündung. *Lues miliaris ulcerosa* mucosae mit oberflächlichen Ulzerationen.
Röntgen: *Lues connata:* grobe Erosionen mediale proximale Tibiametaphyse, metaphysäre Aufhellungsbänder, seltener Fragmentationen; syphilitische kalzifizierende Periostitis; Spätstadium: Defekte an Kompakta und Spongiosa (syphilitische Ostitis). *Erworbene Lues:* Periostitis luetica, manchmal wie fibröse Dysplasie anmutend. Osteolysen durch Gummen.

Allgemeine Klinik

Die durch das Treponema pallidum verursachte Syphilis oder Lues kann – ob angeboren (durch diaplazentare Übertragung), ob erworben – zu einer Knochenbeteiligung führen. Dabei unterscheidet man eine angeborene von einer erworbenen Form. Die erworbene Form manifestiert sich in der Regel nur bei unbehandeltem Infekt im Tertiärstadium und ist daher heute relativ selten geworden. Es bleibt abzuwarten, ob es auch bei uns eine Renaissance der Lues als solche, aber auch ihrer späten Stadien geben wird, wie sie in den letzten 10 Jahren in den USA beobachtet wird.

Im Rahmen dieser Monographie kann das sehr komplexe Bild der Lues vorgegebenermaßen nicht abgehandelt werden; dermatologisch werden nur einige wichtige Hinweise gegeben, die es einem Nichtdermatologen ermöglichen, bei bestimmten klinischen und radiologischen Skelettveränderungen differentialdiagnostisch an eine Lues zu denken, um den Patienten dann in eine fachdermatologische Diagnostik und Behandlung zu überweisen.

Dermatologie

Wegen der fehlenden Assoziation zu Skelettveränderungen wird hier auf die Beschreibung der Stadien I und II der Syphilis verzichtet.

Bei den tertiären Erscheinungen der Lues an der Haut (Lues III) lassen sich 2 Gruppen unterscheiden:

1. die *Lues tuberosa* (tuberöse Syphilide) mit kutanem,
2. die *Lues gummosa* mit subkutanem Sitz.

Bei den tuberösen Syphiliden handelt es sich um rotbräunliche, derbe, bis erbsengroße Einzeleffloreszenzen, die sich kalottenförmig aus der Haut hervorheben und gelegentlich eine Schuppung aufweisen. Sie heilen unter flachen hyper- oder depigmentierten Narben ab. Peripher schreiten die Herde fort, so daß eine bogige Konfiguration resultiert (tuberoserpinginöse Syphilide). Diese „Tubera" können ulzerieren (tuberoulzeröse Syphilide).

Bevorzugter Sitz der tuberoserpinginösen Syphilide sind Gesicht und Kapillitium. Das subkutane Syphilid bei Lues III, das *Gumma*, kann überall auftreten. Anfangs besteht ein bohnengroßer Knoten in der Subkutis, der Knoten wächst und verbackt mit der Haut und seiner Unterlage. Die Haut darüber ist livid-rot oder braunrot gefärbt. Die Konsistenz des Knotens ist derb und gummiartig. Später perforiert er nach außen (Abb. 4.2 a), es entleert sich eine gelblich-trübe, fadenziehende Flüssigkeit. Bei Druck besteht Schmerzhaftigkeit im Bereich der Gummen. Letztere heilen unter erheblicher Gewebszerstörung nach Monaten ab. Sie kommen in allen Schichten zwischen Haut und Knochen vor. Lymphknotenschwellungen fehlen.

Schleimhautveränderungen bei Lues III

Tuberoserpinginöse Syphilide und Gummen kommen an der Schleimhautseite der Oberlippe vor. Bei der syphilitischen Makrocheilie besteht eine starke Schwellung der Oberlippe. Bei der gummösen Lues des Nasenseptums, der Nasennebenhöhlen, des harten und weichen Gaumens und der Tonsillen handelt es sich entweder um Weichteilgummen oder um periostale oder ossale Gummen. Am häufigsten ist das Septum nasi befallen. Durch Einschmelzung kommt es zu ausgedehnten Zerstörungen und Perforationen des Gaumens. Die gummöse Lues greift von einer Tonsille auf die Uvula und Teile des weichen Gaumens über. Eine seltenere Lokalisation für Gummen in der Mundhöhle ist die Gingiva, dies meist im Zusammenhang mit einem Knochengumma der Mandibula.

An der *Zunge* findet man verschiedene Erscheinungsformen der tertiären Lues.

1. Am Zungenrücken zeigen sich linsengroße Tubera, die durch Einschmelzung die Zungenpapillen vernichten; die Zungenoberfläche erscheint spiegelnd, weißlich-glatt und narbig-atrophisch.
2. Die Zungengummen treten einzeln oder in Gruppen auf. Es bilden sich schmerzlose, tiefgreifende Knoten, die einschmelzen und perforieren. Nach der Abheilung resultiert eine tief eingezogene harte Narbe mit randständiger Wulstbildung.
3. Die Glossitis interstitialis superficialis stellt eine interstitielle granulomatöse Entzündung im Bereich des Zungenrückens dar. Teile des Zungenrückens weisen später eine oberflächliche Schrumpfung und Sklerosierung auf unter Zerstörung der Papillen. Bei der Glossitis interstitialis profunda im Rahmen der tertiären Lues handelt es sich um eine tiefliegende spezifische granulomatöse Entzündung. Es entwickelt sich eine Schrumpfung und Sklerosierung der Zunge mit einer tiefen Fältelung der Zungenoberfläche.
4. Bei der Lues miliaris ulcerosa mucosae können überall in der Mundhöhle oberflächliche Ulzerationen auftreten, deren bizarre Ränder wie angenagt aussehen.

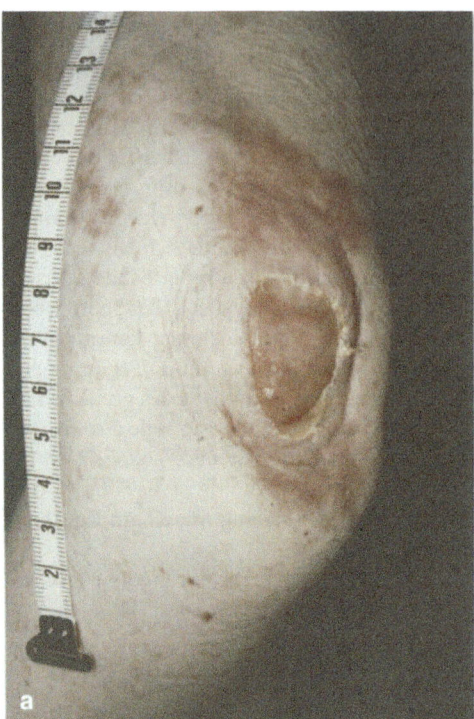

Abb. 4.2 a–d. Luetische Haut- und Skelettveränderungen. **a** Perforiertes Gumma. **b, c** Typisches Bild der konnatalen Lues. Deutlich kommt das Wimberger-Zeichen an der medialen proximalen Tibiakante in Form einer Erosion zur Darstellung, darunter sklerosierende Veränderungen. Im proximalen Radiusschaft deutliche osteolytische Veränderungen im Sinne einer syphilitischen Ostitis. Man beachte die periostalen Verknöcherungen, besonders an der medialen Tibiakante (Periostitis luetica). Insgesamt betrachtet besteht in diesem Falle also schon das 3. Stadium. **d** Bild einer Periostitis luica bei einem Erwachsenen. Die vordere Schienbeinkante ist durch periostale reaktive Proliferationen verdickt, wahrscheinlich als Reaktion auf periostale syphilitische Gummen. Letztere entsprechen den Aufhellungen in der periostalen Verdickung

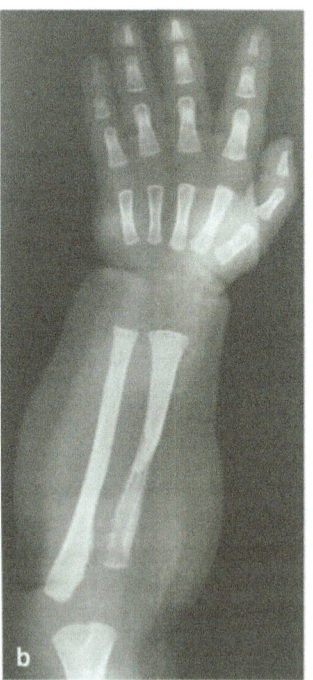

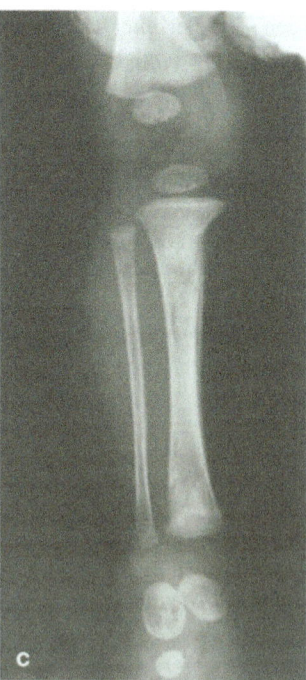

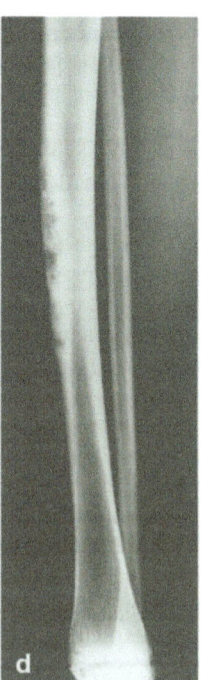

Lues connata

Der Begriff *Lues connata praecox* umfaßt die angeborenen Hautveränderungen, die bei Neugeborenen und Säuglingen auftreten. Werden jedoch im späteren Alter bei Jugendlichen oder Erwachsenen konnatal-syphilitische Hautveränderungen entdeckt, spricht man von einer Lues connata tarda.

Die Haut- und Schleimhautveränderungen der Lues connata praecox bestehen in makulösen, papulösen und papulokrustösen Exanthemen. Es finden sich impetigoähnliche Syphilide, Condylomata lata und eine Alopecia specifica. An den Schleimhäuten treten Plaques muqueuses auf. Im Bereich der Lippen und umgebenden Gesichtshaut sind tiefe radiäre Einrisse zu sehen, die unter Hinterlassung tiefer strahliger Narbenzüge abheilen (Parrot-Furchen). Im Gegensatz zum Erwachsenen gibt es beim Säugling auch bullöse Erscheinungen der Syphilis (Pemphigus syphiliticus) an Palmae und Plantae mit Übergreifen auf Unterarme und Unterschenkel. Die Erkennungszeichen der Lues connata tarda seien nur kurz erwähnt: Luetische Sattelnase, Parrot-Furchen (s.o.), Hutchinson-Zähne und Keratitis parenchymatosa als Erkrankung des Hornhautparenchyms.

Radiologie

Lues connata

Bei schwerer intrauteriner, diaplazentar vermittelter Infektion mit Spirochäten sterben viele Feten ab; entweder kommt es zum Abort, oder aber die Kinder sterben einige Tage nach der Geburt. Überlebende zeigen eine in der Regel bis ins 2. Lebensjahr in 3 Phasen ablaufende Röntgenphänomenologie.

Im *1. Stadium* der postnatalen Phase infiltriert luetisches Granulationsgewebe die wachsenden Metaphysen, insbesondere um das Knie, die Schulter und die Carpi herum, wobei sich irreguläre multiple Erosionen nachweisen lassen, die auch als *Metaphysitis* bezeichnet werden. Besonders eindrucksvoll und charakteristisch sind grobe Erosionen an den medialen und proximalen Tibiametaphysen (sog. *Wimberger-Zeichen*, Abb. 4.2c). Daneben, nicht selten auch zuvor, kann man breite horizontale Aufhellungsbänder in den Metaphysen beobachten, ähnlich wie bei

Leukämie oder beim metastasierenden Neuroblastom. Es kann auch, ähnlich wie beim Skorbut, zu einer regelrechten Fragmentation kommen. Nach Penicillintherapie können diese Phänomene rasch verschwinden, sonst kommt es langsamer zu einer Spontanremission.

Werden die Säuglinge nicht oder nur insuffizient behandelt, entwickelt sich im *2. Stadium* das Bild der *syphilitischen Periostitis*, bedingt durch eine Periostinfiltration des luetischen Granulationsgewebes. Dabei sieht man in der Regel symmetrische Periostverknöcherungen, vor allem an den langen Röhrenknochen (Abb. 4.2b, c). Mit und ohne Antibiotikatherapie verschwinden diese periostalen Verknöcherungen, allerdings langsamer als die Veränderungen im 1.Stadium.

Im *3. Stadium* entwickelt sich dann schließlich die syphilitische Ostitis mit Defekten in der Kompakta und Spongiosa, besonders der langen Röhrenknochen (Abb. 4.2b).

Als späte Manifestation konnataler syphilitischer Knochenveränderungen finden sich periostale und enostale Knochenneubildungen, vor allem in den proximalen beiden Dritteln der Tibiae, manchmal kombiniert mit Osteolysen in den Schäften der langen Röhrenknochen. Es werden auch arthritisähnliche Bilder bei rekurrierender Metaphysitis gefunden. Es kommt zu Zahnentwicklungsstörungen (sog. Hutchinson-Zähne).

Erworbene Lues

Es lassen sich 2 Erscheinungsbilder unterscheiden: Die *Periostitis luica* findet sich vorwiegend an der vorderen Schienbeinkante und am Schädeldach, wo man solide periostale Verknöcherungen beobachten kann, die zum Teil mit der daruntergelegenen Kortikalis verschmelzen. In solchen Verknöcherungen können sich auch Aufhellungen finden, die gummösen Höhlen entsprechen (Abb. 4.2d). Die *Differentialdiagnose* stellt sich gegenüber reaktiv verknöchernden Periostreaktionen z.B. bei der Varikosis oder auch im Rahmen der hypertrophischen Osteoarthropathie bei pulmonalen Erkrankungen. Diese Veränderungen sind aber selten so ausgeprägt wie bei der luetischen Periostitis. Am Schädel, auch an der Tibia, können die Bilder an eine fibröse Dysplasie erinnern.

Bei der *gummösen Form* entwickeln sich umschriebene gummiartig elastische Knoten einerseits im Markzylinder, andererseits auch an oberflächlich gelegenen Knochenarealen (z.B. Os frontale, Sternum, Tibia, Klavikula). Dabei handelt es sich makroskopisch um gallertig aussehende, trockene, verkäsende Knoten, die zur Osteolyse mit der Gefahr einer Spontanfraktur führen. Im Röntgenbild sieht man zumeist zentral im Knochen gelegene Osteolysen, gelegentlich mit Sequesterbildung verbunden. Auch randständige Osteolysen mit begleitender Periostreaktion kommen vor.

Literatur

Braun-Falco O, Plewig G, Wolff HH (1984) Dermatologie und Venerologie. Springer, Berlin Heidelberg New York Tokyo
Murray RO, Jacobson HG (1977) The radiology of skeletal disorders, 2nd edn. Churchill Livingstone, Edinburgh

4.3 Aktinomykose

> Brettharte blaurote Weichgewebsinfiltration mit kleinen Fistelöffnungen, zervikofazial, thorakal oder abdominal; Entleerung von Eiter auf Druck; „knirschende Drusen".
> **Röntgen:** je nach Lokalisation Zerstörung der angrenzenden Knochenstrukturen, z.B. Mandibula.

Definition

Bei der Aktinomykose handelt es sich um eine durch ein grampositives Bakterium verursachte Infektion (endogene Mischinfektion), die zumeist vom Oropharynx ausgeht und sich direkt, selten hämatogen, in Geweben ausbreitet und dort zu charakteristischen, zumeist fistelnden Weichgewebsinfiltrationen mit möglicher Zerstörung der angrenzenden Strukturen wie z.B. dem Skelett führen kann.

Allgemeine Klinik, Dermatologie und Radiologie

Die erwähnte Infektion mit Actinomyces ist eine obligate, endogene Mischinfektion, in der Regel von Actinomyces israelii oder Actinomyces gerencseriae. Die pathogenen Aktinomyzeten sind anaerob oder mikroaerophil und wachsen in Kolonien in Form dicht verfilzter Formationen und Filamente. Im Eiter erkennt man sie als kleine graugelbe bis rötliche Körnchen (Granula), die auch als Drusen bezeichnet werden. Beim Aufquetschen eines Deckglases auf den mit Sekret beschickten Objektträger können sie an ihrem Knirschen festgestellt werden. Aktinomyzeten können auf der Haut und in der normalen Mundflora vorkommen. Der Keim gelangt in der überwiegenden Zahl der Fälle über Verletzungen in Schleimhaut und Haut in die angrenzenden Gewebe, wo sich ein entzündliches Granulationsgewebe entwickelt, das eitrig einschmilzt. Es folgen multiple Abszeßbildungen und Bindegewebsproliferationen mit Fistelung nach außen. Die *Weichgewebsinfiltrationen sind charakteristischerweise bretthart und zeigen sich als blaurote Weichteilinfiltrationen mit mehreren kleinen Fisteln*, sehr an eine tumoröse Infiltration erinnernd (Abb. 4.3).

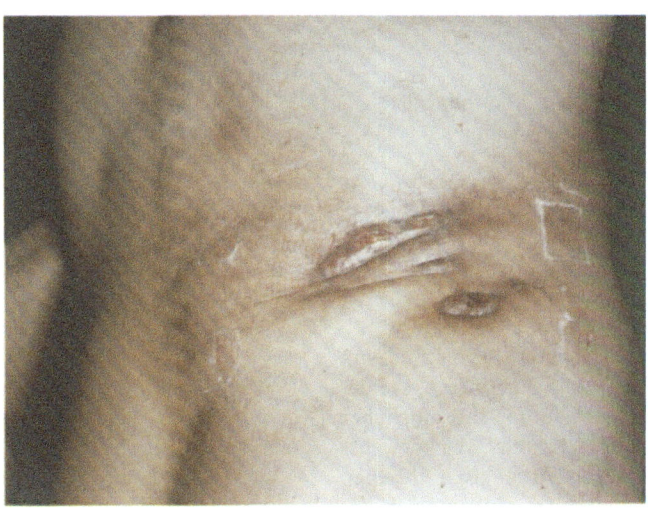

Abb. 4.3. Abdominelle Aktinomykose mit typischer brettharter Infiltration in der rechten Lendenregion mit mindestens 4 Fistelöffnungen, aus denen sich Eiter entleerte. Die darin enthaltenen körnigen Drusen knirschten beim Aufquetschen eines Deckglases auf den mit dem Sekret beschickten Objektträger

Man unterscheidet die *zervikofaziale* Aktinomykose von einer *thorakalen* und *abdominalen*, wobei die Skelettdestruktionen in der Regel durch eine direkte entzündliche Infiltration entstehen. Interessant im Rahmen dieser Monographie ist die zervikofaziale Form, die fast 95% aller Aktinomykoseformen repräsentiert. Zumeist nach Extraktion von kariösen Zähnen, bei chronischen eitrigen Sinusitiden kommt es zur Mischinfektion der angrenzenden Schleimhaut. Dadurch entstehen zunächst derbe entzündliche Knoten mit begleitender Schwellung, z.B. von Wange und/oder Submandibularregion. Daraus kann sich eine sekundäre Hautaktinomykose entwickeln. Die Ausbreitung erfolgt zumeist seitlich am Hals, wo die bereits erwähnten brettharten entzündlichen Infiltrate mit wulstförmigem Verlauf entstehen. Die darübergelegene Haut ist blaurot verfärbt und warm und zeigt Fistelöffnungen, aus denen sich der Eiter auf Druck entleert. Die entzündlichen Veränderungen greifen in der Regel auf die Mandibula über und zerstören sie. In seltenen unbehandelten Fällen kann der Prozeß auch nach einer Infiltration der Muskulatur auf die Halswirbelsäule übergreifen.

Eine hämatogene Aussaat, insbesondere im Skelett, ist äußerst selten. Die Prognose der Erkrankung ist bei rechtzeitig einsetzender Antibiotikatherapie günstig geworden.

Literatur

Everts EC (1970) Cervicofacial actinomycosis. Arch Otolaryngol 92: 468

4.4 Myzetom

Am Beispiel des Madurafußes: tumorartige Schwellung mit livider Verfärbung der Haut, Abszesse und Fisteln; wenig Schmerzen.
Röntgen: Grobe, manchmal wabig anmutende Zerstörungen der Fußknochen mit reaktiver Sklerose, oft spießartige, grobe Periostverknöcherungen.

Das Myzetom entspricht einer chronischen, von Verletzungen der Haut ausgehenden abszedierenden und fistelnden Infektion mit möglicher Zerstörung der benachbarten Weichgewebs- und Knochenstrukturen. Ätiologisch kommen zwei verschiedene Organismengruppen in Betracht: die Schizomyzetengruppe, zu der Actinomyces israelii, Nocardia und Streptomyces gehören und die Eumyzetengruppe (echte Pilze), zu der unter anderem die Madurellaspezies zählt. Der Begriff Myzetom beschreibt also die pathologisch-anatomische entzündliche Situation, die man, je nach Erregergruppe, in das „aktinomykotische Myzetom" einerseits und in das „Eumyzetenmyzetom" (echte Maduromykosis) andererseits einteilen kann. Diese wurde zuerst in Madura in Südindien beobachtet, wo sich fast ausschließlich Manifestationen am Fuß fanden. In diesem Zusammenhang wurde auch der Name „Madura foot" geprägt.

Infektionen der Hand oder anderer Skelettregionen sind vergleichsweise selten. Das Erkrankungsbild des Madurafußes ist jedoch nicht nur auf Südindien beschränkt. Grundsätzlich in Frage kommen alle tropischen Regionen, wie z.B. auch Mexiko, Afrika etc., wo die hygienischen Verhältnisse schlecht sind und die Menschen vielfach barfuß gehen. Die Keime gelangen durch kleine Wunden (Rhagaden) oder Abschürfungen bei zumeist starker Plantarhyperkeratose aus dem Boden in das Gewebe, erzeugen über Abszesse schließlich Fisteln und breiten sich dann über die Plantaraponeurose in die Muskulatur und in das Skelett aus. Der Knochen erleidet Destruktionen mit Höhlenbildungen und beantwortet diese Veränderungen mit einer reaktiven Sklerose.

Der Madurafuß zeichnet sich *röntgenologisch* (Abb. 4.4a) durch multiple Erosionen der Knochen mit unregelmäßigen Konturen, wabenar-

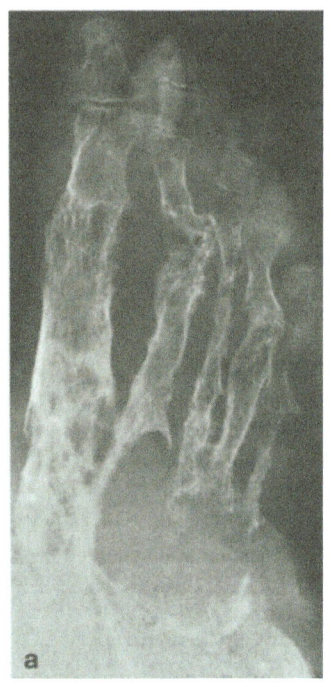

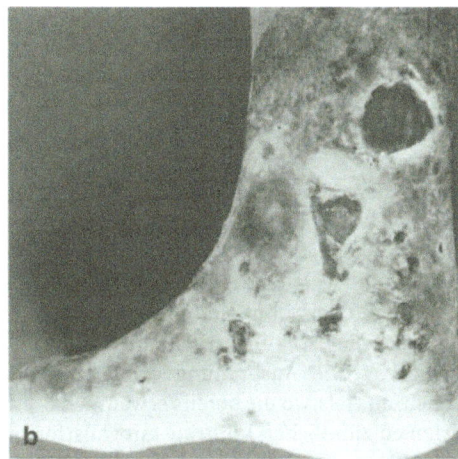

Abb. 4.4a, b. Madurafuß (Aus Gold u. Mirra 1987). **a** Radiologisches, **b** klinisches Bild

tige osteolytische Defekte und dicke irreguläre periostale und endostale Knochenneubildungen aus. Wer das Bild einmal gesehen hat, vergißt es nicht. Die *röntgenologische Differentialdiagnose* beinhaltet im wesentlichen die tuberkulöse Osteomyelitis im Fußbereich, die in der Regel aber weniger proliferativ ist, auch fortgeschrittene Veränderungen bei diabetischer Osteoarthropathie. Die klinische Inspektion des veränderten Fußes klärt jedoch rasch die Situation (Abb. 4.4b): dort sieht man eine massive tumoröse Anschwellung mit livider Verfärbung der Haut, in der sich abszedierende Fistelgänge mit eitrig-blutiger Sekretion finden. Erstaunlich ist die oft nur geringe Schmerzhaftigkeit des Prozesses.

Literatur

Gold RH, Mirra JM (1987) Case report 442: Madura foot (mycetoma pedis). Skeletal Radiol 16: 577

Reeder MM, Palmer PES (1981) The radiology of tropical disease. Williams & Wilkins, Baltimore, pp 364–378

4.5 Bazilläre (epitheloide) Angiomatose bei AIDS

Angiomatöse Papeln; Allgemeinsymptome. **Röntgen:** herdförmige osteolytische Knochenläsion mit Periostreaktion, szintigraphisch positiv.

Definition

Bei der bazillären Angiomatose handelt es sich um eine multisystemische Erkrankung mit Befall des retikuloendothelialen Systems, von Schleimhäuten und insbesondere der Haut, wo es zu charakteristischen Papelbildungen kommen kann, deren wesentliche histologische Komponente runde Gefäßproliferate mit prominenten Endothelzellen sind. Das auslösende Bakterium gehört zu den rickettsienartigen Bakterien Rochalimaea quintana, Rochalimaea henselae und Bartonella bacilliformis und wird offensichtlich auch bei der Katzenkratzkrankheit gefunden.

Allgemeine Klinik, Dermatologie und Radiologie

HIV-Infektionen und AIDS können mit verschiedenen Veränderungen am Bewegungsapparat einhergehen, wozu im wesentlichen die *bakteriellen Myositiden* (zumeist durch Staphylococcus aureus verursacht) gehören sowie *HIV-assoziierte seronegative Krankheitsbilder* und akute *symmetrische Polyarthritiden* (Freyschmidt 1993).

Non-Hodgkin-Lymphome mit Knochenbeteiligung und Osteomyelitiden (septisch, opportunistisch) sind vergleichsweise Raritäten. Alle diese Krankheitsbilder können nicht Gegenstand dieses Buches sein, da die Patienten in der Regel wegen anderer dominierender Symptome z.B. von seiten der Lunge oder des ZNS, in Spezialistenbehandlung sind. Anders stellt sich das Problem bei der bazillären Angiomatose dar, denn hier können die Leitsymptome aus den unten beschriebenen Haut- und Skelettveränderungen bestehen.

Die bazilläre Angiomatose zählt zu den opportunistischen Infektionen. Die Patienten leiden unter Fieber, auch Schüttelfrost, Nachtschweiß

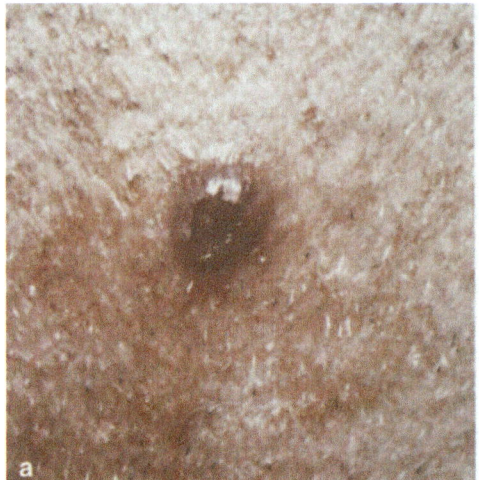

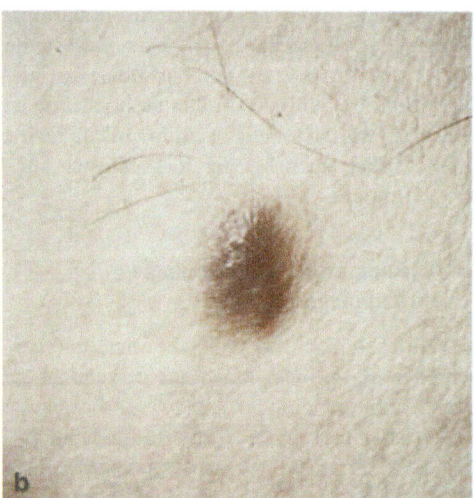

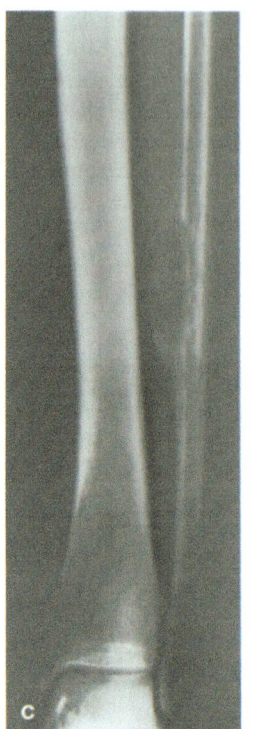

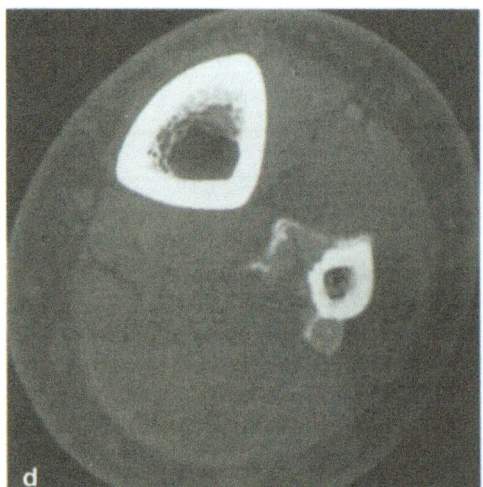

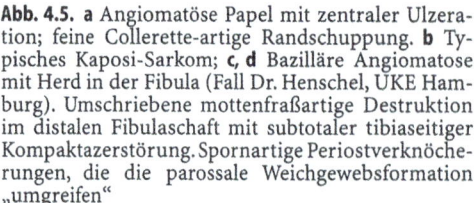

Abb. 4.5. a Angiomatöse Papel mit zentraler Ulzeration; feine Collerette-artige Randschuppung. **b** Typisches Kaposi-Sarkom; **c, d** Bazilläre Angiomatose mit Herd in der Fibula (Fall Dr. Henschel, UKE Hamburg). Umschriebene mottenfraßartige Destruktion im distalen Fibulaschaft mit subtotaler tibiaseitiger Kompaktazerstörung. Spornartige Periostverknöcherungen, die die parossale Weichgewebsformation „umgreifen"

und Gewichtsverlust. Leber, Milz und Lymphknoten können vergrößert sein. Bei Befall der Schleimhäute können Kojunktivitis und Tracheobronchitis auftreten.

Dermatologisches Leitsymptom ist die *angiomatöse Papel*, die an der Haut des oberen Stammes, des Gesichts und der Extremitäten multi-

pel auftreten kann. Sie imponiert als erythematöse linsengroße, scharf begrenzte Papel, die von hämorrhagischen Krusten bedeckt sein kann. Nach Hettmannsperger et al. (1993) zeigt sie eine typische Collerette-artige Randschuppung (Abb. 4.5a), was ihre Abgrenzung gegenüber dem Kaposi-Sarkom (Abb. 4.5b) und dem

Granuloma teleangiectaticum (Granuloma pyogenicum) zuläßt. Das Granuloma teleangiectaticum tritt im übrigen zumeist solitär auf. Histologisches Korrelat, sowohl von kutanen wie von viszeralen Läsionen, ist eine *Kapillarproliferation* in einem *ödematösen Stroma* mit zahlreichen polymorphkernigen Leukozyten. Das Bakterium läßt sich im befallenen Gewebe durch Silberfärbung oder Elektronenmikroskopie nachweisen, fernerhin durch Antikörper. Kulturell ist es, im Gegensatz zur gewöhnlichen Katzenkratzkrankheit, außerordenlich schwierig anzüchtbar.

Die *Knochenveränderungen* bestehen aus *Destruktionen*, sowohl an den Röhrenknochen wie an den flachen Knochen, die *mottenfraßartig* anmuten können und zum Teil fetzige Periostreaktionen und einen darüber gelegenen Weichteiltumor besitzen (Abb. 4.5c, d). Es ist also letztendlich das Bild der aggressiven Osteomyelitis. Die knöchernen Läsionen können interessanterweise vor sonstigen Symptomen, insbesondere vor den Hautpapeln auftreten. Da Osteolysen bzw. osteomyelitische Herde anderer Ursache bei AIDS extrem selten sind, muß der Nachweis solcher Herde im Röntgenbild bei AIDS-Patienten den Verdacht auch auf eine bazilläre Angiomatose lenken. Die *Differentialdiagnose* wird dadurch erleichtert, daß das Kaposi-Sarkom in der Regel keine Skelettdestruktionen auslöst. Das aus röntgenologischer Sicht differentialdiagnostisch in Frage kommende *Non Hodgkin-Lymphom des Knochens bei AIDS-Patienten* ist ebenfalls eine Rarität. Im Krankengut von Mitrou et al. (1991) fanden sich bei 36 primär extranodalen Manifestationen nur 3 im Knochen. Der Anteil an Knochenveränderungen bei der bazillären Angiomatose läßt sich auf etwa 40% kalkulieren, es ist also eine relativ hohe Prävalenz von osteolytischen Veränderungen bei AIDS für eine bazilläre Angiomatose zu konstatieren.

Literatur

Baron AL, Steinbach LS, Le Boit PE et al. (1990) Osteolytic lesions and bacillary angiomatosis in HIV infection: Radiologic differentiation from AIDS-related Kaposi sarcoma. Radiology 177: 77

Cockerell CJ (1992) The causative agent of bacillary angiomatosis. Int J Dermatol 31: 615

Freyschmidt J (1993) Skeletterkrankungen. Klinisch-radiologische Diagnose und Differentialdiagnose. Springer, Berlin Heidelberg New York Tokyo, S 699ff.

Hettmannsperger U, Soehnchen R, Gollnick H et al. (1993) Bazilläre epitheloide Angiomatose bei fortgeschrittener HIV-Infektion. Hautarzt 44: 803

Mitrou PS, Serke M, Pohl C et al. (1991) Mit der HIV-Infektion assoziierte maligne Lymphome. Dtsch Med Wochenschr 116: 1217

5 Tumoröse und granulomatöse Erkrankungen

5.1 Lymphome

Es gibt sowohl primäre extranodale Lymphome der Haut wie auch des Knochens, die nicht Gegenstand dieses Buches sein können. Nur generalisierte Lymphome (Stadium IV) mit Manifestation an der Haut *und* am Skelett erfüllen die Vorgaben für diese Monographie. In der Regel sind diese Patienten aber längst in onkologischer Behandlung, d.h. die Diagnose ist bekannt, so daß auf die nähere Darstellung der Problematik an dieser Stelle verzichtet wird.

5.2 Mycosis fungoides

Definition

Bei der Mycosis fungoides (MF) handelt es sich um ein kutanes T-Helferzell-Lymphom (OKT-4+), das in verschiedenen dermatologischen Erscheinungsformen zunächst auf die Haut beschränkt bleibt und nur in wenigen Fällen auf innere Organe wie auch auf den Knochen übergreifen kann.

Aus onkologischer Sicht bestehen gewisse Übergänge zum Sézary-Syndrom, bei dem es von einer sog. „Erythrodermie" über ein „Plaque" bis hin zu einem „tumorösen" Stadium, u.a. mit Beteiligung des Knochenmarks und der Lymphknoten, kommen kann.

Allgemeine Klinik und Dermatologie

Man rechnet in Deutschland mit einer Inzidenz von ca. 0,1–1/100 000 Einwohner pro Jahr. Auf die sicherlich sehr interessante Ätiologie, Genetik und Pathogenese dieser T-Zell-Non-Hodgkin-Lymphome kann im Rahmen dieser Monographie nicht näher eingegangen werden.

Die Mycosis fungoides ist eine *chronische Erkrankung* mit einem vielgestaltigen und veränderlichen Erscheinungsbild. Aus dermatologischer Sicht werden verschiedene Stadien unterschieden (Alibert Bazin-Einteilung), wobei die für die verschiedenen Phasen typischen Hautveränderungen auch gleichzeitig auftreten können.

1. *Prämykotisches Stadium:* Es entwickeln sich über viele Jahre uncharakteristische Hautveränderungen, die an viele andere Dermatosen erinnern können, wie nummuläres Ekzem, Psoriasis vulgaris und Parapsoriasis en plaques. Man sieht verschieden große, scharf begrenzte, ovale und auch runde bogige Herde mit entzündlicher Rötung und Schuppung. Seltener können diese Herde auch vesikulös und bullös oder mit Krusten bedeckt sein. Prädilektionsstellen sind Rumpf, Extremitäten und Gesicht. Es besteht Juckreiz.

2. *Infiltratives Stadium:* Die Herde zeigen eine krankheitstypische plattenförmige Infiltration, entweder hervorgehend aus Effloreszenzen des prämykoiden Stadiums oder sich an neuer Stelle entwickelnd. Es sind scharf begrenzte, bizarr konfigurierte Infiltrate mit Schuppung und auch Verkrustung von entzündlich-roter, bräunlich-roter oder rötlich-violetter Farbe (Abb. 5.2). Periphere Ausbreitung und Konfluenz führen gelegentlich zu „Wulstbildungen" (Facies leontina). Innerhalb größerer Infiltrate kommen „Inseln" normaler Haut vor. Auch in diesem Stadium besteht Juckreiz.

3. *Tumoröses Stadium:* Nach mehrjähriger Krankheitsdauer entwickeln sich entweder in vorausgegangenen plattenartigen Infiltraten oder innerhalb einer Erythrodermie tomatenartige, halbkugelige, pilzförmige, der Haut „aufsitzende" relativ weiche Tumoren. Ihre

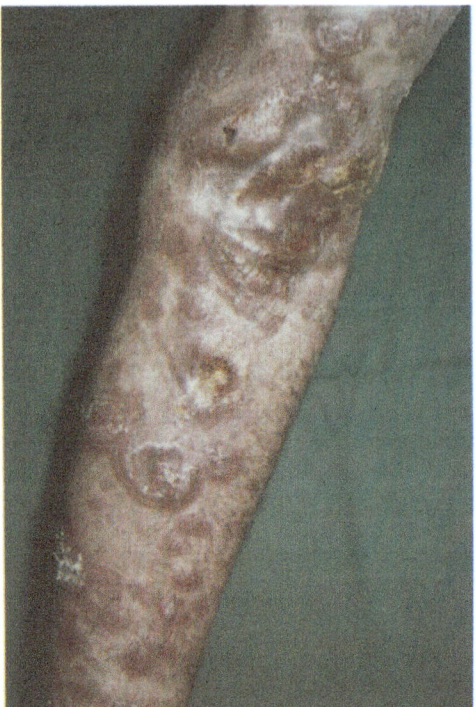

Abb 5.2. Mykosis fungoides im infiltrativ-tumorösen Stadium

Radiologie

Bei extremen tumorösen Manifestationen kann es zu Arrosionen des daruntergelegenen Knochens, insbesondere im Gesichtsskelett, auch an der Schädelkalotte (eigene Beobachtung), kommen. Bei leukämischen Manifestationen sowohl der Mycosis fungoides wie des Sézary-Syndroms vermag die tumoröse Zellproliferation Spongiosa (über Osteoklasten) abzubauen, so daß sie mottenfraßartig transformiert wird. Sehr selten sind auch grobe Destruktionen der Kortikalis mit Ausbruch in die angrenzenden Weichteile beschrieben, also ein Verhalten wie beim malignen Lymphom mit Knochenbeteiligung.

Literatur

Braun-Falco O, Plewig G, Wolff HH (1984) Dermatologie und Venerologie. Springer, Berlin Heidelberg New York Tokyo, S 931 ff.

Classen M, Diehl V, Kochsiek K (1994) Innere Medizin, 3. Aufl. Urban & Schwarzenberg, München, S 187 f., 197

Edelson RL (1980) Cutaneous T cell lymphoma: Mycosis fungoides, Sézary syndrome, and other variants. J Am Acad Dermatol 2: 89

Kresbach H (1981) Mycosis fungoides. In: Korting GW (Hrsg) Dermatologie in Praxis und Klinik. Thieme, Stuttgart, 39.27 ff.

Farbe ist blaurot oder braunrot, und sie können ulzerös zerfallen. Die Tumoren bilden sich oft spontan zurück unter Hinterlassung von anulären, halbmond- oder nierenförmigen Geschwulstresten. In diesem Stadium nimmt der Juckreiz ab.

4. *Erythrodermieform:* Es handelt sich um eine zunächst unspezifische Erythrodermie als Erstmanifestation, worauf sich eine spezifische Erythrodermie mit Infiltration entwickelt. Die Haut ist entzündlich gerötet, verdickt und hart.

Schleimhautbeteiligung

In jeder Krankheitsphase können Mundschleimhaut, Zunge, Tonsillen sowie Nasenschleimhaut und Pharynx mitbefallen sein. Obwohl die Mycosis fungoides zunächst meist als Hautkrankheit verläuft, können, wie auch bei anderen Non-Hodgkin-Lymphomen, im späteren Krankheitsverlauf innere Organe, Lymphknoten und das Knochenmark befallen sein.

5.3 POEMS-Plasmozytom

Graubraune bis rötlichbraune diffuse Hyperpigmentierungen neben Ödemen an Stamm und unteren Extremitäten, daneben Hypopigmentierungen mit sklerodermiformer Hautverdickung axillär, umbilikal, auch am Stamm.

Röntgen: multiple, auch solitäre osteosklerotische Herde.

Definition

Bei einem POEMS-Plasmozytom handelt es sich um eine seltene Sonderform des Plasmozytoms, das in der Gesamtsymptomatik einschließlich der Prognose aus dem Rahmen der häufigeren Plasmozytommanifestationen wie z.B. dem multiplen Myelom oder der disseminierten nichtosteolytischen Myelomatose fällt. Das Wort „POEMS" ist ein Akronym und setzt sich aus den wesentlichen Merkmalen Polyneuropathie, Organomegalie, Endokrinopathie, M-Protein und Hautveränderungen zusammen (polyneuropathy, organomegaly, endocrinopathy, M-protein, skin changes).

Allgemeine Klinik

In der Mehrzahl der Fälle mit POEMS werden λ-Leichtkettenproteine von den Plasmazellen produziert. Im Knochenmark finden sich weniger Plasmazellen als beim klassischen Plasmozytom. Dieser Befund wird von manchen Autoren auch in der Weise interpretiert, daß sie das POEMS-Syndrom nicht als echte Neoplasie, sondern eher als Plasmazelldysplasie einordnen. Das Krankheitsbild ist nach Chemo- oder Strahlentherapie (der befallenen Skelettabschnitte) sehr rasch und gut beeinflußbar.

Die Patienten mit einem POEMS-Syndrom sind mit einem Durchschnittsalter von 44 Jahren in der Regel jünger als die üblichen Plasmozytompatienten, Männer werden 3mal häufiger als Frauen befallen.

Die Organomegalie äußert sich in Leber-, Milz- und Lymphknotenschwellungen. Zur Endokrinopathie gehören unter anderem ein erhöhter Östrogenspiegel mit Gynäkomastie beim Mann und Amenorrhö bei der Frau, des weiteren wird eine Glukoseintoleranz beobachtet.

Die Polyneuropathie ist nicht Ausdruck einer sekundären Amyloidose, wie beim gewöhnlichen, lange bestehenden Plasmozytom, sondern wird unter anderem durch Autoantikörper gegen Myeline der Markscheiden erklärt, die von den Plasmazellen gebildet werden. Möglicherweise stehen diese Autoantikörper auch im Zusammenhang mit der radiologischen Besonderheit des POEMS-Syndroms, nämlich in der Ausbildung osteosklerotischer und nichtosteolytischer Herde im Knochen.

Lautenschlager u. Itin (1993) beschrieben den Fall eines 60jährigen Mannes, der im Laufe von 10 Jahren eine Symptomkombination entwickelte, die aus chronischer Urtikaria, leukozytoklastischer Vaskulitis, intermittierenden Fieberschüben, Knochenschmerzen im Zusammenhang mit sklerosierenden Knochenveränderungen und einer monoklonalen Gammopathie bestand. Diese Veränderungen ordnen die Autoren dem Schnitzler-Syndrom zu, dessen Kernsymptome aus monoklonaler IgM-Gammopathie mit chronischer Urtikaria, Fieber und Gelenkschmerzen besteht. Die Autoren wiesen selbst auf die schwierige Abgrenzung gegenüber dem POEMS-Syndrom hin. Wenngleich die dermatologische Symptomatik different ist und eine Polyneuropathie bei dem beschriebenen Fall nicht auftrat, kann diskutiert werden, ob es sich beim Schnitzler-Syndrom nicht um eine Variante oder eine inkomplette Form des POEMS-Syndroms handelt. Vom POEMS-Syndrom her ist bekannt, daß die hinter dem Akronym stehenden Symptome durchaus „verzettelt" auftreten können. Fehlende Symptome können sich nach Jahren zu bereits bestehenden hinzugesellen.

Dermatologie

Die Hautveränderungen beim POEMS-Syndrom sind im dermatologischen Schrifttum bisher nur an wenigen Fällen beschrieben worden. Sie bestehen aus Hyperpigmentierungen, die graubraun bis rötlichbraun und diffus sind und neben Ödemen vor allem am Stamm und an den unteren Extremitäten vorkommen (Abb. 5.3a). Es finden sich auch Hypopigmentierungen mit sklerodermiformer Hautverdickung axillar, um-

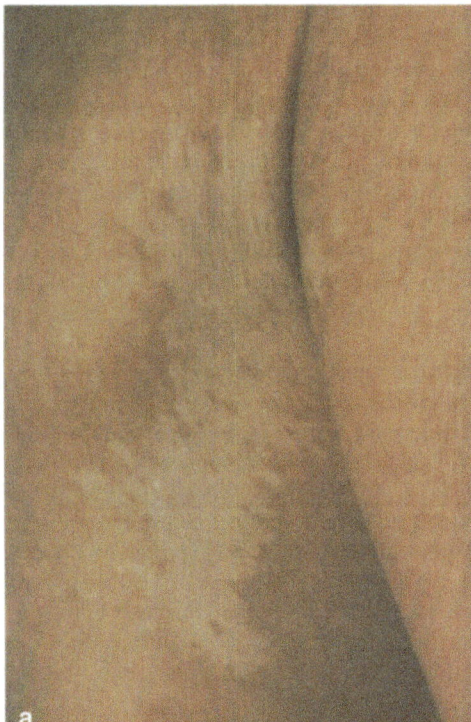

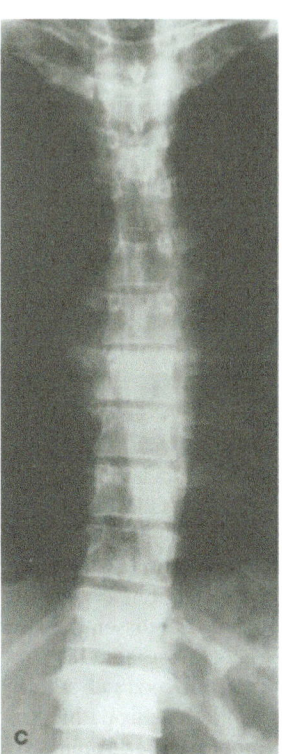

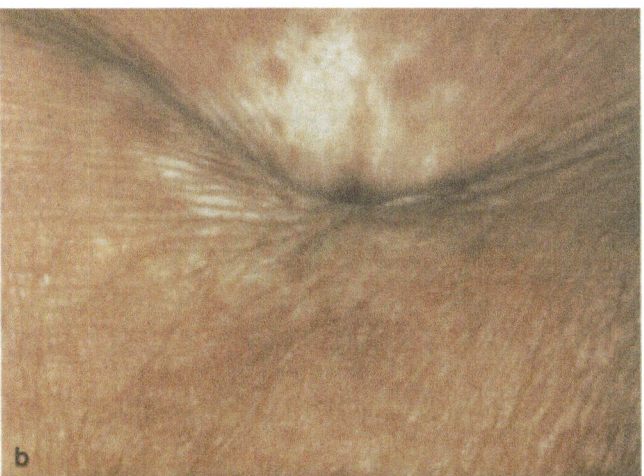

Abb. 5.3a–e. POEMS-Syndrom. **a** Typische Hyperpigmentierungen mit graubraunen bis rötlichbraunen Herden neben Hypopigmentierungen. In **b** kommt in der periumbilikalen Region noch die sklerodermiforme Hautverdickung zur Darstellung (Abb. aus der Sammlung von Herrn Prof. Dr. med. S. Borreli, Direktor der Dermatologischen Klinik und Poliklinik der Technischen Universität München). **c, d** 39jähriger Mann mit disseminierten sklerosierenden Veränderungen am Skelett. Nahezu weiße Wirbelkörper TH 8, TH10, TH12 und L1 sowie fleckige Sklerosierungen im Os sacrum und in den hinteren Partien des linken Os ilium sowie am rechten Sitzbein und im rechten proximalen Femur. **e** Ungewöhnliche Manifestationsform eines vorerst solitären Plasmozytoms im Humerus mit erheblichen Sklerosierungen im gesamten Schaft und in der proximalen Metaphyse bei Kortikalisverdünnung (anderer Patient). Klinisch Schmerzen und Hinweise auf eine Polyneuropathie, erst Jahre später stellten sich Hautveränderungen ein. **d, e** s. S. 151

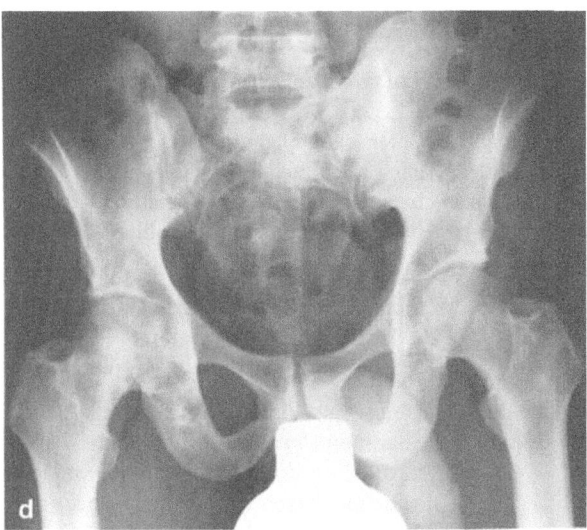

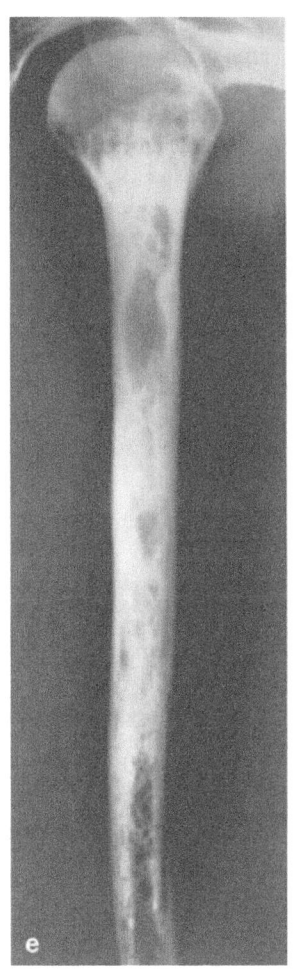

Abb. 5.3 d, e. Legende s. S. 150

bilikal und in kleineren Herden auch am Stamm (Abb. 5.3 b).

Es erscheint uns sinnvoll, im Rahmen des POEMS-Syndroms auch auf die klassischen plasmozytombedingten Hautveränderungen hinzuweisen, die in spezifische und unspezifische unterschieden werden.
Spezifische Hautveränderungen können im Rahmen eines primär extraossären Plasmozytoms vorkommen und manifestieren sich in Form multipler, kleiner roter Papeln oder Knoten, die wachsen und in der Haut metastasieren können. Spezifische Plasmozytomherde gibt es auch in Form kutan bis subkutan gelegener Knoten im Sinne von Metastasen eines ossären Plasmozytoms. Sehr ausgeprägte Plasmozytome können schließlich aus dem Knochen ausbrechen und die darübergelegene Unterhaut und Haut infiltrieren. In der Mundhöhle können sich diagnostisch wegweisende Veränderungen in Form einer Vergrößerung des Zahnfleisches und/oder polypöser Wucherungen und Tumoren mit roter glänzender Oberfläche finden.
Die *unspezifischen plasmozytombedingten Hautveränderungen* können Folge von *Amyloidablagerungen* in der Haut und Zunge (Makroglossie!) sein. Weiter kann es infolge von Kryoglobulinbildungen mit kälteassoziierter Präzipitation in den oberflächlichen Hautgefäßen zum Bild einer *Kältepurpura* kommen, auch zu einer Cutis marmorata, zum Raynaud-Phänomen und gelegentlich zu Urtikaria, Nekrosen und Ulzerationen der Haut. Unspezifische dermatologische Phänomene werden schließlich als Sklermyxödem (elefantenartige Dickhäutigkeit, lichenoide Knötchen, Hyperpigmentierung, sklerodermieartiges Erscheinungsbild) beobachtet, fernerhin als Pyoderma gangraenosum (chronisch verlaufende Hautgangrän auf dem Boden einer hyperergen Reaktion), als plane Xanthome und kompliziert verlaufende Infektionen (z.B. generalisierter Herpes zoster).

Radiologie

Auf die sehr vielgestaltige Radiologie des Plasmozytoms kann im Rahmen dieses Buches nicht näher eingegangen werden. Während beim klassischen Plasmozytom den Knochen abbauende Veränderungen in Form einer schweren Osteoporose und/oder disseminierter Osteolysen im Vordergrund stehen, werden beim POEMS-Syndrom produktive Knochenveränderungen beobachtet in Form *multipler oder solitärer osteosklerotischer Herde* in der Wirbelsäule und im Becken (Abb. 5.3 c, d), aber auch im übrigen Skelett (Abb. 5.3 e), nur manchmal mit Osteolysen vergesellschaftet. Letztere sind dann von einem Sklerosesaum umgeben. Die Entstehung der osteosklerotischen Herde ist unklar; diskutiert werden osteoblastenstimulierende Substanzen, die von den Plasmazellen gebildet werden, analog zum osteoklastenstimulierenden Faktor (OSF, OAF) beim klassischen Plasmozytom. Denkbar ist auch, daß beim POEMS-Syndrom aufgrund einer Hemmung durch einen Autoantikörper kein osteoklastenstimulierender Faktor gebildet wird, wodurch sich um osteolytische Plasmozytomherde sozusagen reaktiver Knochen bilden kann.

Interessanterweise können die osteosklerotischen Herde im Knochenszintigramm negativ sein oder unter Chemotherapie verschwinden. Die Nichtanreicherung im Szintigramm spricht dafür, daß die Herde zum Zeitpunkt der Entdeckung nicht mehr stoffwechselaktiv sind.

Literatur

Brandon C, Martel W, Weatherbee L et al. (1989) Osteosclerotic myeloma (POEMS syndrome). Skeletal Radiol 18: 542

Freyschmidt J (1993) Skeletterkrankungen. Klinisch-radiologische Diagnose und Differentialdiagnose. Springer, Berlin Heidelberg New York Tokyo, S. 221 – 237

Hall FM, Gore SM (1988) Osteosclerotic myeloma variants. Skeletal Radiol 17: 101

Hermann G, Sherry H, Rabinowitz G (1981) Solitary plasmocytoma associated with peripheral neuropathy. Skeletal Radiol 6: 217

Kelly JJ, Kyle RA, Miles JM et al. (1983) Osteosclerotic myeloma and peripheral neuropathy. Neurology 33: 202

Lautenschlager ST, Itin PH (1993) Das Schnitzler-Syndrom. Hautarzt 44: 781

Resnick D, Greenway GD, Bardwick PA (1981) Plasmacell dyscrasia with polyneuropathy, organomegaly, POEMS-syndrome. Radiology 140: 17

Schnitzler L, Hurez D, Verret JL (1989) Urticaire chronique -ostéocondensation – macroglobulinémie. Cas princeps. Etude sur 20 ans. Ann Dermatol Venerol 116: 547

Tanaka O, Ohsawa T (1984) The POEMS-syndrome. Radiologe 24: 472

5.4 Histiozytose X

Synonym: Langerhans-Zell-Granulomatose

Hinter dem Begriff Histiozytose X verbergen sich 4 Krankheitsbilder, die aufgrund lipidspeichernder Histiozyten einander ähneln. Zur Histiozytose X werden gezählt:

1. die Abt-Letterer-Siwe-Erkrankung,
2. die Hand-Schüller-Christian-Erkrankung,
3. das eosinophile Granulom,
4. die Lipoidgranulomatose Erdheim-Chester.

Während es über die Verwandtschaft der 3 erstgenannten Krankheitsbilder keine Zweifel gibt, ist die Zuordnung der Lipoidgranulomatose Erdheim-Chester zur Histiozytose X noch nicht gänzlich geklärt. Der Zusatz „X", 1953 von Lichtenstein geprägt, bedeutet, daß die Ätiologie dieser Erkrankungsgruppe letztendlich unklar ist. Den ersten drei Krankheitsbildern gemein ist pathologisch-anatomisch eine herdförmige Ansammlung von proliferierenden Histiozyten, die von einzelnen mehrkernigen Riesenzellen und unterschiedlich zahlreichen eosinophilen Granulozyten begleitet werden. Die proliferierenden Histiozyten weisen ultrastrukturell im Zytoplasma Langerhans- oder Bierbeck-Granula auf, wodurch sie sich von normalen Histiozyten abgrenzen lassen. Die Granula kommen auch in epidermalen Langerhans-Zellen vor. Über weitere zytologische Ähnlichkeiten leitet sich der Begriff der *Langerhans-Zell-Granulomatose* ab. Morbus Abt-Letterer-Siwe, Morbus Hand-Schüller-Christian und eosinophiles Granulom können ineinander übergehen. *Bei der Hand-Schüller-Christian-Erkrankung wird zusätzlich Lipoid (Cholesterinester) in den Histiozyten gespeichert, wodurch die Histiozyten in Schaumzellen transformiert werden. Wahrscheinlich besteht in dieser Transformation der Übergang zwischen dem eosinophilen Granulom und dem Lipoidgranulom bei der Hand-Schüller-Christian-Erkrankung.* Schließlich können beide Erkrankungsbilder über eine Fibrose- oder Narbenphase mit Ausbildung eines dichten kollagen-/retikulinfaserigen Netzwerkes ausheilen.

Aufgrund der Untersuchungen von Brower et al. (1984) ist anzunehmen, daß die Lipoidgranulomatose Erdheim-Chester zur Histiozytose

X-Gruppe zu zählen ist. Die Autoren fanden in einem lytischen Areal der proximalen Tibia das typische morphologische Muster des eosinophilen Granuloms, sahen aber auch Abschnitte, in denen die Knochentrabekeln durch Bindegewebe, vermischt mit schaumigen Histiozyten, ersetzt waren. In den distalen, ausschließlich sklerotisch veränderten Tibiaabschnitten stießen die Autoren ebenfalls auf speichernde Histiozyten. Die mit schaumigen Histiozyten kombinierte Fibrose betrachteten sie als ein Übergangsstadium zu den pathognomonischen sklerosierenden Knochenveränderungen der Lipoidgranulomatose. Es ist also berechtigt anzunehmen, daß die Lipoidgranulomatose Erdheim-Chester einer besonderen Verlaufsform der Histiozytose X entspricht. Im Rahmen unserer Monographie wird die Lipoidgranulomatose Erdheim-Chester nicht näher besprochenen, da spezifische Hautveränderungen nicht bekannt sind.

Die Histiozytosen lassen sich nach neueren, an klinischen und prognostischen Belangen orientierten Vorstellungen in eine *chronisch-fokale Histiozytose*, die lokalisiert und multizentrisch verläuft, und eine *akute disseminierte Histiozytose* einteilen (Bergholz et al. 1979). Dadurch wird vor allem die unscharfe Grenzziehung zwischen den 3 klassischen Krankheitsbildern vermieden. Da diese Klassifizierung in der Dermatologie noch nicht geläufig ist, handeln wir die Histiozytose im folgenden nach der klassischen Nomenklatur ab.

5.4.1 Abt-Letterer-Siwe-Erkrankung

Dabei handelt es sich um eine akut bis subakut verlaufende disseminierte Form der Histiozytose X mit typischen Hautveränderungen und Beteiligung innerer Organe bei häufig schlechter Prognose, vor allem bei frühkindlichem Beginn. Das Prädilektionsalter liegt in der 1./2. Lebensdekade.

Klinisch imponieren die Kinder schwer krank mit septischen Temperaturen, Hepatosplenomegalie, Lymphknotenschwellungen und Anämie. Lungeninfiltrationen mit zystischer Transformation können zu Dyspnoe führen. Histiozytäre Infiltrationen können auch das zentrale Nervensystem involvieren.

Dermatologisch sieht man zunächst feine gelblich-bräunliche, leicht schuppende Papeln, die hämorrhagisch und nekrotisch werden können. Es werden auch knotenförmige und ulzerierende Veränderungen beobachtet. Diese Hautveränderungen entwickeln sich bei Nichtbehandlung zu einer starken Dissemination, bei der sich schließlich disseminierte Eruptionen kleiner, flacher, bräunlicher, krusten- und schuppentragender Papeln finden, daneben papulovesikulöse und papulopustulöse sowie erosiv nässende Veränderungen neben petechialen Blutungen. Bevorzugt werden der behaarte Kopf einschließlich der Ohren und des Gesichts sowie der Rumpf.

Außer einer diffusen Knochenmarkinfiltration durch histiozytäre Zellelemente mit beginnender Granulombildung (ohne xanthomatöse Transformationen) sind Skelettveränderungen bisher nicht beschrieben.

5.4.2 Eosinophiles Granulom

Umschriebene, entzündlich infiltrierte, plaqueförmige Herde neben gelblich-bräunlichen Papeln an behaartem Kopf, Schläfen, anogenital; platten- bzw. knotenförmige Infiltrate Mundschleimhaut.
Röntgen: geographische Osteolysen, evtl. mit Sequester, Skleroserand im Heilungsstadium (Schädel, Becken, große Röhrenknochen); Vertebra plana.

Das eosinophile Knochengranulom wird als tumorähnliche osteolytische Proliferation von Histiozyten (Langerhans-Zellen) definiert mit Manifestation grundsätzlich in jedem Organ. In der überwiegenden Zahl der Fälle ist der Prozeß aber auf das Skelett mit mono-, oligo- und polyostotischem Befallsmuster beschränkt. Relativ selten sind mehrere Organe beteiligt, wozu dann Lymphknoten, Knochenmark, Lungen und Haut gehören. In diesen Fällen sind die Übergänge in eine Hand-Schüller-Christian-Erkrankung, möglicherweise auch in eine Lipoidgranulomatose fließend.

Das eosinophile Granulom ist in der Bergholz-Klassifizierung als chronisch-fokale Histiozytose einzuordnen.

Seine Prognose ist grundsätzlich gut, da die Granulome die Eigenschaft besitzen, sich spontan, nach Bestrahlung oder auch Kortisongabe zurückzubilden. Nur selten ist – besonders bei multizentrischem Auftreten – mit Beteiligung von statisch belasteten Abschnitten wie Wirbelsäule und Oberschenkelknochen eine Zytostatikatherapie notwendig.

Über das Vorkommen des eosinophilen Granuloms gibt es keine konkreten Zahlen, da ein Großteil der Fälle offensichtlich asymptomatisch verläuft und die Herde nur zufällig anläßlich eines Traumas entdeckt werden. In unserem eigenen Kliniksrankengut (retrospektive Auswertung über einen Zeitraum von 12 Jahren mit – nur – 18 Fällen) waren zwei Drittel der Fälle Zufallsbeobachtungen (Berning u. Freyschmidt 1985). Wir glauben, daß das eosinophile Knochengranulom die häufigste Ursache einer zumeist asymptomatischen Osteolyse im Kindes- und Schulalter ist. Das Prädilektionsalter liegt in der 1. und 2. Lebensdekade, d.h. also im Schulalter. Primärmanifestationen im Erwachsenenalter kommen jedoch vor.

Grundsätzlich dominiert das solitäre über das multiple eosinophile Granulom. Beim multiplen eosinophilen Granulom kann die Herdzahl bis zu 40 und mehr reichen, die durchschnittliche Zahl der Herde beträgt 7, wobei multiple Granulome in demselben, aber auch in verschiedenen Knochen synchron oder metachron zur Entwicklung kommen. Bevorzugt befallen werden Schädelkalotte, Femur und Wirbelsäule, Becken, Rippen, Kiefer, Klavikula, Humerus und Tibia sowie Scapula (in abfallender Häufigkeit).

Wie bereits erwähnt, bereiten die Herde in der Regel keine klinischen Beschwerden. An der Schädelkalotte finden sich manchmal umschriebene schmerzlose Schwellungen, die röntgenologisch ihr Korrelat in einem Knochendefekt haben. Aggressiv wachsende Granulome können schmerzen, auch Weichteilschwellungen verursachen, allerdings ohne nennenswerte Hyperämie oder Überwärmung. Bei Keilbeinmanifestation kann es zur Infiltration der Orbita mit Exophthalmus kommen. Bei Wirbelsäulenbefall können trotz manchmal ausgedehnter Destruktionen neurologische Komplikationen fehlen. Im Gegensatz zu Schädelmanifestationen verursachen Herde an den Röhrenknochen Schmerzen und auch Schwellungen, vor allem im Bereiche der unteren Gliedmaßen.

Das Allgemeinbefinden der Patienten mit einer chronisch-fokalen Histiozytose ist in der Regel nicht nennenswert beeinträchtigt. Laborbefunde sind in der Regel unspezifisch. Bei multilokulärem Befall mit Beteiligung von Haut und viszeralen Organen besteht allerdings eine erhebliche Beeinträchtigung des Allgemeinbefindens mit Fieberschüben, Gewichtsabnahme und auch Anämie. Die BSG ist beschleunigt, es kann eine periphere Eosinophilie bestehen, Leber, Milz und Lymphknoten finden sich geschwollen. Bei Befall des Lungeninterstitiums mit feinwabigem Bild (durch Überblähungen) kann sich eine Dyspnoe entwickeln, als Komplikation gilt der Spontanpneumothorax.

An der *Haut* sieht man umschriebene, entzündlich infiltrierte plaqueförmige Herde, die auch schmerzhaft ulzerieren können, neben gelblichen bis bräunlichen Papeln. Bevorzugt werden

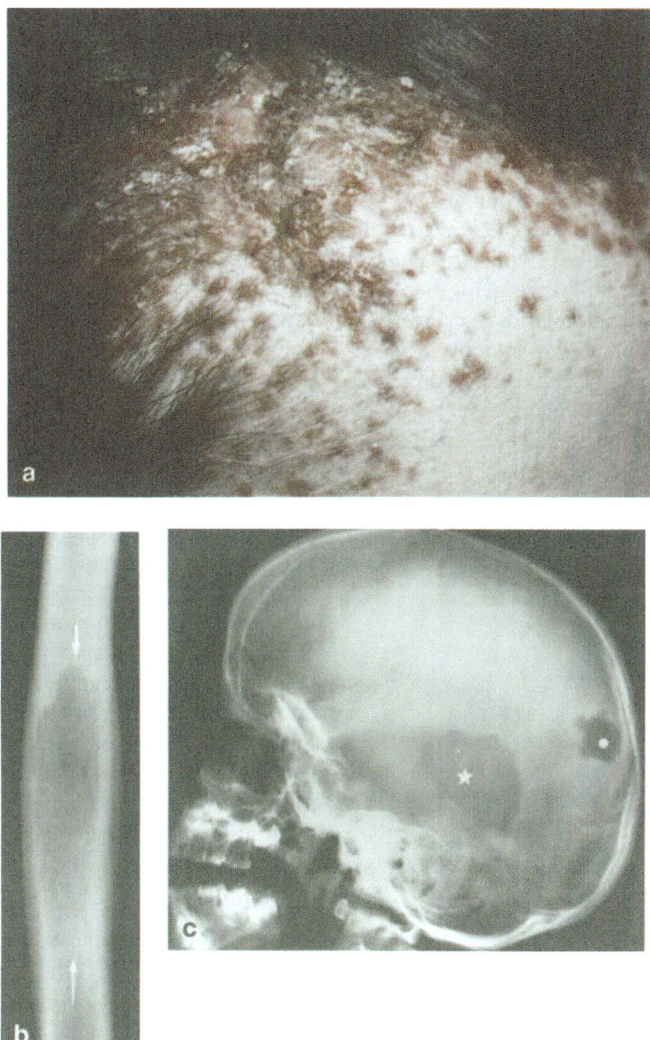

Abb. 5.4.2a–c. Histiozytose X. **a** Plaqueförmige, entzündlich-infiltrierte, zum Teil ulzerierte Herde neben bräunlichen Papeln an der behaarten Kopfhaut. Typische eosinophile Granulomherde am Femur (**b**) und am Schädel (**c**)

der behaarte Kopf (Abb. 5.4.2a), die Schläfen und die Anogenitalregion. In der Mundschleimhaut können platten- oder knotenförmige Infiltrationen mit Ulzerationsneigung beobachtet werden.

Radiologisch (Abb. 5.4.2b, c) finden sich in der Regel gut begrenzte geographische Läsionen, eventuell mit Skleroserand, nur selten beobachtet man einmal mottenfraßartige Destruktionen mit Kompaktazerstörung und Weichgewebsinfiltration. Spontanfrakturen kommen vor. Am Schädel sind die Osteolysen rundlich bis oval und haben einen Durchmesser von bis zu 3 cm, gelegentlich auch mehr. Manchmal konfluieren die einzelnen Osteolysen, und es entstehen große landkartenartig begrenzte Defekte, die auch Sequester beinhalten können. Besteht gleichzeitig ein Diabetes insipidus durch Zerstörung der Sella in Kombination mit einem Exophthalmus durch Orbitainfiltration, so sind die Voraussetzungen einer *Hand-Schüller-Christian-Trias* erfüllt.

An der Wirbelsäule können die Herde sowohl im Wirbelkörper als auch im Wirbelbogen und in den Quer- und Dornfortsätzen liegen. Überwiegend ist aber nur ein Wirbelkörper befallen; dabei kommt es verhältnismäßig rasch zu einer Fraktur mit Ausbildung einer sog. Vertebra plana. Am Becken ähneln die Läsionen denen am Schädel. In den Röhrenknochen (praktisch nie kleine Röhrenknochen des Hand- und Fußskeletts) treten die Herde überwiegend diaphysär und diametaphysär auf. Sind die Läsionen aggressiver, so kann man sogar ein mottenfraßartiges Bild mit Kompaktazerstörung und Periostverknöcherung sehen. Bei langsamer wachsenden Herden begegnet man eher einer scharf begrenzten Osteolyse. Bei diaphysärer Lokalisation ist die Periostreaktion in der Regel solide oder zwiebelschalenartig.

5.4.3 Hand-Schüller-Christian-Erkrankung

Sie definiert sich als eine chronische Verlaufsform der Histiozytose X mit der oben erwähnten Trias. Wie einleitend erwähnt, wird in den Histiozyten zusätzlich Lipoid gespeichert, wodurch die Histiozyten in Schaumzellen transformiert werden. Darin besteht offensichtlich der Übergang vom eosinophilen Granulom. Es erhebt sich die Frage, ob man heute überhaupt noch von einer Hand-Schüller-Christian-„Erkrankung" sprechen sollte oder ob es nicht besser wäre, den Begriff durch „chronische Verlaufsform der Histiozytose X" zu ersetzen oder aber von einer besonderen Verlaufsform des eosinophilen Granuloms zu sprechen mit den Besonderheiten der Hand-Schüller-ChristianTrias.

Wie bei dem multifokalen eosinophilen Granulom können auch Lungen, Leber und Milz sowie Lymphknoten involviert sein mit entsprechender systemischer Symptomatik (s. S. 154). Die Hautveränderungen sind praktisch mit denen beim eosinophilen Granulom identisch, weshalb auf die Beschreibung dort verwiesen wird. Das gilt auch für die radiologischen Phänomene, besonders am Schädeldach. Die Prognose ist grundsätzlich gut, Spontanheilungen werden in mehr als der Hälfte der Fälle registriert.

Literatur

Bergholz M, Schauer A, Poppe H (1979) Diagnostic and differential diagnostic aspects in Histiocytosis X disease. Pathol Res Pract 166: 59

Berning W, Freyschmidt J (1985) Zur Klinik und Radiologie der Histiozytose X am Skelett – eine retrospektive Studie an 18 Patienten. Röntgenblätter 38: 400

Braun-Falco O, Plewig G, Wolff HH (1984) Dermatologie und Venerologie. Springer, Berlin Heidelberg New York Tokyo

Brower AC, Worsham GF, Dudley AH (1984) Erdheim-Chester disease: a distinct lipoidosis or part of the spectrum of histiocytosis? Radiology 151: 35

Freyschmidt J (1993) Skeletterkrankungen. Klinischradiologische Diagnose und Differentialdiagnose. Springer, Berlin Heidelberg New York Tokyo

Freyschmidt J, Ostertag H, Lang W (1986) Erdheim-Chester disease. Case report 365. Skeletal Radiol 15: 316

McCullough CJ (1980) Eosinophilic granuloma of bone. Acta orthop scand 51: 389

Resnick D (1981) Lipidosis histiocytosis and hyperlipoproteinemias. In: Resnick D, Niwayama G (eds) Diagnosis of bone and joint disorders. Saunders, Philadelphia, pp 1948–1991

Resnick D, Greenway G, Genant H et al. (1982) Erdheim-Chester disease. Radiology 142: 289

5.5 Multizentrische Retikulohistiozytose

Synonyme: Lipoiddermatoarthritis, Riesenzell-histiozytomatose, retikulohistiozytäre Granulome, Riesenzellretikulohistiozytose, Lipoidrheumatismus

> Derbe hautfarben-gelblich-rote Papeln, manchmal im Zentrum molluskoid eingedellt, besonders gruppiert in Gelenknähe, auch an Schleimhäuten von Mund und Nase.
> **Klinik:** polytope Arthralgien, Gelenkschwellungen.
> **Röntgen:** es kann jedes Gelenk befallen sein. Besonders an Händen und Füßen finden sich marginale *und* zentrale Erosionen und Destruktionen, keine Osteoporose, keine Periostreaktionen.

Definition

Bei der multizentrischen Retikulohistiozytose (MR) handelt es sich um eine seltene systemische granulomatöse Erkrankung von Haut und Synovialis, die an den Gelenken zu Veränderungen im Sinne einer erosiv-destruktiven Arthropathie führt.

Allgemeine Klinik

Dem Krankheitsbild liegen Granulombildungen zugrunde, die aus atypischen, bizarr geformten Histiozyten mit fein granuliertem Zytoplasma und aus mehrkernigen Riesenzellen mit schaumig wirkendem, zum Teil vakuolärem Zytoplasma bestehen. Die verschiedenen histologischen Komponenten haben offensichtlich zu den vielen Namensgebungen beigetragen. Die Granulome kommen an der Haut, Unterhaut und Synovialis vor, selten in Magen, Lungen, Pleura, Herz, Knochen, Lymphknoten, Muskulatur, Leber und Nieren.
Im Schrifttum wurden bisher etwa 120–150 Fälle beobachtet. Wir vermuten, daß die MR viel häufiger vorkommt, denn erfahrungsgemäß wird die *Erkrankung insbesondere als rheumafaktornegative Polyarthritis verkannt.* Die MR stellt eines der klassischen interdisziplinären Krankheitsbilder dar, die über viele Jahre fehldiagnostiziert werden.
Das Durchschnittsalter der Erkrankten liegt um 40 Jahre, offensichtlich werden Frauen häufiger als Männer befallen.
Die zumeist polytopen Gelenkbeschwerden bestehen aus spontanen Arthralgien und Belastungschmerzen. Klinisch finden sich Schwellungen um die Gelenke, aber keine Überwärmung oder Rötung, es lassen sich Bewegungseinschränkungen und Instabilitäten nachweisen.
Die Prognose der Erkrankung ist trotz der manchmal ausgedehnten Zerstörungen, insbesondere am Hand- und Fußskelett, im Vergleich etwa zur rheumatoiden Arthritis günstig, da es nach etwa 6–8 Jahren zu Spontanremissionen kommen kann. Die Patienten behalten an den Gelenken allerdings Dauerschäden, die schließlich in schwerste Arthrosen einmünden. Beim Befall parenchymatöser Organe ist die Prognose ungünstig.

Dermatologie

Die Hautveränderungen imponieren in erster Linie als papulöses Exanthem. Die Papeln sind dabei derb, nicht juckend, indolent, hautfarben bis gelblich-bräunlich-rot, gelegentlich xanthomähnlich, glatt und manchmal im Zentrum molluskoid eingedellt. Sie finden sich disseminiert an der Haut und an den hautnahen Schleimhäuten, insbesondere von Mund und Nase, mit Gruppierungstendenz besonders in Gelenknähe. Bei dem von uns beobachteten Fall waren die Papeln an den Fingern beider Hände sowie an den Handrücken und Handinnenflächen unregelmäßig disseminiert, zum Teil gruppiert verteilt (Abb. 5.5a), an den Unterschenkeln sah man nur wenige solcher Papeln.

Radiologie

Das pathologisch-anatomische Substrat der im folgenden beschriebenen Veränderungen sind die bereits erwähnten Granulome, die sich in einem ödematosen und hochvaskularisierten Stroma finden, insbesondere der Synovialisoberfläche. Daraus leitet sich das klassische Bild einer sog. Synovialisarthropathie ab, d.h. also eines Prozesses, der primär von der Gelenk-

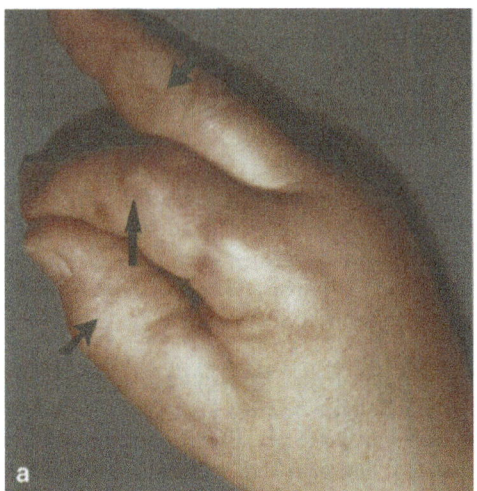

Abb. 5.5 a–e. Multizentrische Retikulohistiozytose (37jährige Frau). **a** Disseminierte Papeln an den Fingern und am distalen Handrücken (einige gruppierte Veränderungen sind mit *Pfeil* markiert). In **b–e** zum Teil ganz erhebliche Destruktionen und Erosionen an den dargestellten Interphalangealgelenken (**b**), an den Karpalgelenken (**c**), am Hüftgelenk (**d**) und am Metatarsophalangealgelenkbereich des Fußes (**e**). Man beachte die zentrale Lage der Destruktionen an den Interphalangealgelenken und die völlig fehlende Osteoporose. Dies kann als entscheidendes differentialdiagnostisches Kriterium gegenüber der rheumatoiden Arthritis bewertet werden. Auch keine Periostreaktionen, wie z.B. bei der Psoriasisarthritis. Die Veränderungen waren bilateral symmetrisch angelegt, Destruktionen fanden sich auch an den Wirbelbogengelenken der Halswirbelsäule, an den Schulter- und Ellenbogengelenken, fernerhin an den Knie- und oberen Sprunggelenken

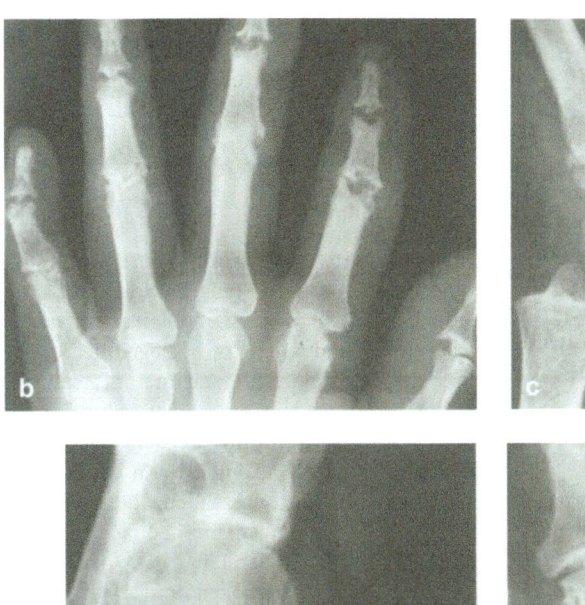

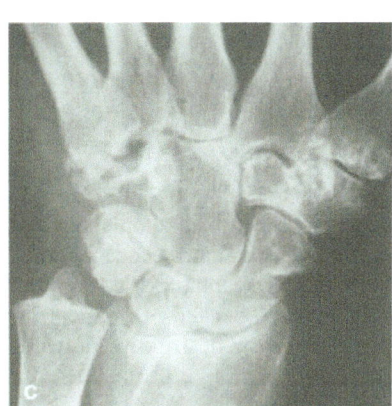

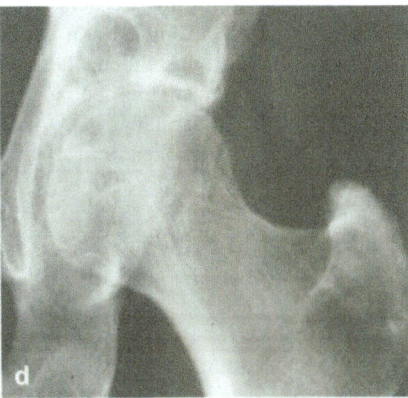

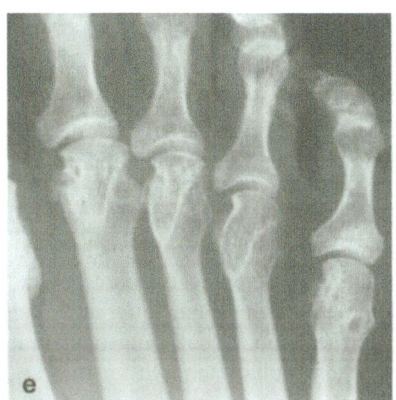

schleimhaut ausgeht. Die Veränderungen kommen überall dort vor, wo sich Gelenke und gelenkige Verbindungen mit einer Synovialmembran finden.

Prädilektionsorte sind allerdings die Finger- und Zehengelenke mit etwa 70–80%. Dort sieht man scharf begrenzte Defekte bzw. Erosionen an den Gelenkrändern, an der juxtaartikulären Kompakta und Konturdefekte an der Gelenkoberfläche (Abb. 5.5b, c, e). Der Gelenkspalt kann verschmälert sein. Zu einer Spalterweiterung kommt es bei grober Zerstörung der knöchernen Gelenkenden und infolge der ödematös veränderten verdickten Synovialmembran (Abb. 5.5b). Es werden Bilder bis hin zur Mutilation beobachtet, Ankylosen kommen offensichtlich nicht vor. Im Gegensatz zur rheumatoiden Arthritis finden sich keine gelenknahen Demineralisationen. Die Abgrenzung gegenüber der Psoriasisarthritis erfolgt unter anderen durch das Fehlen proliferativer Veränderungen. Die Differentialdiagnose ist insgesamt erschwert, wenn Hautveränderungen zum Zeitpunkt der Erstpräsentation des Patienten fehlen oder nur geringfügig ausgeprägt sind.

Literatur

Erlich G, Young J, Nosheny SZ et al. (1972) Multicentric reticulohistiocytosis (lipoid dermatoarthritis), a multisystem disorder. Am J Med 52: 830

Freyschmidt J, Wilmowsky H von, Krmpotic L (1978) Multizentrische Retikulohistiozytose als Ursache einer „erosiv-destruktiven Arthropathie". Röfo 129: 605

Gold RH, Mezger AL, Mirra JM et al. (1975) Multicentric reticulohistiocytosis (lipoid dermato-arthritis). An erosive polyarthritis with distinctive clinical, roentgenographic and pathologic features. Am J Roentgenol 124: 610

Orkin M, Goltz RW, Good RA et al. (1964) A study of multicentric reticulohistiocytosis. Arch Dermatol 89: 610

5.6 Sarkoidose

Synonym: Morbus Boeck

Akut: Erythema nodosum; *chronisch:* Angiolupoid (Nase); kleinknotig disseminierte Form mit rötlich-bläulich-bräunlichen Effloreszenzen; zirzinäre Sarkoidose (Gesicht, Nacken); grobknotige Form mit bis zu pflaumengroßen knolligen Knoten (Lupus pernio); Schleimhautveränderungen mit polsterförmigen glasigen Knötchen oder gelblichen Plaques.
Röntgen: osteolytische und osteosklerotische Herde am Gliedmaßen- und Stammskelett, szintigraphisch aktiv; Handskelett: polyzystische, netzig-wabige Strukturveränderungen, auch größere Defekte, fleckige Spongiosklerose; charakteristisches Thoraxbild.

Definition

Die Sarkoidose ist eine nicht verkäsende epitheloidzellige Granulomatose mit starker Aktivierung des Monozyten-Makrophagen-Systems und daraus resultierendem Multiorganbefall mit einer gewissen Bevorzugung der Lunge.

Allgemeine Klinik

Die Prävalenz der Erkrankung in der deutschen Bevölkerung ist schwer abzuschätzen, da ein Großteil der Erkrankungen völlig asymptomatisch verläuft und unentdeckt bleibt. Müller-Quernheim u. Ferlinz (1988) geben eine Prävalenz von 43 pro 100 000 Einwohner an. Menschen in nördlichen Regionen werden offensichtlich bevorzugt. So wird für Schweden eine Prävalenz von 64:100 000 Einwohnern angenommen, während in Spanien mit einer Prävalenz von nur 0,04 gerechnet wird. Es besteht eine geringfügige Gynäkotropie, das Hauptmanifestationsalter liegt zumeist unter 40 Jahren.

Die Ätiologie der Erkankung ist unklar. Da die Erstmanifestation zumeist in den mediastinalen und Hiluslymphknoten sowie in der Lunge auftritt, nimmt man eine exogene Noxe an, die über die Atemwege in den Organismus gelangt und auf die mit der Granulombildung reagiert wird. Die Granulome bestehen aus Epitheloidzellen,

Riesenzellen, aktivierten Makrophagen und überwiegend aktiverten T-Lymphozyten, die die Granulomentstehung durch Freisetzung von Interleukin-2 auslösen. Dabei bilden Epitheloidzellen und Makrophagen ACE („angiotensin converting enzyme"). Die Höhe des ACE-Spiegels im Serum korreliert mit der Gesamtmasse von Granulomen in den verschiedenen Organsystemen.

Die Erkrankung kann *akut* beginnen mit schweren allgemeinen Krankheitssymptomen, zumeist einhergehend mit einem Erythema nodosum, einer Uveitis und/oder einer *Arthritis*. Bei einem subakuten Beginn sind die Patienten in der Regel asymptomatisch, auf die Krankheit wird man meist durch Zufall anläßlich einer Lungenaufnahme aufmerksam. *Von einer chronischen Sarkoidose spricht man, wenn die Erkrankungsdauer über 2 Jahre beträgt*. Dies betrifft zumeist Patienten, die älter als 30 Jahre sind. Dabei kommt es dann sehr häufig zu einer Lungenfibrose, die die Prognose verschlechtert (etwa 20% der Erkrankten). Bei fast der Hälfte dieser Patienten finden sich extrathorakale Beteiligungen.

Auf die Gesamtsymptomatik der Sarkoidose kann im Rahmen dieser Monographie nicht eingegangen werden, es sei nur darauf hingewiesen, daß die Diagnose in der Regel über die bronchoalveoläre Lavage mit charakteristischer Verschiebung des Verhältnisses von T-Helfer-/Suppressorzellen (auf 4:1 bis 20:1) bei erheblicher Zunahme des Gesamtlymphozytenanteils in Kombination mit einem positiven Röntgen-Thoraxbefund und/oder der Histologie gestellt wird. Die röntgenologischen Stadien der Thoraxorganveränderungen (Stadium 1: bihiläre Adenopathie, Stadium 2: Lungenparenchymveränderungen mit Granulombildung, Stadium 3: Fibrose) haben nichts mit der klinischen Entwicklung des Krankheitsbildes zu tun. Aus dem Stadium 1 und 2 erfolgt in gut 80% der Fälle eine Restitutio ad integrum, die Veränderungen im Stadium 3 sind weitgehend irreversibel und neigen zu einer Progression, auch unter immunsuppressiver Therapie.

Die Möglichkeiten des Organbefalls sind in Tabelle 5.6 dargestellt. Die Zahlenangaben über die Häufigkeit einer röntgenologisch nachweisbaren Skelettbeteiligung bei Sarkoidose schwanken in der deutschsprachigen Literatur zwischen 5,3 und 26%, im englischsprachigen Schrifttum liegt die Prävalenz zwischen 1 und 13% bei Patienten mit Nachweis einer Lungenmanifestation oder einer Beteiligung anderer Organsysteme. (Sartoris et al. 1985). Diese relativ große Schwankungsbreite, sowohl innerhalb des deutsch- wie des englischsprachigen Schrifttums selbst als auch in ihrem Verhältnis zueinander, erklärt sich zum Teil dadurch, daß ein Großteil der Patienten vom Skelett her asymptomatisch ist und unterschiedlich untersucht wurde (mit/ohne Szintigraphie als Screeningmethode). Letztendlich fehlen groß angelegte prospektive Studien, die an klinischen Stadien orientiert sind.

Die klinische Symptomatik bei einem Skelettbefall ist sehr unterschiedlich. Es gibt, wie erwähnt, völlig asymptomatische Patienten mit nachweisbaren Osteolysen und Osteosklerosen an der Wirbelsäule und am Gliedmaßenskelett. In der Regel kommt es nur bei größeren Destruktionen, z.B. an der Wirbelsäule, zu neurologischen Symptomen (Abb. 5.6h, i). Bis zu 16% der Patienten klagen bei akutem Auftreten der Erkrankung über uncharakteristische Arthralgien (sog. Löfgren-Syndrom), die von Gelenk zu Gelenk springen. Dahinter steckt pathologisch-anatomisch in der Regel keine granulomatöse Synovitis. Bei ausgedehnter Knochenmarksarkoidose kann es zu einem exzessiven Hyperkalzämiesyndrom kommen mit allen damit verbundenen Komplikationen. Das Hyperkalzämiesyndrom erklärt man aus der Fähigkeit der Sarkoidosezellen (Makrophagen), Vitamin D und parathormonähnliche Substanzen bilden zu können.

■ Dermatologie

Die typische dermatologische Manifestation im akuten-subakten Frühstadium der Sarkoidose ist das *Erythema nodosum* (s. S. 112; Abb. 3.6.4 a). In diesem Zusammenhang sei noch einmal das *Löfgren-Syndrom* erwähnt, das durch das Erythema nodosum, eine bilaterale Schwellung der mediastinalen Lymphknoten, Arthralgien sowie Hyp- oder Anergie in intrakutanen Tuberkulintests charakterisiert ist.

Eine chronische Form der Hautsarkoidose, meist bei Frauen, stellt das *Angiolupoid* dar, das sich im Gesicht entwickelt, bevorzugt an der Nase, an der Auflage der Brille. Es handelt sich um einen

Tabelle 5.6. Häufigkeit[a] der Beteiligung einzelner Organe an der Sarkoidose. (Nach Müller-Querheim u. Ferlinz 1988)

Organ(system)	Beteiligung (Häufigkeit, %)
Lunge	>95
Leber	25–70
Milz	25–70
Präskalenische Lymphknoten	60–70
Haut	10–60
Erythema nodosum	30
Periphere Lymphknoten	30
Skelettmuskulatur	25
Augen	10–25
ZNS	9
Myokard	6
Knochen	6
Tränendrüsen/Speicheldrüsen	4

[a] Die Häufigkeiten variieren sehr stark in unterschiedlichen Populationen, daher die große Spannbreite in den Literaturangaben.

polsterartigen weichen Herd von blaurötlich-bräunlicher Farbe mit Teleangiektasien. Bei Glasspateldruck verschwinden diese, und es zeigt sich ein gelbgraues *„lupoides Infiltrat"*. Eine spontane Rückbildungsneigung besteht kaum, aber eine große Rezidivneigung. Differentialdiagnostisch zu erwägen sind Pseudolymphome, Granuloma eosinophilicum faciei, Lupus vulgaris, Acanthoma fissuratum.

Die *kleinknotig disseminierte Form* (benignes Miliarlupoid, Abb. 5.6a) ist gekennzeichnet durch stecknadelkopf – bis kleinerbsengroße fleckförmige, papulöse Effloreszenzen von rötlich-bläulich-bräunlicher Farbe. Bei Glasspateldruck erscheint auch hier das „lupoide Infiltrat". Das Sondenphänomen ist im Gegensatz zum Lupus vulgaris negativ. Bevorzugte Lokalisationen sind Gesicht, Streckseiten der Extremitäten, weniger Rumpf oder Schleimhäute. Es kommen auch ringförmige (anulärer Typ) Manifestationen vor mit Ausbildung einer Atrophie im Zentrum der Rückbildung.

Bei der *zirzinären Sarkoidose* sieht man an Stirn, Gesicht (Abb. 5.6b) oder Nacken bandförmig gyrierte, flach erhabene Hautveränderungen, die leicht schuppen und eine gelblichrote Farbe haben (bei Glasspateldruck bleibt ein lupoides Infiltrat). Wiederum sind zentrifugale Ausbreitung und Atrophie im Zentrum unter Depigmentierung bei zentraler Abheilung typisch. *Differentialdiagnostisch* zu erwägen ist eine Necrobiosis lipoida im Gesichtsbereich.

Bei der *großknotigen Form* kommt es zu Knoten oder Plattenbildungen von knollenförmigem Aspekt, die über pflaumengroß werden können. Ihre Konsistenz ist derb, die Farbe braun oder blaurot. Sie weisen gröbere Teleangiektasien auf. Bevorzugte Lokalisationen dieser großknotigen Veränderungen sind Nasenspitze, Nasenrücken, Wangen und Ohrläppchen; seltenere Lokalisationen sind Extremitäten und Rumpf. Im Gesicht sind diese größeren Sarkoidoseknoten oft tief blaugrau gefärbt, daher spricht man – entsprechend den „Pernionen" – von einem *Lupus pernio* (Abb. 5.6c).

Beim *subkutan-knotigen Typ* der Hautsarkoidose ist die Haut über dem subkutanen Knoten normal oder leicht livid verfärbt. Man tastet eine knotenförmige Infiltration. Sarkoide Granulome liegen im subkutanen Fettgewebe.

Eine bemerkenswerte Eigenschaft der Hautsarkoidose ist, daß Narbenbezirke befallen werden. Innerhalb einer Narbe bildet sich eine entzündliche Reaktion, die zu einer sarkoiden Umwandlung der Narbe führt, zur *Narbensarkoidose*.

Auch eine *Schleimhautbeteiligung* ist möglich. Es können die Konjunktiva, die Nasenschleimhaut, die Tonsillen- und Kehlkopfschleimhaut befallen sein, ferner die Wangenschleimhaut und der Gaumen. Man sieht polsterförmige, glasige Knötchen oder gelbliche Plaques, die auch ulzerieren können. Auch hier erscheint bei Glasspateldruck wiederum das „lupoide Infiltrat".

Allgemein besteht bei der Hautsarkoidose kein Juckreiz.

Radiologie

Die Skelettsarkoidose kann in Form einer diffusen Besiedlung des Knochenmarkraumes mit Epitheloidzellgranulomen auftreten, ohne daß am umgebenden Knochen – ähnlich wie bei Metastasen – irgendeine Reaktion zu sehen ist. Nur wenn es zu einer Interaktion zwischen Granulom und umgebendem Knochen kommt, kann letzterer zerstört werden (perigranulomatöse Spongiolyse) oder er reagiert auf initiale Abbauvorgänge früh mit einer reaktiven Sklerose, die sich szintigraphisch durch stärkere Aktivitätsanreicherungen und radiologisch mit mehr oder weniger scharf begrenzten Skleroseherden manifestiert.

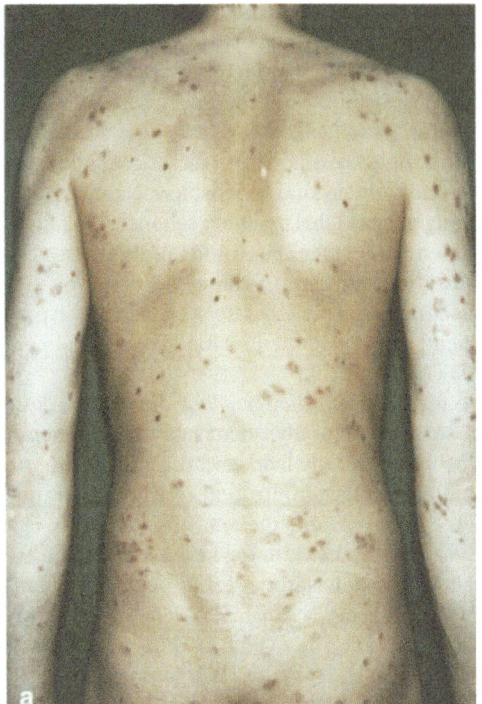

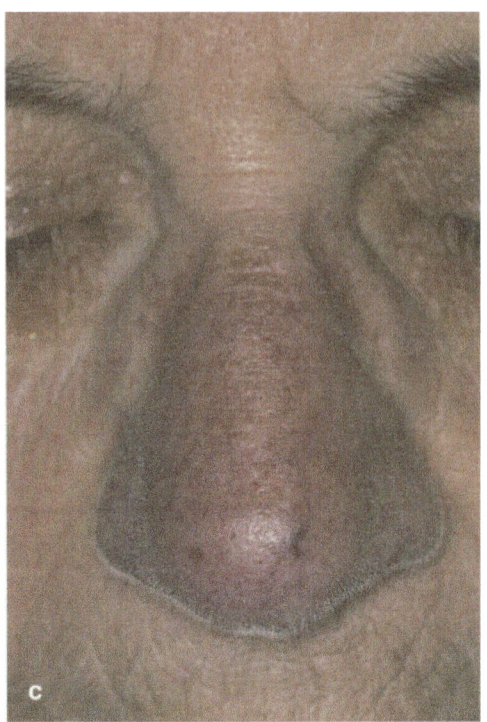

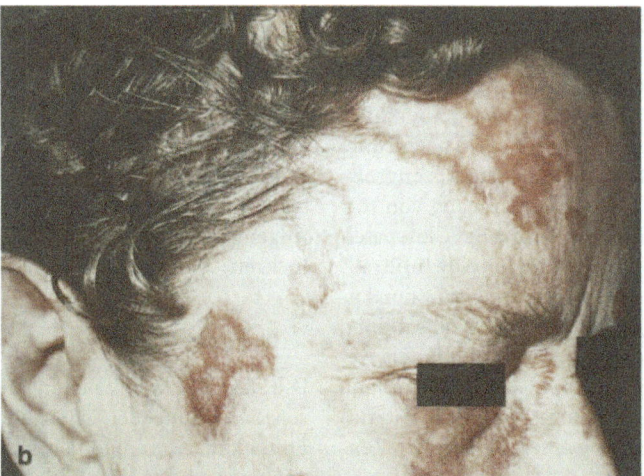

Abb. 5.6a–m. Sarkoidose. **a** Kleinknotig disseminierte Form mit stecknadelkopf- bis kleinerbsengroßen, fleckförmigen papulösen Effloreszenzen. Nach Glasspateldruck erschien das „lupoide Infiltrat". **b** Zirzinäre Manifestationsform im Gesicht.

c Lupus pernio. **d** Typisches Röntgenbild bei Sarkoidose (röntgenologisch Stadium II) mit bihilärer Adenopathie und interstitiellen Lungeninfiltraten. **d–m** s. S. 163–165

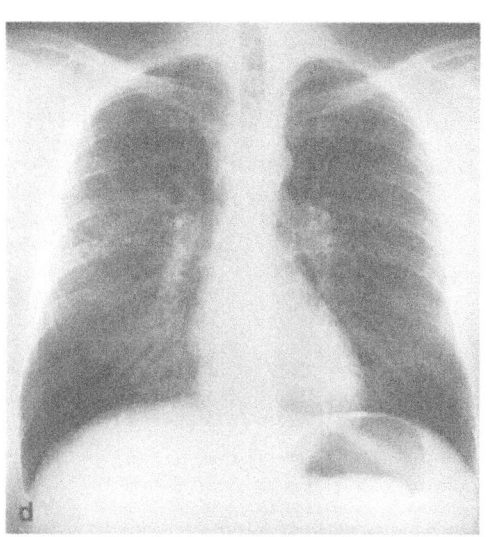

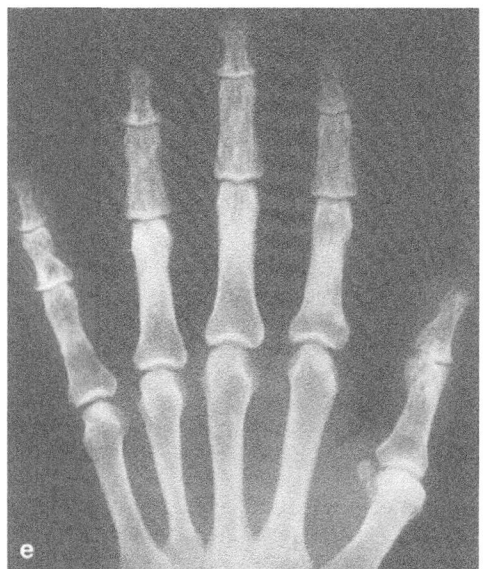

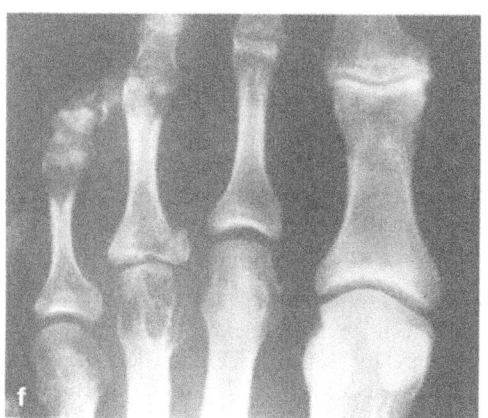

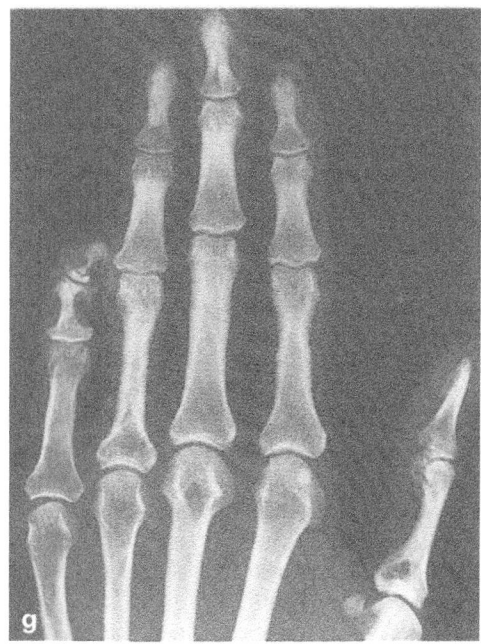

Abb. 5.6 (Fortsetzung). **e–g** Manifestationensformen am Hand- und Fußskelett mit netzig-wabiger Strukturtransformation in den Mittel- und Endphalangen (**e**), grober Destruktion des 3. Metatarsuskopfes links und Osteolyse in der Basis der gegenüberliegenden Grundphalanx mit Spontanfraktur (**f**) und mit dem kompletten Bild der Ostitis cystoides multiplex Jüngling (**g**). In **g** Osteolysen in der Basis der 1. und 4. Grundphalanx sowie im 3. Metakarpuskopf, fernerhin schwere Mutilationen an der Kleinfingermittel- und -endphalanx und Osteosklerosen an den Endphalangen II–III. Gleiche Veränderungen auf der Gegenseite und am Fußskelett. In **e–g** jeweils verschiedene Patienten. **h–m** s. S. 164, 165

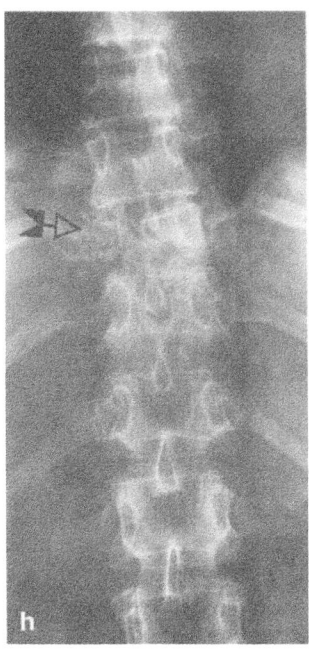
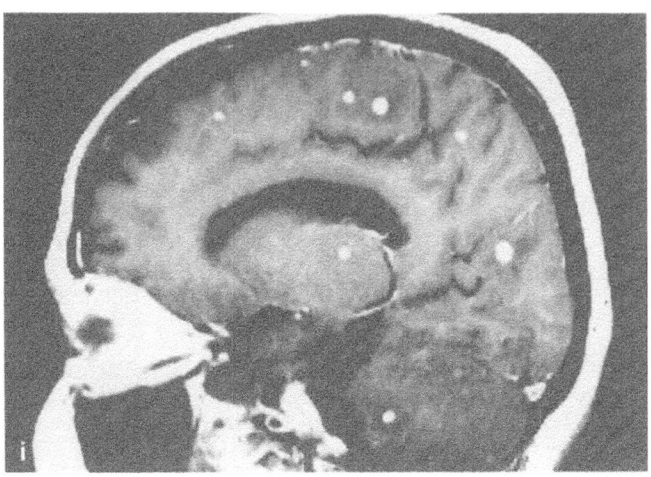

Abb. 5.6 (Fortsetzung). **h, i** 57jährige Frau mit grober Destruktion von TH10 (**h**, *Pfeil*) und weiteren, hier nicht dargestellten, überwiegend sklerosierenden Herden im Becken. Später entwickelte die Patientin ausgeprägte disseminierte Infiltrate an den Meningen und im Gehirn (**i**, seitliches MRT mit multiplen signalintensiven Herden). Die Patientin hatte des weiteren grobe Lymphknotenformationen atypisch im hinteren Mediastinum sowie – weniger stark ausgeprägte – Hautveränderungen. **j–m** s. S. 165

Siedeln sich Epitheloidzellgranulome in der Synovialmembran an, so kann dadurch eine akute, subakute oder chronische Entzündung im Sinne einer Synovitis ausgelöst werden.

Aus den dargestellten pathologisch-anatomischen Veränderungen leitet sich die Röntgensymptomatik bei Sarkoidose ab, die insgesamt sehr vielfältig sein kann.

Man kann *Osteolysen* beobachten, die wie ausgestanzt wirken, auch mottenfraßartige und permeative Kompaktazerstörungen. Das permeative Muster erklärt sich durch perivaskuläre Granulombildungen um die Gefäße in den Havers-Kanälen. Neben osteolytischen werden osteosklerostische Veränderungen beobachtet. Insgesamt können die Knochenveränderungen diffus (selten) oder lokalisiert (manchmal nur ein Herd) auftreten. Erfahrungsgemäß werden osteosklerotische Herde mehr im Stammskelett (Abb.

5.6 h, j – m), osteolytisch-osteodestruktive Läsionen mehr am Gliedmaßenskelett gefunden.

Das Hand- und Fußskelett stellt eine gewisse Prädilektionsregion für sarkoidotische Manifestationen dar (Abb. 5.6 e – g). Dabei lassen sich folgende Formen unterscheiden:

– *Polyzystische Form* (Abb. 5.6 g) mit ausgestanzten Lochdefekten, vorwiegend in den epimetaphysären Abschnitten der Phalangen und gelegentlich in den Metakarpalia und Metatarsalia (Ostitis cystoides multiplex Jüngling). Dabei sind die einzelnen Defekte reiskorn- bis höchstens erbsengroß, polygonal und sehr scharf begrenzt.

– *Fetzig-wabige Strukturveränderungen* (Abb. 5.6 e) zunächst der epimetaphysären Abschnitte, später auch des ganzen Knochens mit Verschmälerung der Kortikalis. Stehengebliebene Spongiosatrabekel können sich durch Anbauvorgänge verdicken, wodurch die Netzstruktur verstärkt wird.

– *Größere, scharf begrenzte Defekte in den Phalangen, Metakarpalia* und *Metatarsalia*, gelegentlich mit Auftreibung des Knochens und zarten Verkalkungen. Diese Herde muten manchmal wie Enchondrome an.

– Die *mutilierende Spätform* geht mit gröberen Zerstörungen der Endphalangen einher, die

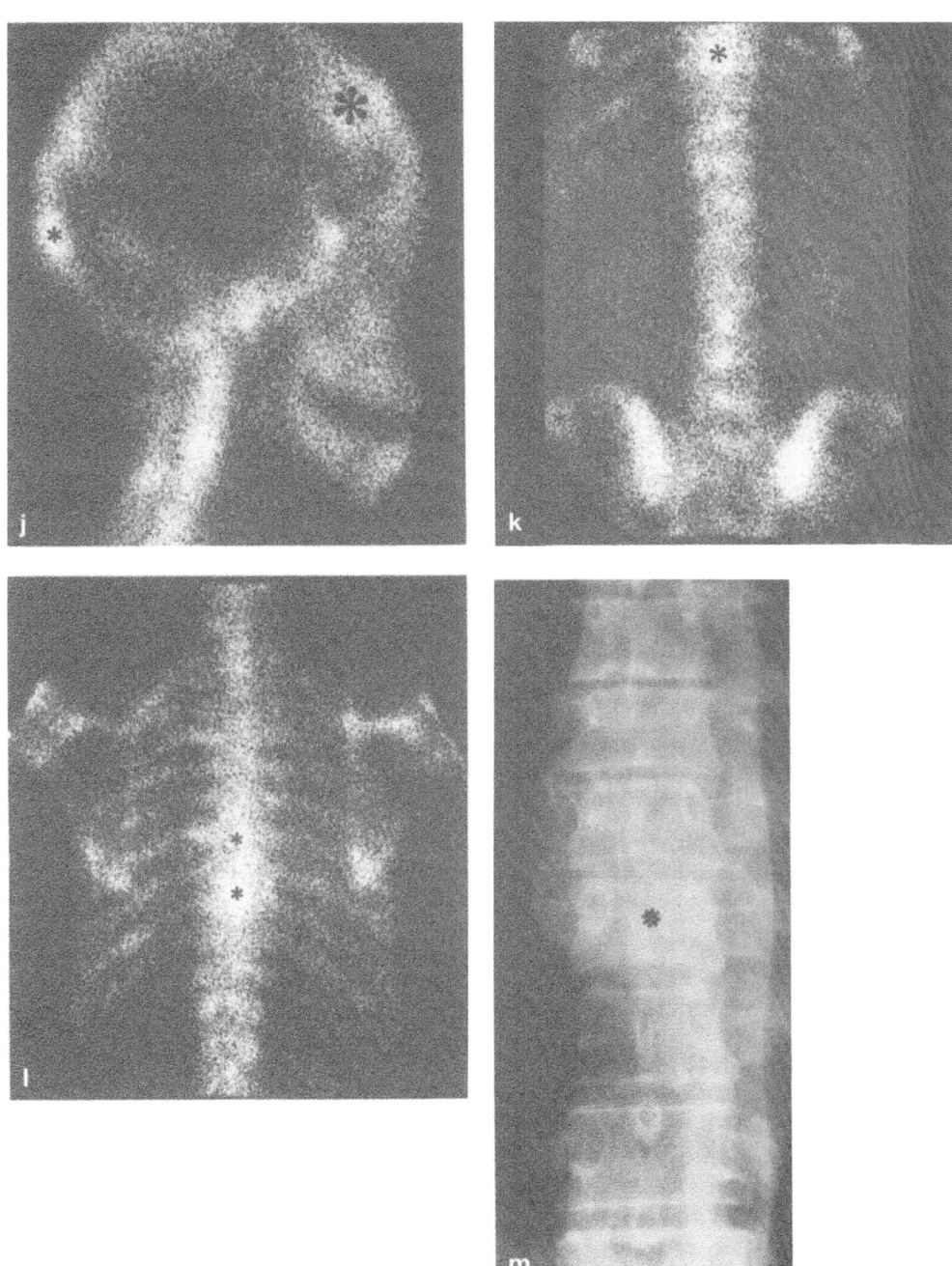

Abb. 5.6 (Fortsetzung). **j–m** 39jährige Patientin mit Sarkoidose. Sie wurde zur radiologischen Abklärung von Rückenschmerzen überwiesen. Im Skelettszintigramm deutliche Aktivitätsanreicherungen am Schädel, an TH 8 und TH 9 sowie im Becken links (**j–l**). Röntgenologisches Korrelat für die szintigraphischen Aktivitätsanreicherungen waren unspezifische Sklerosen, am Beispiel von TH 9 (**m**, *Asterisk*) dargestellt. Im Rahmen der Differentialdiagnose wurde eine Thoraxaufnahme angefertigt, die eine klassische Sarkoidose zeigte. Vollständige Rückbildung aller Veränderungen nach Kortisonmedikation. Bei allen röntgenologisch dokumentierten Fällen in Abb. 5.6 e–m handelt es sich um Patienten um 40 Jahre und älter

manchmal wie neuropathische Osteolysen wirken (Differentialdiagnose: Sklerodermie, Lepra).

- *Fleckige Spongiosklerose* (Abb. 5.6g), besonders in den Processus unguiculares der Endphalangen.
- *Subperiostale Erosionen* mit frasenartiger Außenkontur der Kortikalis, ähnlich wie beim Hyperparathyreoidismus.
- *Periostale Form* mit rechtwinkelig zum Schaft abzweigenden Spikulabildungen (sehr selten).

Aus dem beschriebenen vielfältigen Spektrum sarkoidotischer Skelettveränderungen leitet sich natürlich die manchmal außerordentlich schwierige Differentialdiagnose ab. Hilfreich ist dabei die Thoraxaufnahme (Abb. 5.6d), die in der Mehrzahl der Fälle Veränderungen im Sinne eines röntgenologischen Stadiums 2 oder 3 zeigt. Der Röntgenuntersucher sollte aber auch das Integument der Patienten inspizieren, denn die dort auftretenden Veränderungen (s. oben) sind manchmal so charakteristisch, daß man in der Zusammenschau aller Befunde auf eine histologische Klärung der Skelettveränderungen (z.B. durch transkutane Biopsie) verzichten kann.

Literatur

Bonakdarpour A, Levy WM, Aegerter E (1971) Osteosclerotic changes in sarcoidosis. Am J Roentgenol 113: 646

Braun-Falco O, Plewig G, Wolff HH (1984) Dermatologie und Venerologie. Springer, Berlin Heidelberg New York Tokyo

Fitzgerald P (1958) Sarcoidosis of hands. J Bone Joint Surg [Br] 40: 256

Müller-Quernheim J, Ferlinz R (1988) Sarkoidose, eine Immundysregulation. Dt Ärztbl 85: B-1179

Resnik ChS, Young JWR, Aisner SC et al. (1990) Osseous sarcoidosis (osteolytic) of lumbar spine and pelvis Case report 594. Skeletal Radiol 19: 79

Rodman T, Funderburk EE, Myerson RM (1959) Sarcoidosis with vertebral involvement. Ann Intern Med 50: 213

Sartoris DJ, Resnick D, Resnik C et al. (1985) Musculoskeletal manifestations of sarcoidosis. Semin Roentgenol 20: 376

Young DA, Lamann ML (1972) Radiodense skeletal lesions in Boeck's sarcoid. Am J Roentgenol 114: 553

5.7 Mastozytose

Synonyme: Mastozytosesyndrom, Urticaria pigmentosa mit Skelettbeteiligung

Zahlreiche ovale und rundliche, bräunlich-rötliche linsengroße Effloreszenzen, vor allem am Stamm, Juckreiz, urtikarielle Reaktion nach Reiben mit Quaddelbildung, Flush-Phänomen, Tachykardie, Dyspnoe, Übelkeit, Diarrhö.
Röntgen: Irreguläre fleckige Osteoporose (Stammskelett, Becken), allein oder mit fleckiger Osteosklerose kombiniert, *oder* fleckige Osteoskleroseherde *oder* generalisiert „weißer Knochen". Bei umschriebener Form osteolytische, tumorähnliche Läsionen in den langen Röhrenknochen, am Schädel, Becken. Szintigraphie als Screening positiv, entweder mit fleckigen Herden oder mit dem Bild des „Superscan".

Definition

Bei der Mastozytose handelt es sich um eine – vorerst – seltene Erkrankung mit einer Mastzellinfiltration des retikuloendothelialen Systems verschiedener Organe, vor allem des Skeletts, des Gastrointestinaltrakts, der Leber, der Milz, der Lymphknoten und der Haut. Man kann eine gutartige Mastozytose mit Urticaria pigmentosa ohne und mit Skelettbeteiligung von der bösartigen Form (neoplastische Mastzellretikulose) unterscheiden, die schließlich in eine Mastzellleukämie übergehen kann.

Allgemeine Klinik

Der gesamte Komplex der Mastozytose kann in diesem Buch weder aus dermatologischer noch aus internistischer Sicht komplett abgehandelt werden, wir beschränken uns vorgegebenermaßen auf die Formen, die mit Skelettveränderungen einhergehen.

Die Mastzellenwucherung im Knochenmark ist häufig verknüpft mit einer Urticaria pigmentosa, denn die kutanen Effloreszenzen enthalten subepithelial reichlich Mastzellen, die auf mechanische und thermische Reize Histamin freisetzen. Es resultiert das bekannte klinische

Bild mit *urtikarieller Eruption* (Quaddelbildung), Flush-Phänomen, allgemeiner Kreislaufreaktion mit Tachykardie, Übelkeit und Dyspnoe, fernerhin mit Darmsymptomatik in Form von Diarrhöen.

Laborchemisch findet man einen erhöhten Histaminspiegel im Blut und Urin, die alkalische Phosphatase kann bei Knochenveränderungen erhöht sein. Der Beweis für die Erkrankung wird in 90% der Fälle mit systemischer Mastozytose durch Aspirationsbiopsie des Knochenmarks mit Nachweis von Mastzellen geliefert. Dabei ist es wichtig, daß die Biopsie aus den osteoporotischen Arealen erfolgt.

Insgesamt ist die Prognose der Mastozytose mit Urticaria pigmentosa und Skelettveränderungen im allgemeinen gut. Möglich ist allerdings eine Transformation in eine Mastzellenleukämie, die in kurzer Zeit zum Tode führt. Generalisierte Mastozytosen ohne Urticaria pigmentosa weisen in der überwiegenden Zahl eine maligne Verlaufsform auf, die in kurzer Zeit letal endet.

Es sei noch erwähnt, daß die systemische Mastozytose ausgesprochen androtrop ist (Geschlechtsverhältnis von Männern zu Frauen 2:1). Patienten mit röntgenologischer Skelettsymptomatik sind zumeist älter als 40 Jahre.

Dermatologie

Wegen der hier zur Diskussion stehenden Kombination von Haut- *und* Skelettveränderungen soll nur die *Urticaria pigmentosa adultorum* Erwähnung finden. Charakteristisch sind zahlreiche, auch disseminiert auftretende ovale und rundliche, bräunlich-rötliche linsengroße Effloreszenzen, gelegentlich auch mit Teleangiektasien (Abb. 5.7a). Vorzugsweise ist der Stamm befallen. Ältere Herde weisen eine zunehmende Pigmentierung auf. Hervorstechendes Symptom ist der Juckreiz und die urtikarielle Reaktion nach Reiben, thermischen Einflüssen – wie kalten und warmen Bädern – infolge Histaminliberation aus den Mastzellen. Daher sollte die Einnahme von Medikamenten, die Histaminliberatoren darstellen, wegen der Schockgefahr unterbleiben, ebenso müssen physikalische Traumen (wie Wärme oder Kälte) vermieden werden.

Radiologie

Die Mastzellenwucherung im Skelett findet überall dort statt, wo blutbildendes Mark vorkommt (beim Erwachsenen: Schädel, Stammskelett, proximale Abschnitte der langen Röhrenknochen). Außer einer generalisierten Mastzellhyperplasie des Knochenmarks gibt es auch herdförmige Anreicherungen der Mastzellen in der Größe eines miliaren Knötchens. Diese Knötchen können mit der Zeit veröden und sich in metaplastisch gebildeten Faserknochen transformieren, der röntgenologisch dichter, d.h. also sklerotisch erscheint. Wenn sich die Faserknochenbildung gleichmäßig über das bestehende Spongiosagerüst hinzieht, entsteht zunächst eine irreguläre, später eine mehr *gleichmäßige Verdickung der Knochentrabekel*, wodurch spongiosareiche Knochen zunehmend „weiß" (Abb. 5.7b, c) werden. Zuvor, aber auch gleichzeitig kann es zu resorptiven Veränderungen in der Nachbarschaft der Mastzellgranulome mit Ausbildung einer eher *fleckigen irregulären Osteoporose* resp. eines *Mischbildes zwischen Sklerose und Osteoporose* kommen. Dabei spielt mit großer Wahrscheinlichkeit das in den Mastzellen gebildete Heparin eine Rolle, denn es scheint über eine Beeinflussung der Kollagensynthese die Bildung des Knochengewebes zu beeinträchtigen.

Nach dieser allgemeinen Beschreibung möglicher radiologischer Veränderungen sollen im folgenden etwas detailliertere Angaben gemacht werden:

Man unterscheidet am Skelett eine umschriebene von einer diffusen Form. Insgesamt können bei etwa 80–85% der Fälle einer Mastozytose mit Urticaria pigmentosa röntgenologisch faßbare Veränderungen beobachtet werden.

Bei der *umschriebenen Form* der Mastozytose können die Skelettläsionen lytisch, aber auch sklerotisch (Abb. 5.7d) sein und tumoröse Veränderungen sowie Knochenmarkinfarzierungen vortäuschen. Diese umschriebene Form tritt ausschließlich in den langen Röhrenknochen, im Schädel und im Becken auf.

Bei der *diffusen Form* sieht man zumeist ein Mischbild aus Osteosklerose und Osteoporose, wobei die Osteosklerose in den meisten Fällen dominiert. Die Dichtezunahme kann zum Teil exzessiv sein und es imponiert ein regelrecht

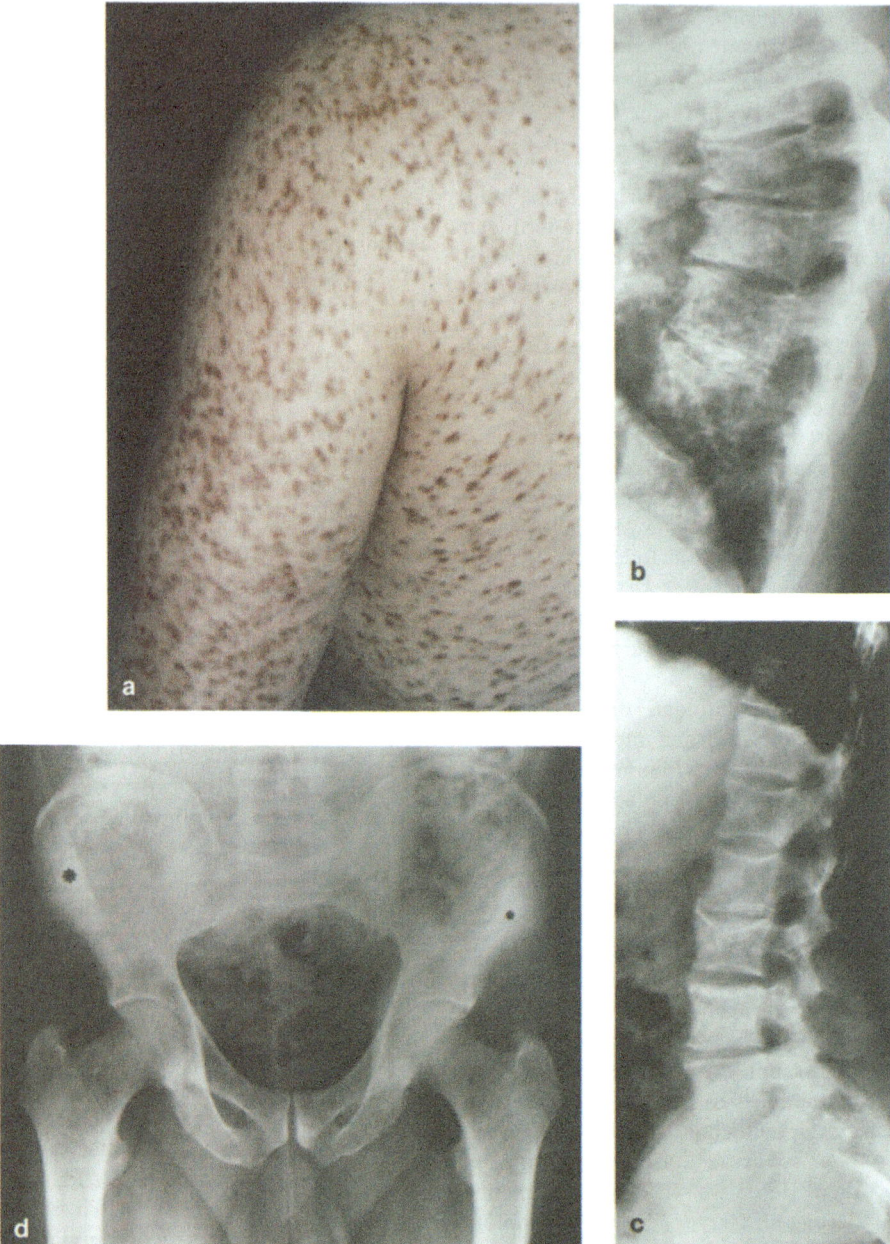

Abb. 5.7a–d. Mastozytose. **a** Disseminierte ovale und rundliche, bräunlich-rötliche Effloreszenzen. Einige ältere Herde sind schon dunkler pigmentiert. Auf Reiben typische urtikarielle Eruption. **b–d** Irreguläre netzig-wabige Osteosklerose an BWS und LWS (**b, c**). Nimmt man einige kollabierte Wirbelkörper als Kriterium, ist zu vermuten, daß zusätzlich eine Osteoporose besteht oder daß eine solche den sklerotischen Veränderungen vorausgegangen ist. Im Becken (**d**) fleckige Skleroseherde, vor allem in den seitlichen Schaufelpartien (*Asterisken*), aber auch in den Sitzbeinen

weißer Knochen. Im Gegensatz z.B. zur Marmorknochenkrankheit oder zum Osteomyelosklerosesyndrom sind die verdickten und verdichteten Spongiosatrabekel aber in der Regel unscharf. Im Markraum der langen Röhrenknochen können netzförmige Strukturverdichtungen auftreten. Von dieser diffusen Form befallen werden am häufigsten Achsenskelett und Oberschenkelknochen, zumeist symmetrisch.

Im *Skelettszintigramm* sieht man meistens eine verstärkte Aktivitätsanreicherung in den befallenen Skelettabschnitten, gelegentlich noch vor dem radiologischen Nachweis.

Das *differentialdiagnostische Spektrum* reicht von einer Metastasierung (Mamma- bzw. Prostatakarzinom) über die Sarkoidose bis hin zum Osteomyelosklerosesyndrom und toxischen Veränderungen (z.B. Fluor).

Nach neueren Untersuchungen durch Delling (persönliche Mitteilung, 1994) scheint wohl ein Großteil von Osteoporosen bei Männern durch eine Mastozytose bedingt zu sein, wie seine histologischen Untersuchungen von Beckenkammbiopsien Osteoporosekranker zeigen. Bei der Abklärung einer klinisch manifesten Osteoporose ist also an diese Möglichkeit zu denken und der Patient dermatologisch zu untersuchen.

Literatur

Biehler EU, Wohlenberg H, Utech CH (1985) Die ossären Manifestationen bei der generalisierten Mastozytose im Skelettszintigramm im Vergleich zum Röntgenbefund. Röfo 142: 522

DiBacco RS, DeLoe VA (1982) Mastocytosis and the mast cell. J Am Acad Dermatol 7: 709

Horny HP, Parwaresch MR, Lennert K (1983) Klinisches Bild und Prognose generalisierter Mastozytosen. Klin Wochenschr 61: 785

Roberts II. LJ, Sweetman BJ, Lewis RA et al. (1980) Increased production of prostaglandin D_2 in patients with systemic mastocytosis. N Engl J Med 303: 1400

Rodenberg JC, Maegaard KK, Svanholm H (1986) Systemic mastocytosis. Case report 369. Skeletal Radiol 15: 334

Rohner HG, Bartl R, Klingmüller G et al. (1980) Die Mastozytose – eine Krankheit mit häufiger Systemisierung. Therapiewoche 30: 6773

Schweitzer ME, Irwin GAL (1989) Systemic mastocytosis. Skeletal Radiol 18: 411

Semerak M (1980) Urticaria pigmentosa mit Skelettbeteiligung -Mastozytosesyndrom. Röfo 133: 673

6 Angiodysplastische Haut- und Skelettveränderungen

Angiodysplastische Haut- und Skelettveränderungen bieten ein breites klinisches und radiologisches Spektrum, das von kleinen, klinisch irrelevanten kapillaren Nävi bis zu großen hämodynamisch bedeutsamen arteriovenösen Fisteln reicht. Hämangiome können sowohl an der Haut wie an inneren Organen (z.B. Leber) und am Skelett auftreten. In der Regel tun sie dies isoliert und sind, wenn sie nicht bestimmte Größen überschreiten, klinisch ohne Bedeutung. In diesem Kapitel werden definitionsgemäß nur angiodysplastische Veränderungen beschrieben, die mit einer gewissen Regelhaftigkeit Manifestationen sowohl an der Haut wie am Skelett zeigen.

Angeborene Veränderungen von Venen, Arterien und Lymphgefäßen sind oft mit einer breiten Palette von Skelettanomalien assoziiert, die von Minderwuchs, Riesenwuchs, Sklerose bis zur Osteolyse reicht. Die Assoziation mit einer Enchondromatose (Mafucci-Syndrom) wurde bereits auf S. 15 besprochen.

6.1 Angeborene Angiodysplasien

Die angeborenen Angiodysplasien werden klassischerweise in die Typen Klippel-Trenaunay, Servelle-Martorell und Weber eingeteilt, obwohl die Trennung, insbesondere zwischen Typ Weber und Klippel-Trenaunay nicht immer scharf ist und sein kann, da es einerseits Überschneidungen von Symptomen, andererseits aber auch inkomplette Bilder gibt, bei denen man sich schwertut, sie dem einen oder anderen Typ zuzuordnen. In Tabelle 6.1 sind die wesentlichen Befundkonstellationen bei kongenitalen Angiodysplasien nach Langer u. Langer (1982) dargestellt. Aus dermatologischer Sicht wird wegen der besonderen Hautveränderungen heute noch das Stewart-Bluefarb-Syndrom herausgestellt.

Alle vier Krankheitsbilder können mit bestimmten Skelettveränderungen einhergehen, deren Pathogenese letztendlich nicht ganz klar ist, denn es gibt sowohl Skelethyper- wie -atrophien, aber auch ausgedehnte Skelettzerstörun-

Tabelle 6.1. Befundkonstellationen bei kongenitalen Angiodysplasien. (Nach Langer u. Langer 1982)

Befund	Typ Weber	Typ Klippel-Trenaunay	Typ Servelle-Martorell
Riesenwuchs	Proportioniert	Dysproportioniert	–
Minderwuchs	–	–	Dysproportioniert
Hämangiome	–	Häufig	Häufig
a.v.-Shunts	Regelmäßig	Keine (Ausnahme: inaktive Mikroshunts)	Keine
Anomalien der tiefen Venen	–	Gelegentlich	Häufig
Veränderungen der Spongiosa und Kortikalis	Lakunäre Spongiosastruktur, lakunäre Kortikalisdefekte	–	Destruktionen der Spongiosastruktur, Destruktionen und Lamellierung der Kortikalis, Gelenkdestruktion
Prognose	Unklar	Günstig	Ungünstig

gen. Während man sich erosive Veränderungen vereinfacht als druckbedingt (erweiterte Gefäße stimulieren Osteoklasten) vorstellen kann, ist z.B. die Hypertrophie an einer ganzen Extremität beim Klippel-Trenaunay-Syndrom schon schwerer erklärbar. Früher hat man angenommen, daß durch die venöse Stase die Wachstumszonen stimuliert werden. Dagegen spricht aber, daß eine Stase normalerweise auch mit einer Hypoxie einhergeht, die eigentlich nicht geeignet ist, den Wachstumsknorpel zur Proliferation zu stimulieren. Möglicherweise werden im Zusammenhang mit der Stase bestimmte Wachstumsstoffe produziert, die die verstärkte Wachstumsknorpelproliferation stimulieren und unterhalten. Andererseits ist der dysproportionierte Minderwuchs beim Typ Servelle-Martorell durchaus verständlich, denn arteriovenöse Shunts entziehen den Wachstumsfugen den notwendigen Sauerstoff, so daß das Wachstum quantitativ verringert wird. Die Trennung zwischen dem Typ Klippel-Trenaunay einerseits und dem Typ Weber andererseits basiert auf den arteriovenösen Anastomosen beim erstgenannten. Manche Autoren bezeichnen die Gesamtkonstellation auch als Klippel-Trenaunay-Weber-Syndrom.

6.1.1 Typ Weber

F. Parkes Weber beschrieb 1918 arteriovenöse Anastomosen in Kombination mit dem Klippel-Trenaunay-Syndrom. Damit ist schon das Wesentliche über diesen Typ gesagt: Tritt er in klassischer Form auf, begegnen wir neben der Klippel-Trenaunay-Symptomatik av-Shunts, insbesondere an der unteren Extremität. Sind diese nicht nur in den umgebenden Weichteilen, sondern auch im Knochen ausgeprägt, so bilden sich lakunäre Resorptionen der Spongiosa und der Kortikalis, die als band- oder schlangenförmige Aufhellungen im Röntgenbild imponieren. Begleitet sind diese Veränderungen zumeist von einem proportionierten Riesenwuchs (Abb. 6.1.1 a) im Bereich der befallenen Extremität oder des Knochens, was eine gewisse Abgrenzung zum Typ Klippel-Trenaunay (dysproportionierter Riesenwuchs) darstellt. Reichen die av-Shunts weit in die Subkutis hinein, so schimmern sie bläulich-rötlich durch die Haut, die vergesellschaftete Schwellung fühlt sich in der Regel teigig an, manchmal sind regelrechte Pulsationen zu tasten. Eine Vergesellschaftung mit kutanen Hämangiomen ist – im Gegensatz zum Typ Klippel-Trenaunay – nicht bekannt. Entscheidend für die Diagnostik und korrekte Einordnung der skelettären Veränderungen ist die arterielle Angiographie, die in typischer Weise schon in der früharteriellen Phase eine Auffüllung von ausgedehnten erweiterten Venenkonvoluten zeigt (Abb. 6.1.1 b).

Literatur am Ende des Kapitels 6, S. 183

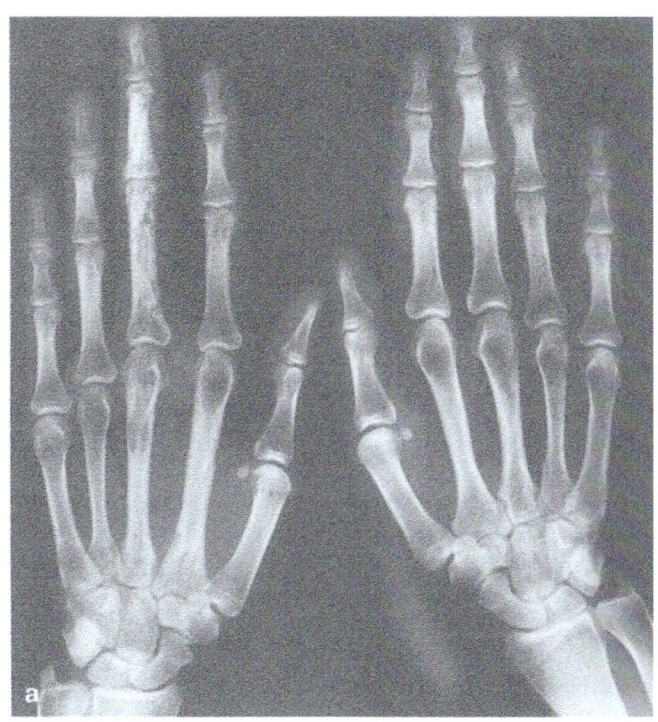

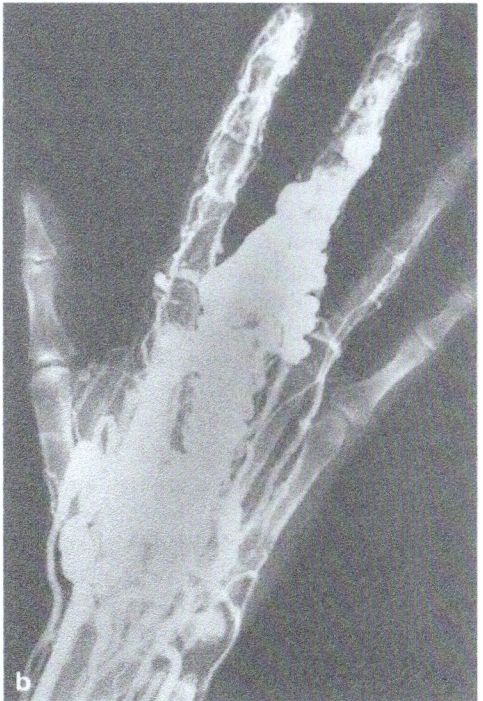

Abb. 6.1.1a, b. Angiodysplasie vom Typ Weber an der linken Hand. **a** Am 3. Strahl findet sich ein proportionierter Riesenwuchs. Bandförmige Aufhellungen in Os metacarpale III sowie in der dazugehörigen Grund- und Mittelphalanx, breiten Gefäßbetten und -kanälen entsprechend. Reaktive Sklerose in der Grund- und Mittelphalanx. Diskrete Veränderungen am 2. Strahl. Im Angiogramm (**b**) erhebliche Gefäßmißbildungen mit AV-Shunts. Extrem frühe Venenauffüllung schon in der arteriellen Frühphase. Daumen und Ring-sowie Kleinfinger sind ausgesprochen unterversorgt, weil die ausgeprägten AV-Shunts und Venektasien vor allem im 3. Strahl und im Karpus diesen Bereichen das Blut regelrecht stehlen. (Fall von Frau Prof. Dr. R. Langer, Essen, und Herrn Prof. Dr. M. Langer, Freiburg)

6.1.2 Typ Klippel-Trenaunay

Beim Klippel-Trenaunay-Syndrom bestehen die markantesten Veränderungen aus folgender Trias:

1. Naevus flammeus (Portwein-Hämangiom), der sich gewöhnlich an der betroffenen Extremität großflächig ausbreitet (Abb. 6.1.2a, c);
2. ausgeprägte variköse Venektasien;
3. Weichgewebs- und Knochenhypertrophie im Sinne eines partiellen Riesenwuchses der betroffenen Extremität.

Überwiegend betroffen sind die unteren Extremitäten (fast 80%), die Hypertrophie drückt sich in einer Umfangsvermehrung und in einer Längenzunahme aus. Dabei sind am Knochen selbst bis auf die Längenzunahme – seltener Dickenzunahme – keine strukturellen Veränderungen erkennbar. Wenn der Umfang des Knochens vermehrt ist, ist meist ein Lymphödem vorhanden. Die venösen Anomalien betreffen überwiegend das tiefe Venensystem mit Atresie, Hypoplasie, Ektasie und Doppelungen von Waden-, Popliteal- oder ileofemoralen Venen (Abb. 6.1.2b). Typisch sind persistierende laterale Marginalvenen, die über dilatierte Venen der Glutäalmuskulatur und über Anastomosen zur V. iliaca interna bei fehlender V. iliaca externa und V. femoralis communis drainieren. Die oberflächlichen Venen können regelrecht aneurysmatisch transformiert sein. Funktionell ist der venöse Abstrom durch die mißgebildeten tiefen Venen, die im übrigen klappenlos sind, zum Teil beträchtlich gestört. In diesem Zusammenhang sind auch die ausgeprägten oberflächlichen Venektasien zu sehen, die überwiegend den venösen Rückfluß bewerkstelligen. Die global bestehende Abflußbehinderung führt zu Ödemen und trophischen Störungen der Haut mit einer Anfälligkeit für mikrobielle Besiedlungen. Kapilläre und kavernöse Hämangiome kommen nicht nur an der Haut der betroffenen Extremität vor, sie werden auch an inneren Organen, insbesondere am Darm beobachtet. Dort kann es insbesondere bei einer Vergesellschaftung mit arteriovenösen Malformationen zu Blutungen und zu einem exsudativen enteralen Proteinverlust kommen mit allen sich daraus ergebenden Konsequenzen. Des weiteren sind ZNS-Aneurysmen, renale Gefäßmißbildungen mit Hämaturie etc. beschrieben.

Das Klippel-Trenaunay-Syndrom ist leicht gynäkotrop. Schon bei der Geburt oder kurz danach fallen die Hämangiome auf. Die Varikositäten werden entdeckt, wenn die Kinder zu sitzen und zu stehen anfangen. Kommen pseudokaposiartige Hautveränderungen und schmerzhafte Ulzerationen an der betroffenen Extremität hinzu, spricht man von einem Stewart-Bluefarb-Syndrom (s. unten).

Eine seltene Komplikation, insbesondere bei ausgedehnten kutanen Hämangiomen, ist das *Kasabach-Merritt-Syndrom*, bei dem es über eine Thrombozytopenie und Fibrinogenopenie sowie Aktivierung des fibrinolytischen Systems zu einer Verbrauchskoagulopathie mit massiven Blutungen und/oder einer Purpura kommen kann.

Literatur am Ende des Kapitels 6, S. 183

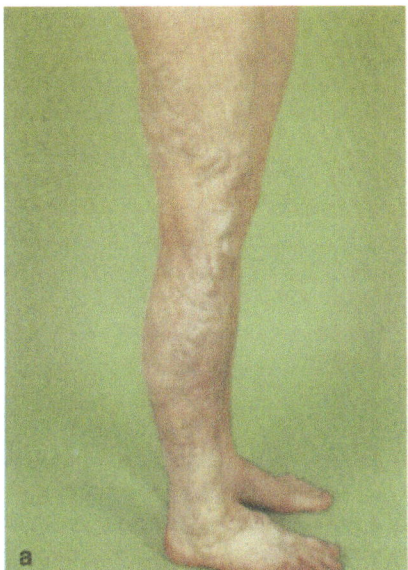

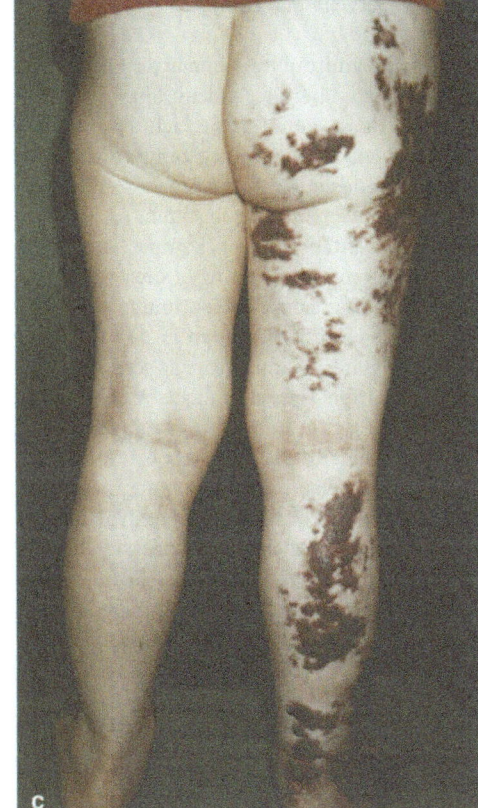

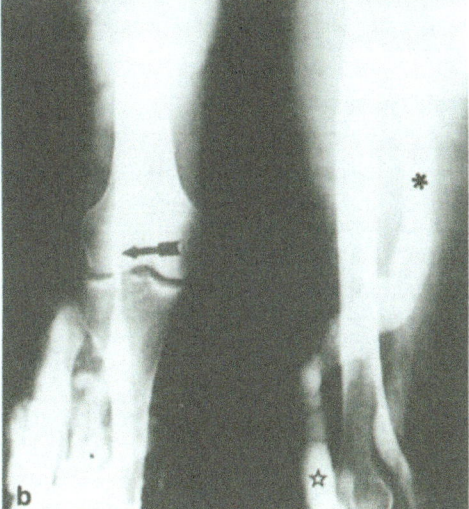

Abb. 6.1.2a–c. Angiodysplasie Typ Klippel-Trenaunay. **a** Ausgeprägte sekundäre Varikosis, V. marginalis lateralis und Naevus flammeus am rechten Bein (1,5 cm länger als das linke). **b** Das zugehörige Phlebogramm bei dieser 31jährigen Patientin zeigt eine partielle Aplasie der tiefen Unterschenkelvenen (hier nicht komplett dargestellt) mit segmentärer Hypoplasie der V. poplitea (*Pfeil*). Die V. marginalis lateralis (*offener Asterisk*) ist zylindrisch erweitert, sie verläuft an der dorsalen Zirkumferenz des distalen Oberschenkels und drainiert in die V. femoralis communis (*geschlossener Asterisk*). **c** Ausgedehnte angiomatöse Veränderungen an der hypertrophierten rechten unteren Extremität. Im amerikanischen Schrifttum würde man die Veränderungen als Portwein-Hämangiom bezeichnen. (Abb. a, b von Herrn Prof. Dr. med. E. Paes, Aachen)

6.1.3 Typ Servelle-Martorelle

Bei diesem Syndrom bestehen arterielle Gefäß-
fehlbildungen, überwiegend im Sinne von Ektasien. Auch im venösen Bereich sind Gefäß-
fehlbildungen in Form ausgeprägter Venektasien und venöser Angiome sowie Verlaufsan-
omalien der Venen zu beobachten. An den befallenen Skelettabschnitten kommt es zu dys-
proportionierten Verkürzungen, die von einigen
Millimetern bis zu einigen Zentimetern reichen.
Des weiteren beobachtet man in den Gebieten
der intraossären hämangiomatösen Veränderungen multiple zystenähnliche Aufhellungen
der Spongiosa und eine Verdünnung und La-
mellierung der Kompakta (Abb. 6.1.3 a, d). Bei
gelenknaher Ausbreitung der angiomatösen
Veränderungen können sich massive Gelenk-
destruktionen entwickeln. In Exzessivfällen ist
durch die massiven Perfusionsstörungen der
Knochen so atrophisch, daß er nur noch sche-
menhaft, begleitet von Spontanfrakturen, erkennbar bleibt (Abb. 6.1.3 e – h).
Nativdiagnostisch sieht man in Anbetracht der
häufig sehr ausgeprägten Venenmißbildungen
und der hämangiomatösen Formationen verkalkte Phlebolithen in den Weichteilen der erkrankten Extremität (Abb. 6.1.3 d, e, f).

Literatur am Ende des Kapitels 6, S. 183

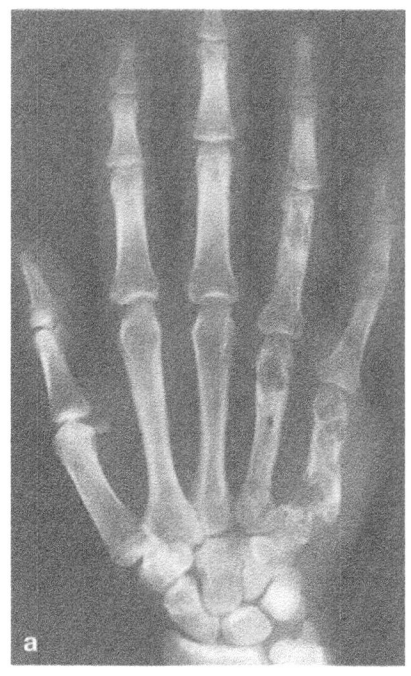

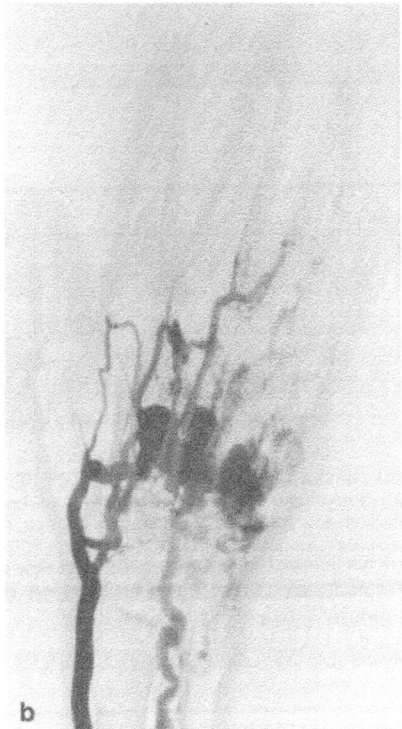

Abb. 6.1.3 a, b. Legende s. S. 177

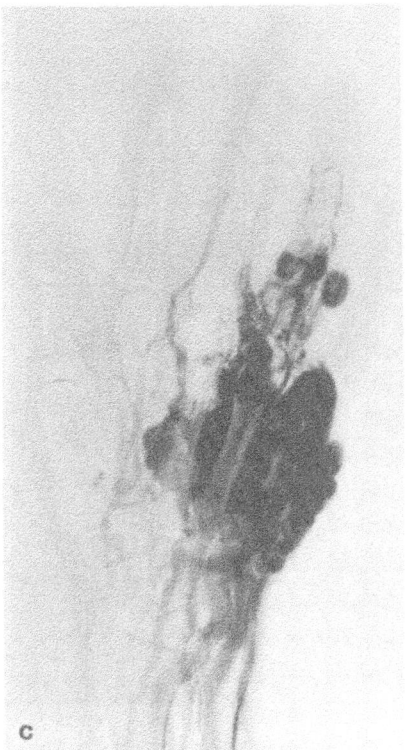

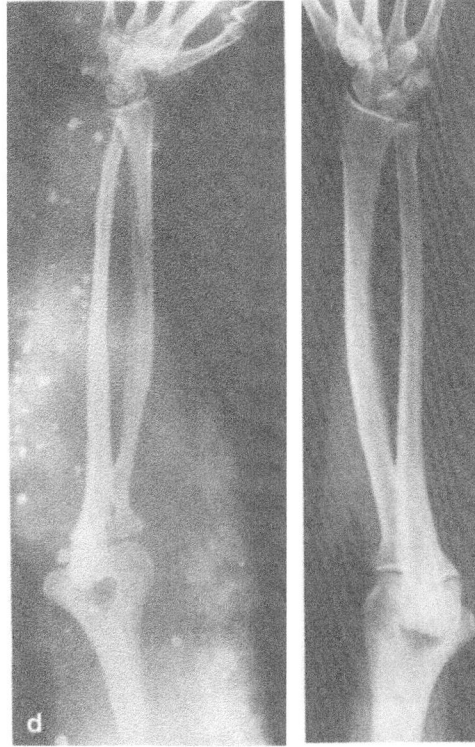

Abb. 6.1.3 a–h. Angiodysplasie Typ Servelle-Martorell. **a–c** Ausgedehnte strukturelle Veränderungen in den Ossa metacarpalia IV und V mit Spontanfraktur im proximalen Bereich von V. Erhebliche lakunäre und bandförmige Aufhellungen an der Grundphalanx IV. Deutliche Weichteilschwellungen um die Grundphalanx IV und lateral an der Mittelhand. Im Angiogramm ausgedehnte AV-Shunts mit früher Auffüllung exzessiv-ektatischer Venenkonvolute. Klinisch teigige Schwellung im befallenen Bereich mit zum Teil bläulicher Verfärbung der Haut. Schwirren bei der Auskultation. An IV und V Trommelschlegelfinger, offensichtlich als Ausdruck des Steel-Effektes. **d** Weiterer Fall mit dysproportioniertem Minderwuchs der rechten oberen Extremität mit insgesamt verschmächtigten Knochen und strukturellen Veränderungen im Radiuschaft (die bandförmige Aufhellung entspricht einem Gefäßbett mit tiefer Rinne auf der Innenseite der Kortikalis). Ausgedehnte wurstartige Verschattungen in den Weichteilen (groben Venenmißbildungen entsprechend) und auffallende Phlebolithenformationen. (Fall von Frau Prof. Dr. med. R. Langer, Essen, und Herrn Prof. Dr. M. Langer, Freiburg). **e–h** Groteske reaktionslose Verstümmelungen von Ober- und Unterarm mit Spontanfrakturen am distalen Humerus und am Radius. Diese ossären Veränderungen sind Folge schwerster trophischer Störungen bei ausgedehnten angiomatösen Veränderungen am Ober- und Unterarm. Die strukturierten Weichteilverschattungen entsprechen groben Venektasien mit zahlreichen Phlebolithen. Klinisch ausgedehnte angiomatöse Formationen im linken Schultergürtel, über dem linken vorderen Pektoralisbereich und am gesamten, monströs deformierten linken Arm. Die Erkrankung hatte im Alter von 2 Jahren mit einem Blutschwamm am linken Unterarm begonnen. Bis zum Zeitpunkt der Untersuchung hatte die 70jährige Patientin den Arm noch für einfache Verrichtungen gebrauchen können. Im Alter von 10 Jahren war eine plastische Operation am Oberarm versucht worden, außerdem war eine Strahlentherapie im Schulterbereich erfolgt, wo sich typische strahleninduzierte Hautveränderungen finden. Den Fall könnte man auch als eine ungewöhnliche Manifestation eines Klippel-Trenaunay-Syndroms mit schwersten sekundären trophischen Veränderungen deuten. (Fall von Chefarzt Dr. D. Bansmann, Helmstedt). **e–h** s. S. 178

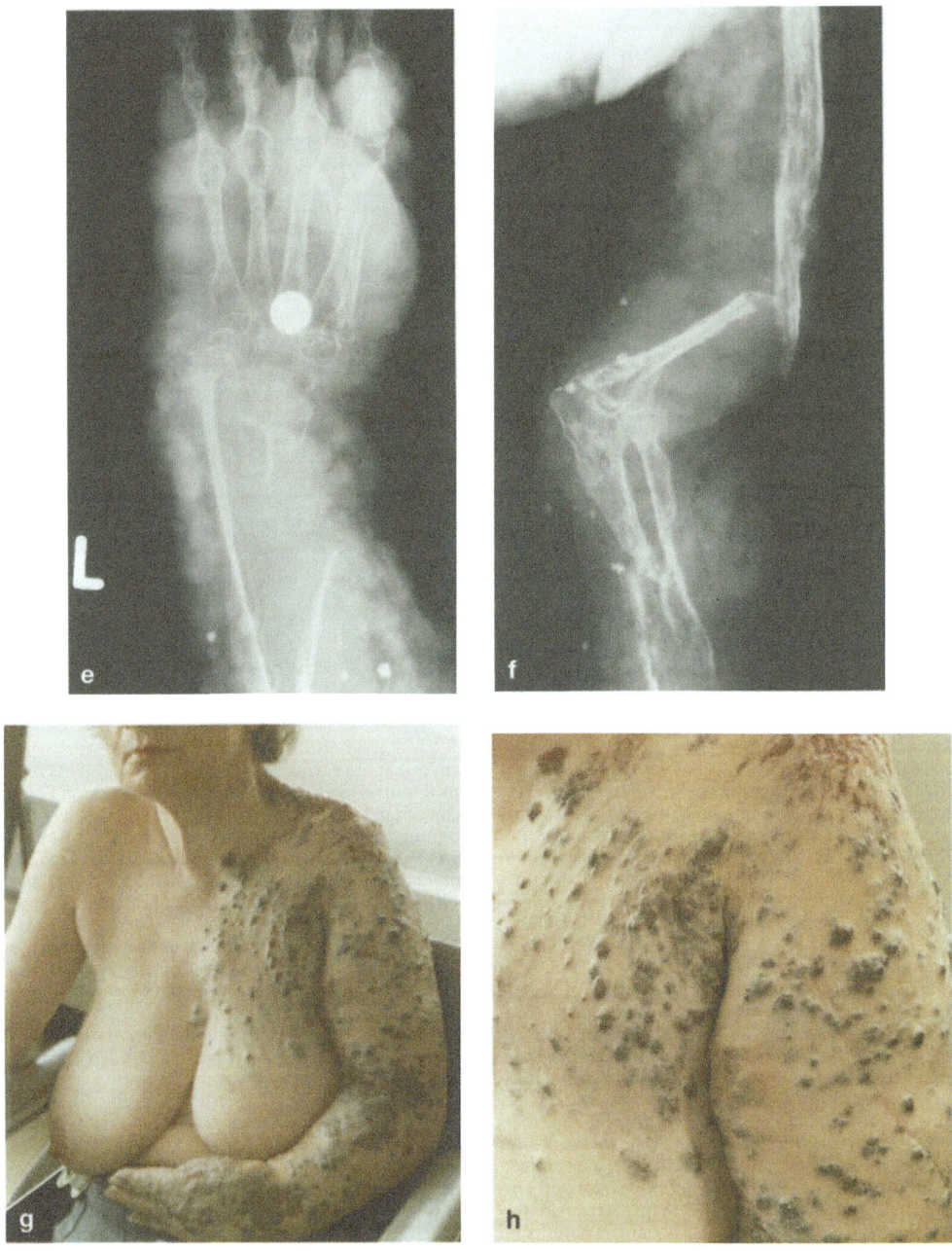

Abb. 6.1.3 e–h. Legende s. S. 177

6.1.4 Stewart-Bluefarb-Syndrom

Wie bereits erwähnt, haben die Patienten mit einem Stewart-Bluefarb-Syndrom neben einem Riesenwuchs der befallenen Extremität und bestehenden av-Shunts als besonderes Charakteristikum pseudokaposiartige Hautveränderungen und schmerzhafte Ulzerationen. Im Gegensatz zu allen anderen arteriovenösen Malformationen soll beim Stewart-Bluefarb-Syndrom eine massive Vermehrung von dickwandigen Kapillaren, ähnlich dem kapillären Hämagiom, vorliegen.

Die dermatologischen Veränderungen werden als „scharf begrenzte, blaubräunliche Plaques" an der betreffenden Extremität beschrieben, die teilweise hyperkeratotisch-papillomatös mit Einstreuung von stecknadelkopfgroßen Ulzerationen sind. Daneben imponiert zumeist eine Umgebungsschwellung mit Hyperhidrose und Venektasien. Diese kaposiformen Hautläsionen erinnern nicht nur an den Morbus Kaposi, sondern auch an Pseudo-Kaposi-Herde bei der *Akroangiodermatitis Mali*, wie man sie an den Fußrücken bilateral bei chronischer venöser Stauung sieht, die aber überwiegend in der 4.–6. Lebensdekade auftritt. Das Stewart-Bluefarb-Syndrom wird hingegen überwiegend schon im Jugendalter beobachtet. Ähnliche hämangiomatöse Effloreszenzen werden übrigens auch bei Hämodialysepatienten im Bereich des angelegten av-Shunts, aber auch nach Traumen gesehen. Offensichtlich im Zusammenhang mit den av-Shunts, Varikositäten mit Stauung und Ulzerationen kann es zu Knochenveränderungen kommen, die nicht nur aus Atrophien, Destruktionen etc. wie beim Typ Servelle-Martorell bestehen, sondern auch aus periostalen Proliferationen, z.B. an den Unterschenkelknochen (Ueki et al. 1986).

Literatur am Ende des Kapitels 6, S. 183

6.2 Erworbene Angiodysplasien

Ein Großteil erworbener Angiodysplasien ist traumatischer Natur. So kennt man z.B. synoviale Angiodysplasien nach Knieoperationen und Hämagiome an der Haut nach Traumen. Inwieweit Hämangiome an Haut *und* Knochen oder der Glomustumor einer rein erworbenen und nicht schon in der Embryonalzeit angelegten Veränderung entsprechen, läßt sich im Einzelfall nicht beantworten (Abb. 6.2a–c). Wir beschreiben im folgenden kurz das Hämangiom mit Osteomalazie und den Glomustumor unter den erworbenen Angiodysplasien, da man diese Veränderungen zumeist erst im Erwachsenenalter antrifft.

Prinzipiell müßte man auch die *massive Osteolyse von Gorham und Stout* („vanishing bone disease") erwähnen, da es bei dieser mit reaktionslosem Schwund des Knochens – überwiegend im Schultergürtel oder Beckenbereich – einhergehenden Erkrankung auch, extrem selten, Assoziationen mit kutanen kavernösen Hämangiomen geben kann. Das würde aber letztendlich den Rahmen dieser Monographie sprengen, da es sich hier überwiegend um rein osteologische Probleme handelt.

Literatur am Ende des Kapitels 6, S. 183

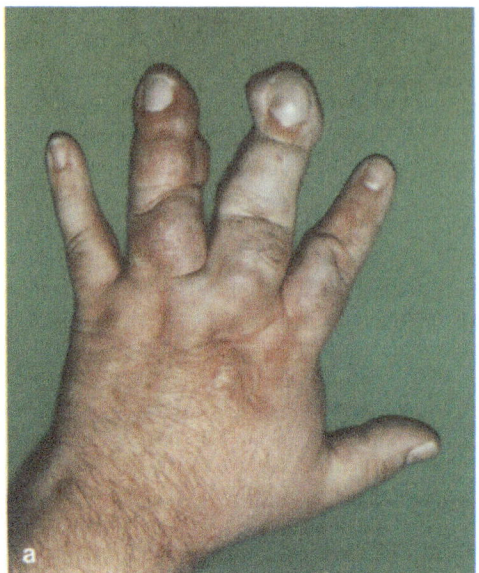

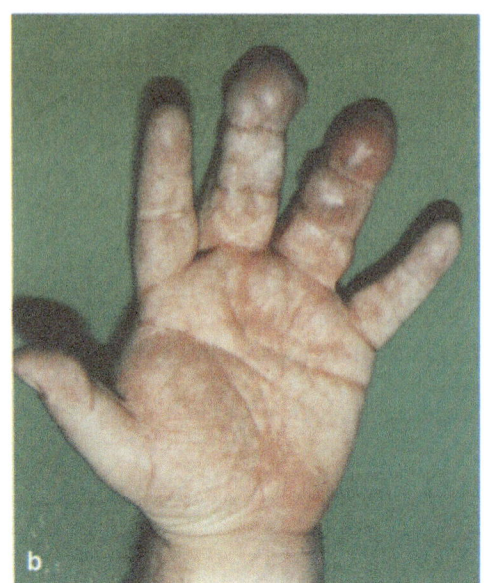

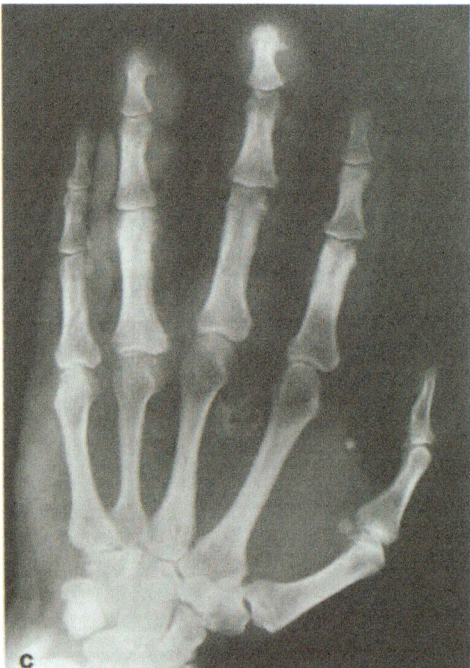

Abb. 6.2a–c. Unklare angiomatöse Veränderungen am 2.–4. Finger und im distalen Metakarpalbereich. Der Patient berichtete, daß er als Kind und Jugendlicher keinerlei Symptome an seiner linken Hand bemerkt habe. Erst in den letzten Jahren sei es zu einer zunehmenden Deformierung, vor allem des 3. und 4. Fingers, gekommen. In anderen Institutionen war bereits ein operativer Eingriff mit Gefäßunterbindung versucht worden. Der Patient verweigerte bisher eine angiographische Untersuchung, mit der man eine nähere Klassifizierung der angiodysplastischen Veränderungen hätte vornehmen können. Äußerlich (**a, b**) sieht man die massiven Auftreibungen vom 3. und 4. Finger links, bedingt durch ausgedehnte Blutschwämme und Venektasien. Interessant ist die Uhrglasnagelbildung am 3. Finger, wohl Folge einer Hypoxie (vgl. Kap. 7.3). Im Röntgenbild (**c**) reaktiv sklerosierende Veränderungen an der 2. und 4. Grundphalanx sowie an der 4. Mittelphalanx und 3. Endphalanx. Zum Teil sind auch diskrete lakunäre Defekte zu sehen, die Druckusuren durch die erweiterten Gefäße entsprechen. Zwischen 2. und 3. Metakarpalknochen irreguläre Verknöcherung, die wahrscheinlich metaplastischer Natur ist nach vorausgegangenem operativem Eingriff (s. Narbe in **a**). Differentialdiagnostisch kommt dafür aber auch ein knorpeliger Tumor in den Weichteilen in Frage, so daß man letztendlich auch an ein spät manifest gewordenes Mafucci-Syndrom denken kann

6.2.1 Hämangiom mit Osteomalazie

Verschiedene Tumoren des Skeletts und der Weichteile, insbesondere aber Hämangiome, können eine hypophosphatämische Osteomalazie verursachen (Nuovo u. Dorfman 1989). Wahrscheinlich wird von den Hämangiomen mit Lokalisation sowohl an der Haut wie an inneren Organen und am Skelett eine hormonähnliche Substanz gebildet, die entweder auf den Knochen, den Darm oder die Phosphatrückresorption in den Nierentubuli wirkt. Die renale Phosphatclearance ist immer erhöht mit konsekutiver Hypophosphatämie, in deren Gefolge es offensichtlich zur Osteomalazie kommt. Es wird auch diskutiert, ob der Tumor eine Substanz bildet, die als Vitamin-D-Antagonist wirkt mit der Konsequenz einer mangelnden Dihydroxylierung von Vitamin D in den Nieren.

Wenn man einmal einer sonst nicht erklärbaren Osteomalazie mit einer Hypophosphatämie begegnet, sollte man gezielt nach einem Hämangiom an der Haut oder in den inneren Organen oder nach einem Tumor im Knochen oder in den Weichteilen suchen. Diese Tumoren sind meist stärker vaskularisiert und besitzen Riesen- sowie primitive Stromazellen. Die Entfernung der Tumoren führt zu einer Normalisierung des Phosphatspiegels und des Knochenstoffwechsels. Lassen sich solche Tumoren, wie z.B. an der Wirbelsäule, operativ nicht entfernen oder bestrahlen, kann man die Osteomalazie gut mit oralen Phosphatgaben kupieren.

Größere kutane – subkutane Hämangiome zeigen im Röntgenbild (Abb. 6.1.2) neben einer Verbreiterung des Weichteilschattens rundliche Verkalkungen, die Phlebolithen entsprechen.

Literatur am Ende des Kapitels 6, S. 183

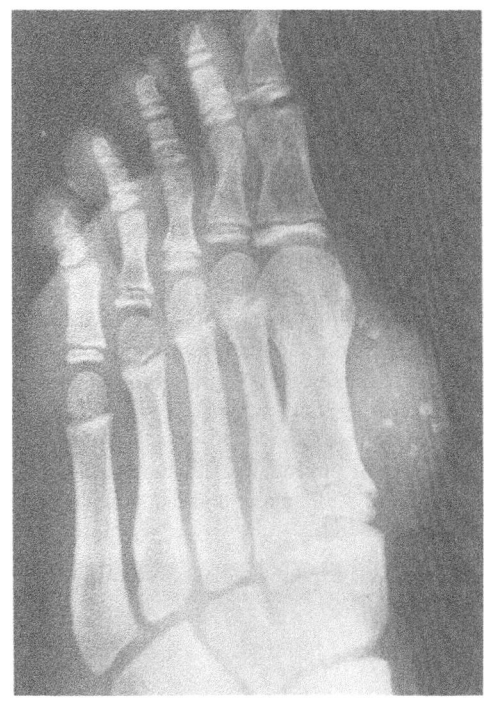

Abb. 6.2.1. Verhältnismäßig großes Hämangiom medial vom Os metatarsale I bei einem Kind mit ausgedehnten Phlebolithenbildungen. Dabei dürfte es sich um ein kavernöses Hämangiom handeln. Solche Hämangiome, die auch äußerlich sichtbar sind, können durchaus mit einer hypophosphatämischen Osteomalazie einhergehen

6.2.2 Glomustumoren

Glomustumoren entstammen den nichtchromaffinen Paraganglien, z.B. vom Glomus jugulare (Sitz in der Adventitia). Von manchen Autoren werden Glomustumoren auch zu den neurogenen Geschwülsten mit paraossalem Sitz gerechnet. Sie sind in der Regel hochvaskularisiert und zeigen anatomisch stark veränderte Gefäße (z.B. Ektasie etc.). In der überwiegenden Zahl der Fälle treten Glomustumoren solitär auf, es sind aber auch schon Fälle mit multiplen, entweder sich auf eine Region beschränkenden Glomustumoren oder mit systematisierter Verteilung beschrieben worden.

Am häufigsten werden die Glomustumoren zwischen einer Endphalanx und dem zugehörigen Nagel gefunden. Durch Druck wird der Knochen arrodiert, wodurch allmählich ein Defekt der nagelseitigen Knochenabschnitte einer Endphalanx entsteht (Abb. 6.2.2b). Glomustumoren sind infolge ihres Gefäßreichtums angiographisch als hochvaskularisierte Tumoren darstellbar. Klinisch imponieren sie bei der hier zur Diskussion stehenden subungualen Lokalisation als kleine, höchstens erbsengroße, derbe, platt in die Haut eingelassene oder halbkulig prominente blaurote oder blauviolette Knötchen, die äußerst druckschmerzhaft sind (Abb. 6.2.2a).

Auf Glomustumoren, insbesondere im Hals- und Kopfbereich (z.B. Glomus jugulare, Glomus tympanicum) kann im Rahmen dieser Monographie selbstverständlich nicht eingegangen werden.

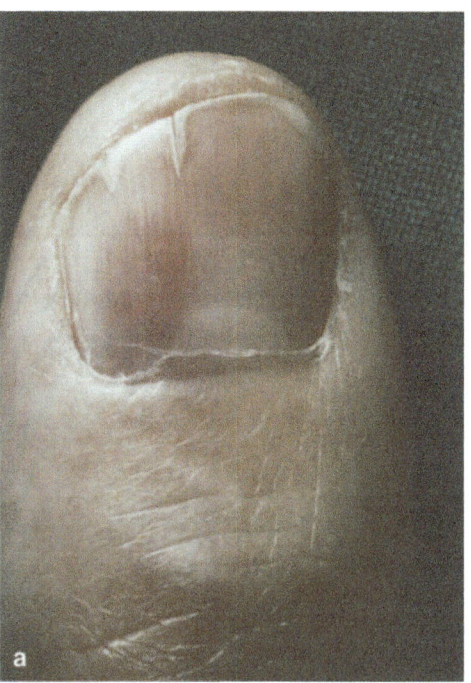

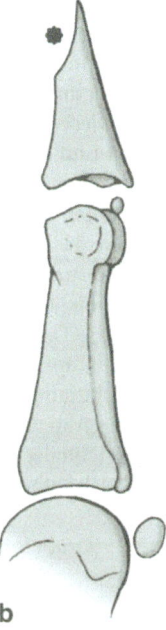

Abb. 6.2.2a, b. Glomustumor. **a** Durch die Nagelplatte durchscheinender blaurötlicher Knoten; im Profil war die Nagelplatte an dieser Stelle leicht vorgewölbt.

b Schematische Zeichnung einer durch einen Glomustumor bedingten Arrosion des Processus unguicularis

Literatur

Bluefarb SM, Adams LA (1967) Arteriovenous malformation with angiodermatitis. Stasis dermatitis simulating Kaposi's disease. Arch Dermatol 96: 176

Helmbold P, Pönitzsch I, Haustein U-F (1994) Klippel-Trenaunay-Syndrom mit intestinaler Beteiligung und Mammakarzinom bei einem Mann. Arch Dermatol 20: 288

Langer M, Langer R (1982) Radiologisch erfaßbare Veränderungen der Angiodysplasien Typ Klippel-Trenaunay und Typ Servelle-Martorell. Röfo 136: 577

Leipner N, Lackner K, Franzen M (1985) Röntgenbefunde bei einer angiomatösen Dysplasie (Typ Weber). Röfo 142: 571

Nuovo M, Dorfman HD, Sun C-C et al. (1989) Tumor induced osteomalacia and rickets. Am J Surg Pathol 13: 588

Paes E, Vollmar J, Echtler B (1992) Diagnostik und chirurgische Aspekte bei venösen Angiodysplasien der Gliedmaßen. Vasomed 4: 435

Phillips GN, Gordon DH, Martin EC et al. (1978) The Klippel-Trennaunay syndrome: clinical and radiological aspects. Radiology 128: 429

Schönlein KM, Worret W-J (1992) Das Stewart-Bluefarb-Syndrom. Hautarzt 43: 40

Stewart WM (1967) Fausse angiosarcomatose de Kaposi par fistules arterioveinulaires multiples. Bull Soc Fr Derm Syph 74: 664

Ueki H, Inagaki Y, Kohda M et al. (1986) Stewart-Bluefarb-Syndrom (kaposiforme arterio-venöse Kurzschlußverbindung mit Knochenveränderungen. Hautarzt 37: 673

7 Periostosen

Es gibt eine Vielzahl pathologischer Periostreaktionen[1], die gleichzeitig mit Auffälligkeiten an der Haut oder Schleimhaut oder am äußeren Erscheinungsbild des Patienten (z.B. Exophthalmus) einhergehen und bei denen nur die synoptische Betrachtung *aller* Symptome zu einer korrekten Diagnose führt. Bei den in diesem Kapitel näher besprochenen Krankheitsbildern angeborener oder erworbener Art kommen Periost- und äußere Veränderungen obligatorisch gemeinsam vor und bilden damit die Leitsymptome. Diese Konditionen erfüllen auch einige Krankheitsbilder, die in den Tabellen 7.1 und 7.2 aufgeführt sind, die aber aus Gründen der Systematik an anderer Stelle dieser Monographie abgehandelt werden. In den genannten Tabellen sind aber auch Entitäten aufgeführt, bei denen Periostreaktionen vorkommen können, aber nicht müssen, wie z.B. bei einigen Kollagenosen oder bei der Sarkoidose.

Zum Verständnis pathologischer Periostreaktionen sei an dieser Stelle einiges Grundsätzliche über Anatomie und Pathomechanismen des Periosts dargestellt:

Das Periost bildet die Grenze zwischen dem Kompartiment Knochen und den umgebenden Weichteilen. Das Periost besteht aus einer äußeren Faserschicht (Stratum fibrosum) und aus einer inneren zellreicheren Schicht (Keimschicht oder Stratum generativum, auch Kambiumschicht genannt). In der Keimschicht finden sich Osteoblasten, die jederzeit und durch verschiedene äußere und innere Reize aktiviert werden können und neuen Knochen bilden. Durch die

Tabelle 7.1. Angeborene und/oder schon im Kindesalter auftretende fakultativ oder obligat mit äußeren Veränderungen einhergehende oligo-/polyostotische Periostverknöcherungen

Melorheostose
Pachydermoperiostose
Hereditäre Palmoplantarkeratose (Bureau-Barrière)
Röteln, infektiöse Mononukleose
Kongenitale Lues
Skorbut
Entzündliche Darmerkrankungen
 (z.B. Colitis ulcerosa, Morbus Crohn)
Leukämie
Pulmonale hypertrophische Osteoarthropathie
 (z.B. bei Wabenlunge)
„Diaphysitis" (s. S. 205)
Angeborener Kupfermangel

Tabelle 7.2. Poly- und oligoostotische, fakultativ oder obligat mit äußeren Auffälligkeiten einhergehende Periostverknöcherungen im Erwachsenenalter (zumeist kontinuierlich, wellig oder geradlinig, selten zwiebelschalenartig)

Pulmonale hypertrophische Osteoarthropathie
Gastrointestinale hypertrophische Osteoarthropathie
 (Colitis ulcerosa, M. Crohn)
Pachydermoperiostose
EMO-Syndrom
Kollagenosen
 (vor allem Polyarteriitis, progressive Sklerodermie,
 Lupus erythematodes)
Rheumatoide Arthritis
Reiter-Syndrom, Psoriasis (gelenknah)
Infektiöse Mononukleose
Sarkoidose (Hände, Füße)
Multiinfarktgeschehen (z.B. bei Pankreatitis)
Diabetes mellitus
Akromegalie
Arterielle und venöse Durchblutungsstörungen
 (variköser Symptomkomplex)
Lymphödem
Retinoidinduziert
Periostitis luetica

---

[1] Einige Krankheitsbilder, wie z.B. die infektiöse Mononukleose oder Röteln, werden in dieser Monographie nicht näher beschrieben, da die Periostveränderungen nur fakultativ vorkommen und die allgemeine klinisch-internistische Symptomatik in der Regel zur Diagnose führt.

Sharpey-Fasern ist das Stratum fibrosum in der Kompakta verankert. Im Periost verlaufen zahlreiche Gefäße, die durch die Volkmann-Kanäle in die Kompakta hineinziehen und sich dort in den Havers-Kanälen verzweigen, um dann in den Knochenmarkraum einzutreten. Diesen Gefäßen kommt bei der Entstehung und Ausbreitung verschiedenster Erkrankungen des Knochens und des Periosts eine große Bedeutung zu (z.B. Ausbreitungswege der Osteomyelitis, Entstehung von Blutungen im und unter dem Periost durch Gefäßzerreißungen, Ansammlung von Tumorzellen etc.). Werden die Osteoblasten des Periosts aktiviert, so wird neuer Knochen produziert. Aktivierungsreize bestehen in mechanischer Abhebung des Periosts z.B. durch Tumoren, Granulationsgewebe, Eiter, Blut oder Ödem. Es kommt aber auch zu Osteoblastenaktivierungen mit konsekutiver Periostverknöcherung ohne jegliche erkennbare Ursache. Möglicherweise gibt es Stoffe, die die Periostosteoblasten direkt anregen können, wie z.B. Fluor oder von Tumoren gebildete Faktoren. Bei systemischen Erkrankungen mit Vaskulitis (z.B. Kollagenosen) scheint die Änderung der Durchblutung des Periosts pathogenetisch eine Rolle zu spielen. Sind die venösen Abflußverhältnisse aus dem Periost gestört, wie z.B. beim varikösen Symptomenkomplex oder bei venösen oder arteriovenösen Mißbildungen, kann sich ein Ödem entwickeln, das wiederum eine Osteoblastenstimulation auslöst. Im Rahmen entzündlicher Gelenkprozesse scheint ebenfalls das begleitende Ödem periostale Knochenneubildungen zu stimulieren. Die Pathogenese systemischer periostaler Verknöcherungen, wie z.B. bei der hypertrophischen Osteoarthropathie, ist letztendlich unbekannt; es wird z.B. über Veränderungen in der Periostdurchblutung spekuliert, die u.a. eine nervale Ursache haben können (Weiteres s. unter 7.3).

Periostale Reaktionen werden röntgenologisch erst dann sichtbar, wenn die von den Osteoblasten der Keimschicht produzierte Grundsubstanz mineralisiert. Je nach zugrundeliegender Erkrankung dauert es bei Kindern etwa 5–7 Tage und bei Erwachsenen bis zu 4 Wochen, ehe bei guter Aufnahmetechnik eine Periostossifikation sichtbar wird. Das vielfältige Röntgenbild periostaler Verknöcherungen wird durch verschiedene Faktoren geprägt, und mit einiger Erfah-

rung kann man aus dem Röntgenbild Schlüsse auf Intensität, Aggressivität und Dauer der zugrundeliegenden Erkrankung ziehen. Eine zarte, sich eben gerade von der daruntergelegenen Kompakta abgrenzende kontinuierliche Periostlamelle weist immer auf einen frischen Prozeß hin, während dichtere und dickere, der Kompakta direkt aufsitzende Periostverknöcherungen zumeist älterer Natur sind. Zwiebelschalenartig angeordnete Verknöcherungen des Periosts signalisieren einen intermittierenden bzw. in Schüben verlaufenden Prozeß. Unterbrochene Periostreaktionen können Hinweise auf einen aggressiveren Prozeß geben, der evtl. vorbestehende solide periostale Verknöcherungen zerstört hat.

Bei der Interpretation periostaler Verknöcherungen als Ausdruck einer pathologischen Periostreaktion kommt es nicht nur auf die Ausdeutung des jeweiligen Erscheinungsbildes selbst und die Beurteilung der daruntergelegenen Kompakta an, vielmehr muß man sich außerdem fragen, ob es sich um einen nur umschriebenen Prozeß oder um ein systemisches Geschehen handelt. In jedem Falle ist klinisch auch der umgebende Weichteilmantel nach pathologischen Veränderungen zu untersuchen (Gefäßveränderungen? Entzündliche Induration?). Fernerhin müssen die angrenzenden Gelenke bei der Interpretation in die Überlegungen miteinbezogen werden. Wenn sich nur der geringste Verdacht auf einen systemischen Periostprozeß ergibt, bietet sich die Skelettszintigraphie an, da mit dieser Methode auf einer einzigen Ganzkörperaufnahme das möglicherweise vorhandene wahre Ausmaß der Veränderungen zur Darstellung gebracht werden kann.

7.1 Pachydermoperiostose

Synonyme: Generalisierte Hyperostose mit Pachydermie, Uehlinger-Syndrom, Touraine-Solente-Golé-Syndrom

Cutis verticis et frontis gyrata, Verriesung von Händen und Füßen; Uhrglasnägel, Trommelschlegelfinger;   rheumaähnliche Beschwerden.
Röntgen: Periostverknöcherungen an Epi-, Meta-, Diaphysen der Hand-, Fuß-, langen Röhrenknochen. Akroosteolysen.

Definition

Bei der Pachydermoperiostose handelt es sich um eine vorerst seltene, wahrscheinlich autosomal dominant vererbliche Erkrankung mit umschriebenen sichtbaren und palpablen Hautveränderungen (Pachydermie), Trommelschlegelfingern und -zehen sowie hyperostotischen Skelettveränderungen.

Allgemeine Klinik und Dermatologie

Die Erkrankung kommt häufiger bei Männern vor, sie beginnt in der Pubertät oder danach, zumeist aber spätestens in der 3. Lebensdekade. Der Beginn ist schleichend. Die Patienten haben im Zusammenhang mit den periostalen Knochenneubildungen rheumaähnliche Beschwerden an den befallenen Röhrenknochenabschnitten. Die pachydermischen Veränderungen finden sich am behaarten Kopf, auf der Stirn und im Bereich der Oberlider sowie der Handteller und Fußsohlen. Bei einem von uns beobachteten 35jährigen Mann (Abb. 7.1 a) fanden wir eine verdickte, mit Querfurchen versehene Haut im Bereich des Hinterhauptes (Cutis verticis gyrata); auch an der Stirn war die Haut verdickt und gefurcht (Cutis frontis gyrata). Die Oberlider fanden sich verdickt und boten das Bild einer Ptosis, die Talgdrüsen waren hyperplastisch mit deutlicher Seborrhö. An den Händen bestanden Zeichen einer Verriesung und Verplumpung mit Uhrglasnägeln und Trommelschlegelfingern. Deutliche Pachydermien waren auch im Bereich der Handteller erkennbar, des weiteren bestand eine Hyperhidrosis manuum. Der Patient hatte auch Störungen im Bereich der Behaarung mit einem eher weiblichen Erscheinungsbild.

Grundsätzlich ist die Prognose günstig, denn das Krankheitsbild kommt nach aktiven Phasen irgendwann spontan zum Stehen.

Radiologie

Als ziemlich typisch für die Pachydermoperiostose gelten dicke, solide *Verknöcherungen, die sich nicht auf die Diaphysen beschränken, sondern auf die Meta-/Epiphysen übergreifen, wodurch sie sich von der hypertrophischen Osteoarthropathie unterscheiden* (Abb. 7.1 b – f). Die Verknöcherungen liegen der Kompakta direkt an, d.h sie sind von ihr nicht zu trennen; dadurch kann eine Kompaktaverdickung vorgetäuscht werden. Nach außen zu sind die Periostverknöcherungen wellig, manchmal bürstenartig und zickzackförmig konturiert; in der Mitte der Diaphyse sind sie am stärksten ausgeprägt. Prädilektionsorte sind Radius und Ulna, Tibia und Fibula, auch Röhrenknochen des Handskeletts. Nur selten finden sich Verdickungen der Schädelkalotte. Einen solchen Befund konnten wir bei unserem Fall in Form einer Verdickung der Tabula externa beobachten. Selten sind Gesichtsschädel und Mandibula betroffen. *Akroosteolysen,* insbesondere an den Händen und Füßen, kommen vor (Abb. 7.1 f).

Literatur am Ende des Kapitels 7, S. 196

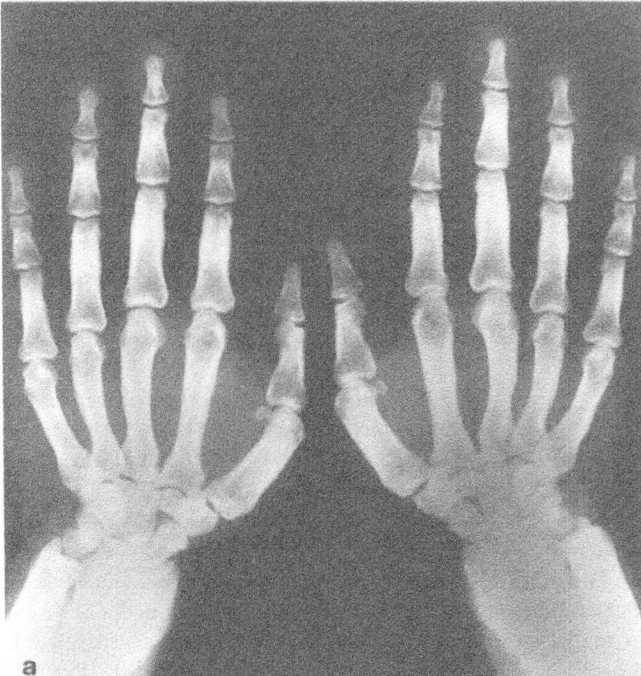

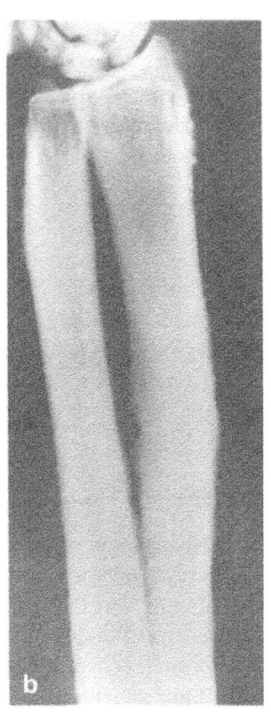

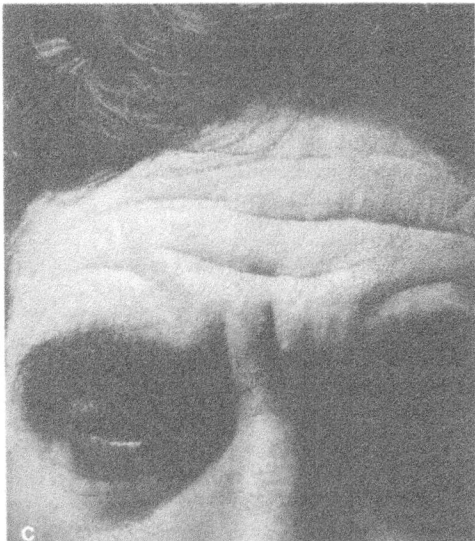

Abb. 7.1 a – f. Pachydermoperiostose. **a – c** 35jähriger ▷ Mann mit deutlich verdickter und mit Querfurchen versehener Haut an der Stirn sowie am Hinterhaupt (hier nicht dargestellt). Deutlich verdickte Oberlider mit dem Bild einer Ptosis (**c**). An den Händen und Füßen klinisch Verriesungen und angedeutete Uhrglasnägel und Trommelschlegelfinger. Die Symptome an den Händen und Füßen hatten im 15. Lebensjahr begonnen. Zum Zeitpunkt der Aufnahme litt der Patient unter zunehmenden Rücken- und Muskelschmerzen der Arme und Beine. Ausgedehnte Periostverknöcherungen an Radius und Ulna (**b**) sowie an den Handröhrenknochen (**a**). Gleiche Veränderungen an den Füßen. Die Periostverknöcherungen schließen auch die Meta- und Epiphysen ein, was typisch für die Pachydermoperiostose ist. **d – f** 58jährige Frau mit ausgedehnten periostalen Knochenneubildungen, die wiederum die Epi- und Metaphysen einschließen. Die periostalen Verknöcherungen liegen dicht der Kompakta an, die Kompakta selbst ist unter den periostalen Verknöcherungen leicht atrophisch. Die ausgeprägten Akroosteolysen mit Verstümmelungen der zuckerhutartig zugespitzten Endglieder sind offensichtlich Folge einer schweren trophischen Störung. Die Auftreibungen der Endglieder (Trommelschlegelfinger) sind gut zu sehen (**f**). Gleiche Veränderungen an den Füßen und bilateral symmetrisch ausgeprägt. Gegen das Vorliegen einer hypertrophischen Osteoarthropathie sprachen nicht nur der klassische klinische Aspekt, sondern vor allem die Tatsache, daß die periostalen Knochenneubildungen auch auf die Epiphysen übergingen. **d – f** s. S. 189

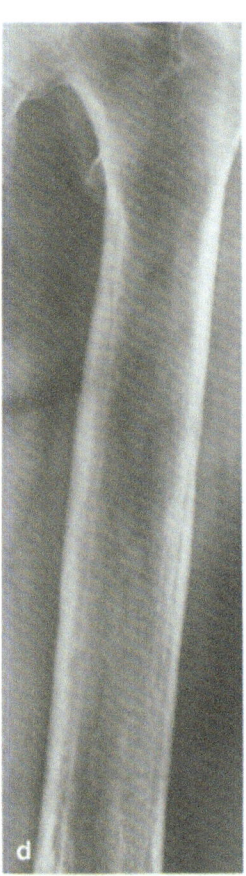
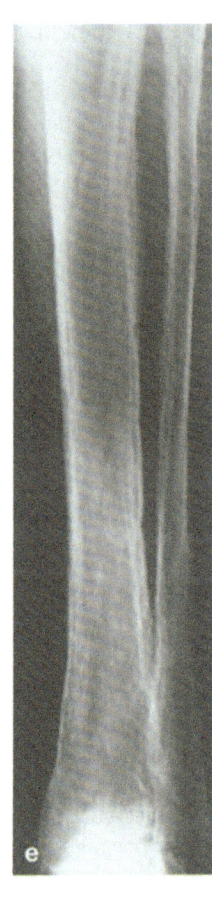

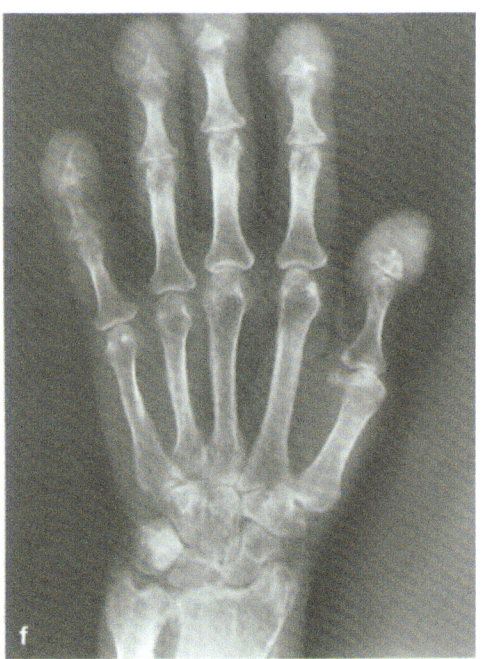

7.2 EMO-Syndrom

Synonym: Thyreohypophysäre Akropachie

> Zustand nach Behandlung einer Hyper-
> thyreose.
> Progressiver Exophthalmus, prätibiales
> Myxödem mit apfelsinenartigem Aussehen
> der Haut; Schwellungen von Händen und
> Füßen.
> **Röntgen:** Periostverknöcherungen diaphysär
> Hände, Füße, Unterarme, -schenkel.

Definition

Beim EMO-Syndrom handelt es sich um die Folgeerkrankung einer behandelten Hyperthyreose mit den Leitsymptomen progressiver
Exophthalmus, prätibiales Myxödem und periostale Knochenneubildungen.

Allgemeine Klinik und Dermatologie

In dem Akronym EMO vereinigen sich die wesentlichen Auffälligkeiten der Patienten mit einer thyreohypophysären Akropachie, nämlich
der Exophthalmus, das (prätibiale) Myxödem
und die Osteoarthropathia hypertrophicans. Die
Bezeichnung EMO-Syndrom geht auf Braun-
Falco u. Petzhold (1967) zurück. Gewöhnlich tritt
die Erkrankung einige Wochen bis einige Jahre
nach der Behandlung einer Hyperthyreose auf,
wobei die Behandlungsform offensichtlich nicht
das Entscheidende ist. Sie kann sowohl aus einer
subtotalen Schilddrüsenresektion wie aus einer
Radiojodbehandlung oder einer medikamentö-
sen Therapie bestehen.
Zum Zeitpunkt der Entwicklung der Veränderungen an der Haut und am Knochen sind die
Patienten zumeist hypo-, aber auch euthyreot.
Pathogenetisch spielen sowohl das pathologische Immunglobulin LATS („long-acting thyroid stimulator") als auch EPS („exophthalmus
producing substance") und TSH („thyreoid-
stimulating hormon") eine Rolle. Bei etwa 80%
der mitgeteilten Fälle mit prätibialem Myxödem
konnte LATS nachgewiesen werden. Es wird eine
Prävalenz von etwa 1% aller hyperthyreoten
Patienten angenommen. Eine besondere Geschlechtsprädisposition ist nicht bekannt, es

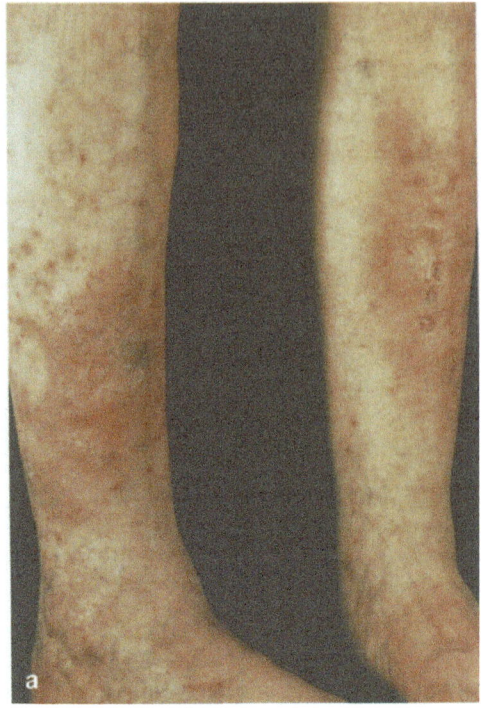

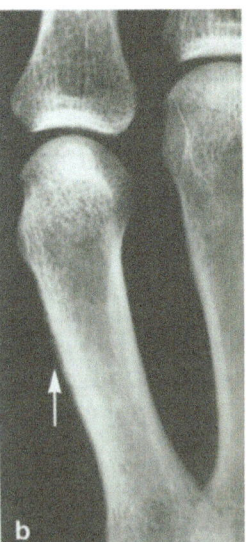

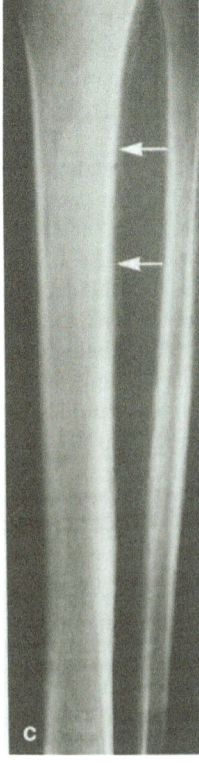

wird auch keine bestimmte Altersgruppe bevorzugt.

Klinisch haben die Patienten außer dem prätibialen Myxödem, das durch eine prätibial lokalisierte derbe plattenartige Infiltration charakterisiert ist (Abb. 7.2 a), Schwellungen von Händen und Füßen mit Verplumpungen der Endglieder (Trommelschlegelfinger), die relativ schmerzlos sein können. Die Symptomatik wird wohl durch die periostalen Veränderungen mit Ödem und späterer Verknöcherung verursacht. In einem von uns beobachteten Fall dominierte allerdings im Gegensatz zu anderen bisher publizierten Fällen eine rheumaähnliche Schmerzsymptomatik. Neben dieser Symptomatik sind das bereits erwähnte prätibiale Myxödem und der progressive Exophthalmus prägend.

Radiologie

Die periostalen Verknöcherungen finden sich überwiegend in den Diaphysen der Röhrenknochen, vor allem der Hände und Füße, aber auch der Unterarme und -schenkel (Abb. 7.2 b, c). Am Handskelett sind überwiegend Os metacarpale I und II radialseitig und Os metacarpale V ulnarseitig betroffen. Die Verknöcherungen imponieren als irreguläre fransige, teils blasig, teils spießartig anmutende Ossifikationen, besonders in der Mitte der Diaphyse. Die beschriebene Röntgensymptomatik ist deutlich von Periostverknöcherungen unterschieden, wie wir sie bei der hypertrophischen Osteoarthropathie beobachten. Bei geeigneter Aufnahmetechnik zeigen die Weichteile infolge von Mukopolysaccharid-Einlagerungen eine erhöhte Dichte.

Literatur am Ende des Kapitels 7, S. 196

◁

Abb. 7.2a–c. EMO-Syndrom. In **a** ist eindrucksvoll das prätibiale Myxödem dargestellt. Durch erweiterte Follikelostien erhält die betroffene Haut ein apfelsinenartiges Aussehen. In **b** und **c** sind die feinen, irregulären fransigen, bei Lupenbetrachtung auch blasig und spießartig aussehenden Periostossifikationen (*Pfeile*) erkennbar. Bevorzugt sind die Diaphysenmitten

7.3 Hypertrophische Osteoarthropathie

Synonym: Osteoarthropathia hypertrophicans
Marie-Bamberger

Klinische Leitsymptome: Trommelschlegelfinger und Trommelschlegelzehen, rheumatische Beschwerden.
Röntgen: Solide, auch zwiebelschalenartige oder spikuläre Periostverknöcherungen an den Diaphysen, zumeist bilateral-symmetrisch, insbesondere von Radius, Ulna, Tibia, Fibula, Metakarpalia und Phalangen.

Definition

Bei der hypertrophischen Osteoarthropathie handelt es sich um eine Periostverknöcherung als Begleitphänomen zahlreicher entzündlicher, eitriger, fibrotischer, neoplastischer (paraneoplastisches Syndrom), pulmonaler, pleuraler und mediastinaler, seltener gastrointestinaler Erkrankungen.

Allgemeine Klinik und Dermatologie

Die Pathogense der Periostverknöcherungen ist letztendlich unbekannt. Am häufigsten wird die Erkrankung durch ein primäres Bronchialkarzinom ausgelöst (Abb. 7.3 f), auch Lungenmetastasen jedweder Herkunft können die Periostverknöcherungen „anschieben". Von Bhate et al. (1980) wird der Fall einer hypertrophischen Osteoarthropathie beschrieben, der mit einschmelzenden Lungenmetastasen eines Plattenepithelkarzinoms der Zervix assoziiert war. Man kann darüber spekulieren, ob von den Tumoren Stoffe gebildet werden, die die Periostosteoblasten stimulieren. Es wird auch eine Überlastung des akralen Blutkreislaufs mit Ab- und Umleitung des Hyperzirkulationsvolumens über die periostalen und Gelenkkapselgefäße diskutiert, ausgelöst durch eine Störung im vagalen Nervensystem. Für diese Hypothese spricht der Befund, daß sich die Periostverknöcherungen und die klinische Symptomatik nach unilateraler Vagotomie zurückbilden. Nach Entfernung eines ursächlich angeschuldigten Bronchialkarzinoms kommt es ebenfalls zu einer Rückbildung der Periostverknöcherungen. Doch nicht nur Tumoren vermögen eine hypertrophische Osteoarthropathie auszulösen, sondern auch andere pulmonale Prozesse (z.B. Bronchiektasie) sowie chronisch-hypoxämische Zustände. Alle durch einen thorakalen Prozeß ausgelösten Formen der hypertrophischen Osteoarthropathie bezeichnet man als die pulmonale Form dieser Erkrankung.

Etwas seltener gibt es aber auch Kombinationen mit entzündlichen Darmerkrankungen, wie z.B. Colitis ulcerosa und Morbus Crohn, als intestinale hypertrophische Osteoarthropathie bezeichnet (s. Abb. 3.6.6).

Die Patienten leiden unter zunehmender Trommelschlegelfinger- bzw. -zehenbildung (Abb. 7.3 a). Eine begleitende Synovitis und die periostalen Knochenneubildungen können zum Teil beträchtliche Schmerzen auslösen, die an eine systemische rheumatische Erkrankung erinnern. Häufig finden sich Überwärmungen und Ödembildungen in Gelenknähe mit verstrichenen Hautfalten etc. Die klinische Symptomatik kann dem Nachweis einer pulmonalen oder intestinalen Veränderung vorausgehen. Bei einer intrathorakalen neoplastischen Ursache gehen die Trommelschlegelfinger mit einem rötlichen Saum um das Nagelbett einher. Interessanterweise bereiten die Trommelschlegelbildungen bei chronischer pulmonaler Insuffizienz keine nennenswerte Schmerzsymptomatik.

Radiologie

Pathologisch-anatomisches Korrelat für die am häufigsten beobachteten röntgenologischen Veränderungen sind manschettenartige periostale Knochenschalen, die besonders im Diaphysärbereich ausgeprägt sind und zu den Metaphysen hin schmaler werden (Abb. 7.3 b–e). Die Epiphysen werden zumeist freigelassen. Die Außenfläche der periostalen Knochenneubildungen ist rauh und ähnelt makroskopisch einer Baumrinde. Besteht der Prozeß längere Zeit, kann die periostale Knochenbildung in regelrechten Lamellenknochen übergehen, so daß sich praktisch eine neue Kortikalis bei zunehmender Spongiosierung der daruntergelegenen ursprünglichen Kortikalis ausbildet. Dadurch kann der Knochen an Breite zunehmen. Bevorzugt befallen werden Radius, Ulna, Tibia, Fibula, Femur, Humerus, Metakar-

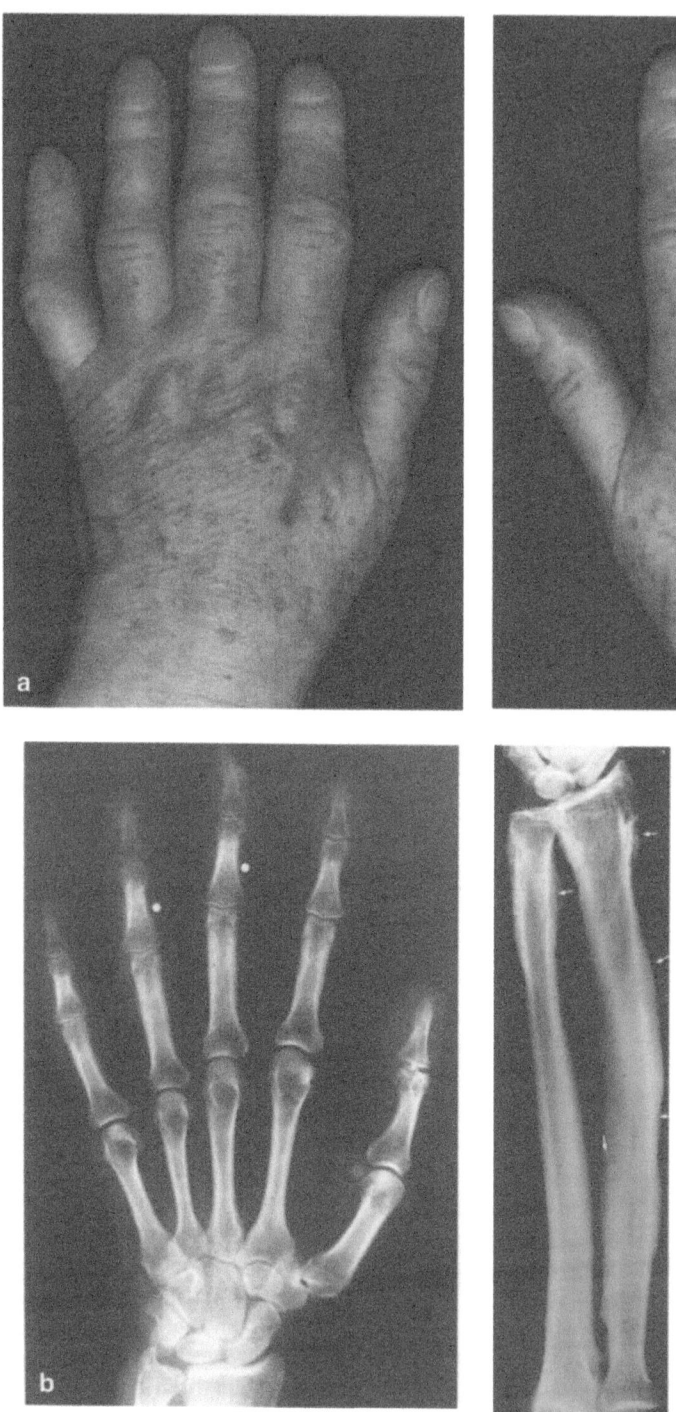

Abb. 7.3a–c. Legende s. S. 193

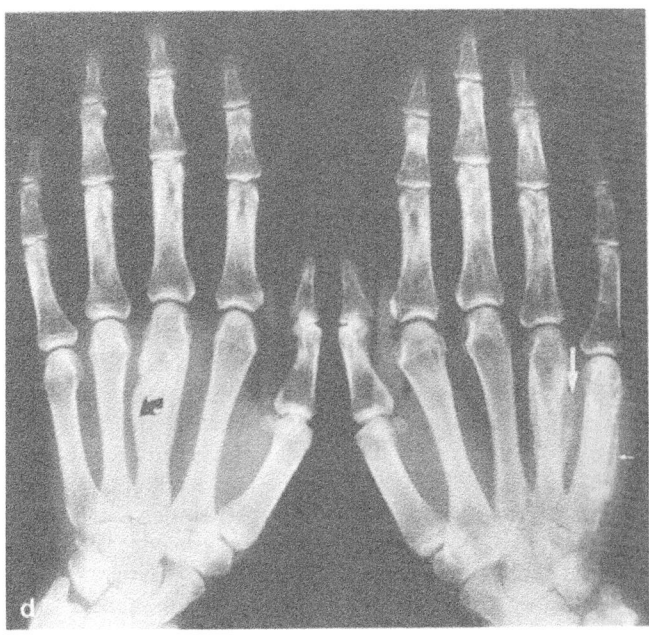

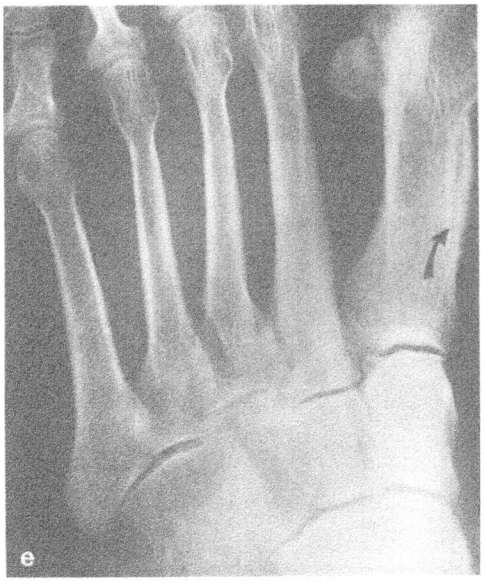

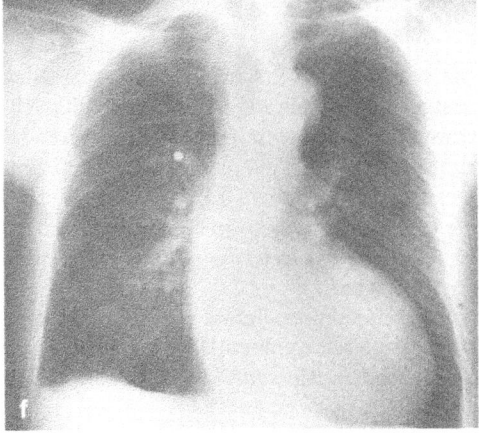

◁ **Abb. 7.3 a – f.** Hypertrophische Osteoarthropathie. Die Patienten dieser Aufnahmen hatten sämtlich ein Bronchialkarzinom. **a** Darstellung vor allem der Uhrglasnägel und Trommelschlegelfinger bei mäßiger Schwellung der Handrücken und Finger. Klinisch erhebliche Arthralgien. **b** Sehr diskrete Periostverknöcherungen bilateral symmetrisch (auch an den Füßen), aber deutliche gelenknahe (sudeckähnliche) Osteoporose, die als Ausdruck einer schweren trophischen Störung die Akuität des Prozesses anzeigt. Beginnende Akroosteolysen. Klinisch ganz erhebliche Schmerzen und deutliche Fingerschwellungen. **c** So-

lide Periostverknöcherungen, die zum Teil auch schon in die Kompakta übergegangen sind. **d** Ungewöhnlich ausgeprägte Periostverknöcherungen an den Ossa metacarpalia III links und IV und V rechts, zum Teil zwiebelschalenartig und radiärstreifig konfiguriert (*Pfeile*). Auch hier mäßige Osteoporose gelenknah, insbesondere an der rechten Hand. **e** Ausgeprägte radiärstreifige Periostverknöcherung an der Diaphyse von Os metatarsale I medialseitig. **f** Darstellung eines typischen Bronchialkarzinoms (*Asterisk*) im rechten oberen Hilus

palia und Metatarsalia, Grundphalangen, Mittelphalangen (in abfallender Häufigkeit). Radiologisch lassen sich 5 Typen der periostalen Verknöcherungen bei hypertrophischer Osteoarthropathie unterscheiden:

1. Solide, nach außen glatt begrenzte Verknöcherungen, die sich von der daruntergelegenen Kompakta durch einen feinen Aufhellungssaum eindeutig abheben bzw. abgrenzen lassen;
2. längsgestreifte, zwiebelschalenartige Periostverknöcherungen;
3. radiärstreifige oder strahlige, sporadisch auftretende Periostverknöcherungen (Abb. 7.3e);
4. vorwiegend solide, mantelartige Periostverknöcherungen mit undulierter Außenkontur (Abb. 7.3c);
5. Mischformen aus 1–3 (Abb. 7.3d);
6. Dickenzunahme der Kortikalis durch Verschmelzung mit der periostalen Knochenneubildung ohne erkennbare Abgrenzung (Abb. 7.3c).

Die synovitischen Erscheinungen verursachen röntgenologisch bis auf eine gelegentlich nachzuweisende Weichteilschwellung keine Veränderungen an den artikulierenden Knochen. Trommelschlegelfinger bzw. -zehen stellen sich als Weichteilschwellungen an den Endphalangen ohne sonstige Veränderungen am Knochen und am Periost dar.

Nur selten kann es einmal zu – trophischen – Akroosteolysen kommen. Dann besteht zumeist auch eine deutliche *sudeckähnliche Osteoporose* (Abb. 7.3b).

Die *Differentialdiagnose* stellt sich gegenüber der *Akromegalie*, die mit ähnlichen klinischen Symptomen wie die hypertrophische Osteoarthropathie einhergehen kann, vor allem im Hinblick auf die sehr schmerzhaften Arthralgien. Die Röntgensymptomatik ist bei der Akromegalie jedoch in Form der Anker- oder Spatenform der akromegalen Akren eindeutig different. Pachydermoperiostose und thyreohypophysäre Akropachie grenzen sich allein schon von der Anamnese her in der Regel ab.

Literatur am Ende des Kapitels 7, S. 196

7.4 Periostale Verknöcherungen bei varikösem Symptomenkomplex

Typisches Bild des varikösen Symptomenkomplexes einschließlich Ulcus cruris. Solide, auch zwiebelschalenartige und radiärstreifige Periostverknöcherungen an der Tibia, selten Fibula, oft in die Kortikalis übergehend.

Bei einer venösen Abflußstörung bei varikösem Symptomenkomplex verschiedenster Genese setzt sich die Abflußbehinderung auch in die Venen des Periosts fort, wodurch ein Ödem entsteht mit der Konsequenz der Anregung von Osteoblasten der Kambiumschicht. Diese produzieren Osteoid, das sich dann zu einer röntgenologisch sichtbaren periostalen Knochenneubildung umwandelt. Die periostalen Knochenneubildungen sind zumeist solide, sehr dicht und auch sehr breit und nach außen wellig konturiert (Abb. 7.4c). Verläuft die Stauung zyklisch, kann es zu zwiebelschalenartigen, auch radiärstreifigen Verknöcherungen kommen (Abb. 7.4). Fast ausschließlich werden sie an den Tibiae, selten an den Fibulae gefunden. Sie sind bei schweren Stammvarikosen regelmäßig zu beobachten.

Abb. 7.4a–c. Typische Periostverknöcherungen bei Patienten mit varikösem Symptomenkomplex und Ulcus cruris an den Unterschenkeln. **a** Massive Stauungsdermatitis und typisches Ulcus cruris (distale Seitenansicht des Unterschenkels und der Fußwurzelregion). **b** Zum Teil zwiebelschalenartig, sonst solide anmutende Periostverknöcherungen an der medialen Tibiakante. **c** Überwiegend solide, nach außen zu undulierte Periostverknöcherungen, besonders der mittleren Tibia

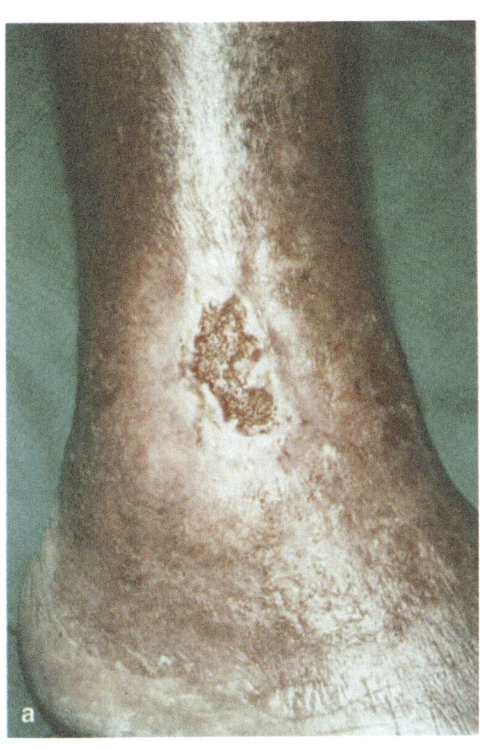

7.5 Skorbut

Kind: 1. und 2. Lebensjahr; bläulich-rötliche Verfärbungen Mundschleimhaut, Purpura; Schmerzen an Extremitäten.
Röntgen: Periostverknöcherungen, weiße Linie in der Metaphyse, Trümmerfeldzonen, „corner sign"; Pseudodoppelepiphyse.
Erwachsener: reibeisenartige Transformation der Haut, besonders Oberarme, auch gluteal und Unterschenkel; hämorrhagische Papeln mit Hyperkeratose.
Röntgen: Osteoporose.

Definition

Beim Skorbut handelt es sich um ein Vitamin-C-Mangelsyndrom mit charakteristischen Veränderungen, insbesondere an der Mundschleimhaut, am Integument sowie am Periost. Eine sekundäre Kollagensynthesestörung führt zu Osteoporose beim Erwachsenen und zu Wachstumsstörungen beim Kind.

Allgemeine Klinik und Dermatologie

Leitsymptom beim Skorbut sind Gewebsblutungen, die durch eine fehlende Aktivierung der Prolinhydroxylase mit konsekutiver qualitativer und quantitativer Minderung des Bindegewebes in den Gefäßen erklärt werden, wodurch eine *vaskuläre Purpura* entsteht.

Beim *Kind* wird der Skorbut auch als Moeller-Barlow-Krankheit bezeichnet. In Deutschland ist sie selten geworden; eigentlich wird sie nur bei einseitiger Vitamin-C-defizitärer künstlicher Ernährung mit steriler Milch im 1. und 2. Lebensjahr beobachtet. Selten findet man das Krankheitsbild bei Kindern mit schwerem Malabsorptionssyndrom. An der *geschwollenen Mundschleimhaut* sieht man *bläulich-rötliche Verfärbungen*, die leicht bluten. Die Dentition ist gestört. An der Haut werden *petechiale Blutungen* (Purpura) gefunden, die sich insbesondere am Hals und an den Schultern ausbreiten, nicht selten aber auch an der Konjunktiva vorkommen. Blutungen aus dem Gastrointestinal- und Harntrakt sind nicht ungewöhnlich. Durch mehr oder weniger ausgedehnte subperiostale Blutungen an Femur, Tibia und Fibula kommt es zu

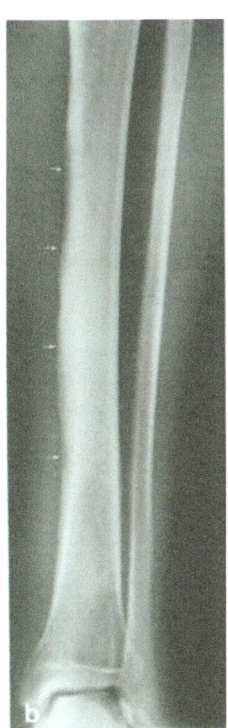

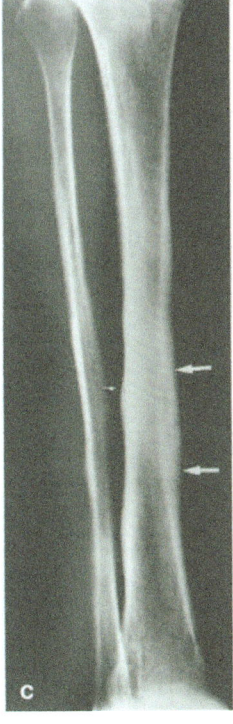

einer erheblichen Schmerzhaftigkeit in den unteren Extremitäten.

Beim *Erwachsenen* stellt sich eine Vergröbung und Keratose der Haarfolikel ein mit einer besonderen Prädilektion an den Oberarmen. Dadurch kommt es nach einigen Wochen zu einer *reibeisenartigen Transformation der Haut.* Betroffen sind davon auch die Haut der Glutäalregion und der Schienbeine. Zusätzliche Blutungen führen zu einem hämorrhagischen Hof um die follikulären Keratosen, es entwickeln sich *hämorrhagische Papeln mit Hyperkeratosen.* Durch eine gestörte Kollagensynthese infolge des Vitaminmangels ist die Wundheilung verzögert. Typischerweise sind frische Wunden rot bzw. livid verfärbt.

Nach etwa 6 Monate bestehendem Vitamin-C-Mangel findet man eine gerötete und geschwollene Mundschleimhaut mit Blutungen. Diese *Gingivitis* wird allmählich schwammartig und es kommt zu einer Lockerung und zum Ausfall von Zähnen. Schließlich können sich *nekrotische Ulzerationen* einstellen.

Radiologie

Voraussetzung einer ausreichenden Osteoidbildung (Kollagentyp I) ist Vitamin C. Ein Mangel führt bei Erwachsenen zur Osteoporose, bei Kindern zusätzlich zu Störungen in der Wachstumszone. Die ungenügende Osteoidbildung in den Metaphysen und in der Peripherie der Ossifikationszentren zieht ein verzögertes Wachstum nach sich, während sich die Kalziumphosphatablagerung in der insuffizienten osteoiden Matrix fortsetzt, woraus insgesamt eine zunehmende Dichte resultiert. Es entsteht das Bild der *„weißen Linie" von Wimberger,* die äußerst charakteristisch für den Skorbut ist. Sie grenzt direkt an die Epiphysenfuge an. Auch um die Epiphysen selbst kann es zu einer ringförmigen Verdichtung kommen.

Die Zone der präparatorischen Verkalkung diaphysenwärts von der „weißen Linie" ist brüchig und weich und präsentiert sich radiologisch als bandförmige Aufhellung, die *sog. Trümmerfeldzone.* In diesem Bereich kommt es leicht zu Frakturen bei minimaler Belastung. Radiologisch sieht man an den Metaphysenrändern schnabelartig konfigurierte Knochentrümmer, das sog. *„corner sign".* Im Ausheilungsstadium stellt sich

das Bild der *Pseudodoppelepiphyse* dar. Ein weiteres wichtiges Röntgenzeichen des Skorbuts bei Kindern sind *Periostverknöcherungen,* zum Teil beträchtlichen Ausmaßes infolge der erwähnten subperiostalen Blutungen. Die daruntergelegene Kortikalis ist zumeist atrophisch und leicht brüchig. *Differentialdiagnostisch* ist in erster Linie an ein Battered-child-Syndrom zu denken.

Literatur (Periostosen)

Arlart I, Bargon G (1981) Periostale Knochenneubildungen bei Colitis ulcerosa im jugendlichen Alter. Röfo 135: 577

Bhate DV, Chandrasekhar H, Greenfield GB et al. (1980) Secondary hypertrophic osteoarthropathy associated with excavating pulmonary metastases from squamous cell carcinoma of the cervix. Case report 126. Skeletal Radiol 5: 258

Glickstein M, Neustadter DO, Dalinka M et al. (1986) Periosteal reaction in systemic lupus erythematosus. Skeletal Radiol 15: 610

Joseph B, Chacko V (1985) Acro-osteolysis associated with hyertrophic pulmonary osteoarthropathy and pachydermoperiostosis. Radiology 154: 343

Lubach D, Freyschmidt J (1981) Das EMO-Syndrom. Hautarzt 32: 91

Lubach D, Freyschmidt J, Bolten D (1981) Pachydermoperiostose (Touraine-Solente-Golé). Z Hautkrankh 56: 175

Moule B, Grant MC, Boyle IT, May H (1970) Thyroid acropachy. Clin Radiol 21: 329

Schawarby K, Ibrahim MS (1962) Pachydermoperiostitis. A rewiev of the literature and report of four cases. Br Med J 1: 763

Torres-Reyes E, Staple TW (1970) Roentgenographic appearance of thyroid acropachy. Clin Radiol 21: 95

Uehlinger E (1942) Hyperostosis generalisata mit Pachydermie (Idiopathische familiäre generalisierte Osteophytose Friedreich-Erb-Arnold). Virchows Arch [Pathol Anat] 308: 396

8 Sonstige Erkrankungen

8.1 Trophische, nichtsystemische Störungen an Händen und Füßen mit Akroosteolysen

Narbige und stricturierende Veränderungen an den Akren von Fingern und Zehen ziehen – je nach Ausprägung – eine Minderung der peripheren Durchblutung nach sich. Ist die Knochendurchblutung stärker beeinträchtigt, können sich Osteolysen z.B. der Processus unguiculares der Zehen und Endphalangen einstellen. Die auslösenden Ursachen sind zumeist chronisch-traumatischer Natur (s. unten). Akute traumatische Einwirkungen, z.B. durch Hitze, Frost oder elektrische Unfälle, sind vergleichsweise eher selten. Der Pathomechanismus von Akroosteolysen bei systemischen Erkrankungen mit peripheren Durchblutungsstörungen (z.B. progressive Sklerodermie, hypertrophische Osteoarthropathie; Tabelle 8.1) ist letztendlich derselbe wie bei nichtsystemischen Ursachen: wird beim permanenten Knochenumbau (Remodeling) den funktionellen Hauptakteuren, nämlich den Osteoklasten und Osteoblasten, die Ernährung abgeschnitten, so kommt es immer zu einer negativen Bilanz mit Schwund des Knochens.

Zwei Krankheitsbilder mit nichtsystemischer Ursache von Akroosteolysen und mit auffälligen akralen Haut- und Unterhautveränderungen seinen im folgenden dargestellt.

Das Ainhum-Syndrom (Dactylolysis spontanea)

Bei diesem Krankheitsbild kommt es durch hyperkeratotische Veränderungen an den Zehen mit Einschnürung des Weichteilmantels zu Zirkulationsstörungen und -unterbrechungen der akralen Zehenabschnitte, die reaktionslos verschwinden (Abb. 8.1). Beobachtet wird die Erkrankung vor allem bei Menschen, die überwie-

Tabelle 8.1. Wesentliche Ursachen von Akroosteolysen durch systemische Erkrankungen, die mit dermatologischen Veränderungen assoziiert sein können

---

– Trophisch (vaskulär, neurogen)
  Raynaud-Syndrom
  Sklerodermie, Sharp-Syndrom
  Epidermolysis bullosa
  Kongenitale ichthyosiforme Erythrodermie
  Mutilierende palmoplantare Keratodermie
  Werner-Syndrom
  Fabry-Erkrankung
  Akrodermatitis chronica
  Neurolues, Syringomyelie, Lepra
  Hyperostose mit Pachydermie (Uelinger-Syndrom)
  Bei septischem Schock
  Bei hypertrophischer Osteoarthropathie
– Gorlin-Goltz-Syndrom
– Sarkoidose
– Psoriasis
– Gicht
– Tumoren (Metastasen)

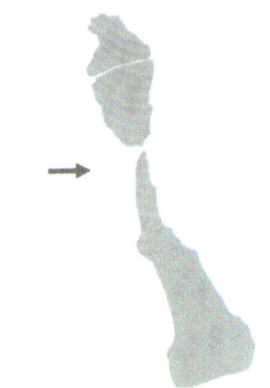

Abb. 8.1. Ainhum-Zehe. *Pfeil:* grobe Einschnürfurche, ähnlich wie bei der mutilierenden palmoplantaren Keratodermie (s. Abb. 1.17). Der Pathomechanismus der Entstehung von reaktionslosen Osteolysen mit zuckerhutartiger Zuspitzung des betroffenen Knochens ist bei beiden Erkrankungen identisch

gend oder ausschließlich barfuß gehen, wie z.B. die schwarzhäutigen Menschen in Westafrika und anderen warmen Klimazonen. In Nigeria haben 2% der Bevölkerung ein Ainhum-Syndrom. Beobachtet wird die Erkrankung aber auch in Westindien sowie in Zentral- und Südamerika. Hauptmanifestationsalter sind die 4. und 5. Lebensdekade, es sind aber auch schon voll ausgeprägte Bilder bei Kindern festgestellt worden. Die Akren der Zehen sind extrem hyperkeratotisch und atrophisch, in der Regel bilateral. Sekundäre Infektionen in diesen schlecht durchbluteten Akren sind nicht selten und fördern sicherlich die akroosteolytischen Veränderungen. Insgesamt haben etwa 80% der Patienten Schmerzen in den befallenen Zehen.

Akroosteolysen bei Gitarren- und Geigenspielern

Vor allem Berufsgitarrenspieler und Violinisten bekommen bei permaneter Traumatisierung der Fingerakren durch die Instrumentsaiten zunächst kleinere Ulzerationen an den jeweils betroffenen Fingern, die schwer heilen. Allmählich stellen sich narbige und hyperkeratotische Veränderungen ein. Die Ulzerationen rezidivieren je nach Belastung und so setzt sich der Prozeß fort bis hin zu einer besonders schweren strikturierenden Atrophie der Akren. Wir selbst konnten in Oberösterreich einen Zitherspieler beobachten, bei dem an den belasteten Fingern extreme narbig-ulzeröse und hyperkeratotische Veränderungen zu sehen waren, die Akren bestanden aus einer brettharten Platte. Röntgenologisch waren die Processus unguiculares reaktionslos verschwunden.

Literatur

Bertoli CL, Stassi J, Rifkin MD (1984) Ainhum – an unusual presentation involving the second toe in a white male. Skeletal Radiol 11: 133
Destouet JM, Murphy WA (1981) Guitar player acroosteolysis. Skeletal Radiol 6: 275

8.2 Sudeck-Syndrom

Synonyme: Sudeck-Knochenatrophie, „reflex sympathetic dystrophy syndrome"

> Schwellung der betroffenen Extremitäten, livide glänzende Haut, Hyperhidrose, Schmerzen.
> **Röntgen:** fleckige gelenknahe Osteoporose.

Die Erkrankung wird im Rahmen dieses Buches nur kurz besprochen, da die dermatologischen Erscheinungen sozusagen nicht fachspezifisch sind und eigentlich zum medizinischen Allgemeinwissen gehören. Nicht selten kommen aber Patienten mit einer Sudeck-Hand oder einem Sudeck-Fuß in die dermatologische Sprechstunde.

Der Erkrankung liegt eine multifaktoriell bedingte trophische Störung mit Beteiligung des Weichgewebsmantels und des Knochens an einer Extremität oder einem ihrer Abschnitte zugrunde.

Auslösender Faktor ist ein starker Schmerz, der allerdings nicht unbedingt in der von einem Morbus Sudeck befallenen Extremität lokalisiert sein muß. So sind Fälle beobachtet worden, bei denen ein extremer Zahnschmerz, ein Vernichtungsschmerz bei Herzinfarkt oder starke regionale Schmerzen bei Herpes zoster ein Sudeck-Syndrom ausgelöst haben. Häufigste Ursachen sind allerdings nach wie vor traumatische Frakturen in den befallenen Skelettabschnitten, schmerzhafte Inmobilisationen, z.B. durch einen zu engen Gips etc. Nach Ansicht von Blumberg (1988) werden die Sudeck-Symptome von mikrozirkulatorischen Störungen verursacht, die durch eine Dysfunktion sympatischer Vasokonstriktorneurone ausgelöst werden. Darauf bauen auch die erfolgversprechenden Therapieansätze mit Sympathikolyse (z.B. Grenzstrangblockade, Verhinderung der Freisetzung von Noradrenalin aus den Varikositäten der Vasokonstriktorneurone durch i.v.-Gabe von Guanetidin unter Blutleere). Im wesentlichen müssen 6 Kriterien erfüllt sein, um ein Sudeck-Syndrom anzunehmen:

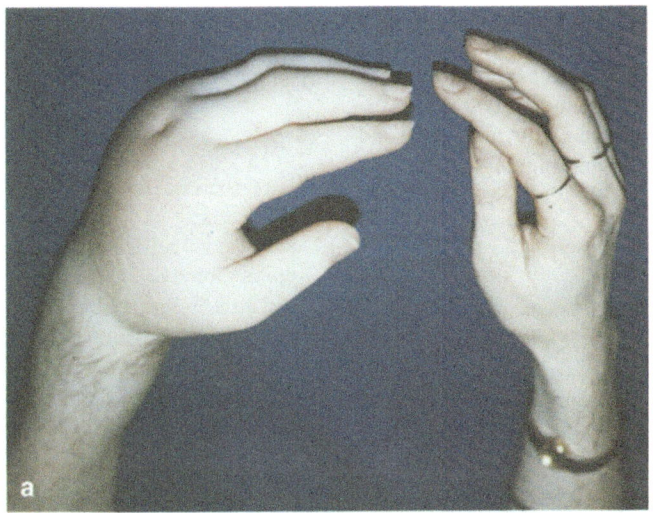

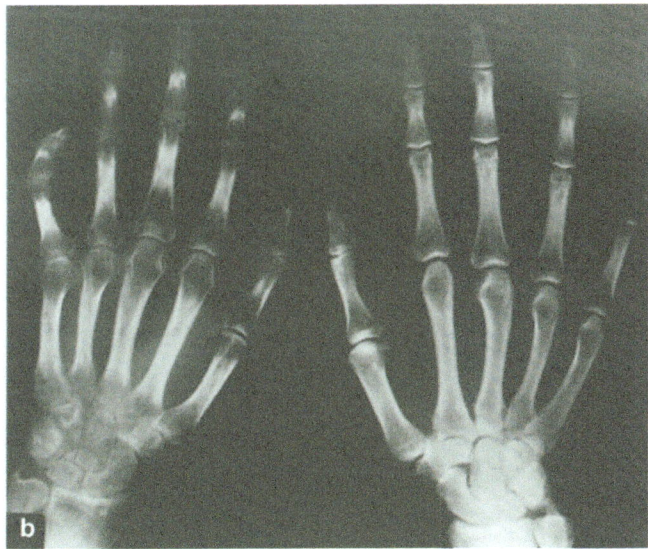

Abb. 8.2 a, b. Sudeck-Syndrom. Massive Weichgewebs-schwellung mit livid-verfärbter glänzender Haut (**a**). Klinisch erhebliche Schmerzen und Hypersensibilität sowie Hyperhidrosis. Im Röntgenbild (**b**) grobe fleckige gelenknahe Osteoporose links

1. Schmerzen und Hypersensibilität in einer Extremität oder einer ihrer Abschnitte,
2. Weichgewebsschwellung,
3. vasomotorische Instabilität (Hyperhidrosis),
4. fleckige Osteoporose im Röntgenbild,
5. reduzierte motorische Funktion,
6. trophische Hautveränderungen, wozu livide Verfärbung, glänzende Haut (Abb. 8.2 a) gehören.

Die *klinische Symptomatik* kann sehr dramatisch mit bohrenden und kaum mit Pharmaka zu beherrschenden Schmerzen sein.

Im *Röntgenbild* sieht man in frühen Stadien der Erkrankung (zumeist 3–4 Wochen nach klinischem Beginn) eine mehr fleckige gelenknahe Entkalkung (Abb. 8.2 b), in der Regel begleitet von einer deutlich erkennbaren Weichteilschwellung. Im weiteren Verlauf setzt schließlich eine gleichmäßige Atrophie von Spongiosa und Kompakta ein, die nach Wochen und Monaten in die sog. Sudeck-Endatrophie einmündet. Klinisch imponieren dabei eine weitgehende Atrophie von Haut und Muskulatur mit schmerzloser Bewegungseinschränkung der Gelenke und Fehlstellungen.

Literatur

Blumberg H (1988) Zur Enstehung und Therapie des Schmerzsyndroms bei der sympathischen Reflexdystrophie. Der Schmerz 2: 125

Genant HK, Kozin F, Bekerman C. et al. (1975) The reflex sympathic dystrophy syndrome. Radiology 117: 21

8.3 Lipoatrophischer Diabetes mellitus

Synonym: Generalisierte Lipodystrophie

Kongenital: Gigantismus, Diabetes mellitus, Hirsutismus, Totenkopf-Facies, Acanthosis nigricans.
Röntgen: vorzeitiger Epiphysenfugenschluß, epimetaphysäre Sklerosen; fokale Osteolysen an Röhrenknochen.
Akquiriert: Fehlendes subkutanes Fettgewebe, Patienten frieren leicht, Knochendichteerhöhung, Kompaktaverdickung, prominente metaphysäre Sklerose.

Definition

Es handelt sich um ein – vorerst – seltenes Krankheitsbild, das sich im wesentlichen durch ein Fehlen von Fettgewebe auszeichnet und das mit verschiedenen Skelett- und Hautveränderungen einhergehen kann. Es wird eine kongenitale von einer akquirierten Form unterschieden.

Allgemeine Klinik, Dermatologie und Radiologie

Die Terminologie lipoatrophischer Veränderungen ist in Dermatologie und Radiologie uneinheitlich, was möglicherweise damit zusammenhängt, daß bisher nur sehr wenige Fälle beschrieben wurden und eine klare Klassifikation noch nicht möglich war. Wir halten uns im folgenden an die in der Definition enthaltene Gliederung in eine angeborene und eine akquirierte Form. Beiden Formen ist gemein, daß die Patienten ein Insulindefizit haben. Möglicherweise liegt darin die pathogenetische Initialzündung.

Kongenitale Form

Dieses Krankheitsbild ist autosomal rezessiv und zeichnet sich durch ein Fehlen von Fettgewebe aus, kombiniert mit Gigantismus und der Entwicklung eines insulinresistenten Diabetes mellitus und einer Hypertriglyzeridämie in der 2. Lebensdekade. Des weiteren imponieren eine Prominenz der Skelettmuskeln, eine Viszerome-

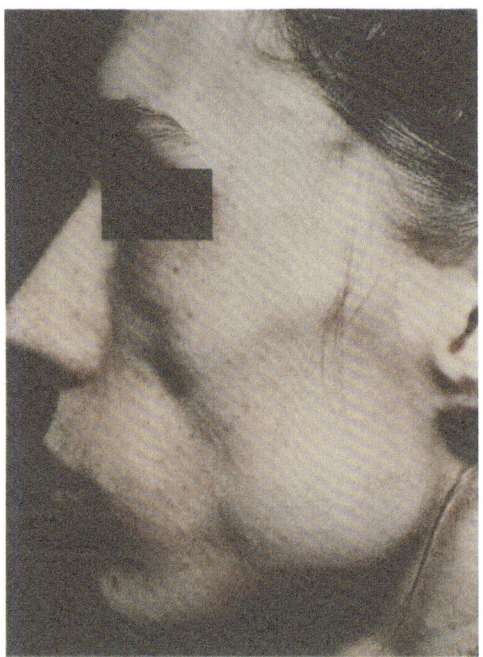

Abb. 8.3. Lipoatrophischer Diabetes mellitus mit typischer „Totenkopf"-Facies

galie, bei Frauen ein Hirsutismus. Äußerlich fallen die Patienten infolge des fehlenden subkutanen Fettes durch eine *totenkopfartige Facies* auf (Abb. 8.3). Schon früh entwickeln sich *Acanthosis nigricans-ähnliche pigmentierte Hautveränderungen*, aus denen sich eine echte Acanthosis nigricans entwickeln kann. Dabei imponieren die Hautphänomene als schmutzigbraun bis graupigmentierte, papillomatös-keratotische Hautveränderungen, die jucken können und Hals, Axillen, Inguinalregion und Füße bevorzugen. Die Extremitäten werden in der Regel ausgespart. Am Skelett imponieren röntgenologisch *pathologische Sklerosierungen um die vorzeitig geschlossenen Epiphysenfugen.* In den großen und kleinen Röhrenknochen können fokale Osteolysen vorkommen, die bei langstreckiger Ausdehnung wie lytische fibrösdysplastische Herde imponieren (Fleckenstein et al. 1992). In den lytischen Arealen können MR-tomographisch Spiegelbildungen (Flüssigkeit statt Markfettgewebe?) nachgewiesen werden (Fleckenstein et al. 1992).

Akquirierte Form

Diese Form wird überwiegend bei Frauen beobachtet und kann initial mit Infektionen (z.B. Mumps oder Keuchhusten) assoziiert sein. Die Patienten leiden unter einem schwer einstellbaren Diabetes mellitus (Typ II). Sehr früh kommt es zum völligen Fehlen von subkutanem Fettgewebe, überwiegend im Gesicht und am Oberkörper sowie im Retroperitoneal- und Beckenbereich. Am Unterkörper kann sich sogar eine Zunahme des subkutanen Fettpolsters einstellen. Die Patientinnen haben gelegentlich Menstruationsstörungen und leiden unter intellektuellen Defiziten. Offensichtlich infolge des fehlenden subkutanen Fettgewebes frieren sie leicht.

Radiologisch fällt bei Aufnahmen des Abdomens das völlige Fehlen von Fettlinien auf, so daß eine Organdifferenzierung im Retroperitonealbereich und im Becken nicht möglich ist. Am Skelett findet man eine *Erhöhung der Knochendichte* und *Kompaktaverdickung* sowie eine *prominente metaphysäre Sklerose*. Wahrscheinlich sind diese Veränderungen als Antwort der Osteoblasten auf eine Reduktion des Fettes im Knochenmark zu verstehen. Es kommen auch kleine metaphysäre Zysten vor, möglicherweise bedingt durch umschriebene Zonen mit Hypervaskularität.

Literatur

Fleckenstein JL, Garg A, Bonte FJ et al. (1992) The skeleton in congenital, generalized lipodystrophy: evaluation using whole body radiographic surveys, magnetic resonance imaging and technetium-99m bone scintigraphy. Skeletal Radiol 21: 381

Gold RH, Steinbach HL (1967) Lipoatrophic diabetes mellitus (generalized lipodystrophy); roentgen findings in two brothers with congenital disease. Am J Roentgenol 101: 884

Guell-Gonzalez JR, De Acosta OM, Alavez-Martin E et al. (1971) Bone lesions in congenital generalized lipodystrophy. Lancet 2: 104

Reed WB, Dexter R, Corley C, Fish C (1965) Congenital lipodystrophic diabetes with acanthosis nigricans: Seip-Lawrence syndrome. AMA Arch Dermatol 91: 326

Sebrechts CH, Garvey WT, Sartoris DJ et al. (1987) Lipoatrophic diabetes mellitus (generalized lipodystrophy). Case report 417. Skeletal Radiol 16: 320

Wesenberg RL, Gwinn JL, Barnes GR Jr (1968) The roentgenographic findings in total lipodystrophy. Am J Roentgenol 103: 154

8.4 Pankreatische Haut- und Skelettveränderungen

> Weiche erythematöse subkutane Knoten, ähnlich wie bei Erythema nodosum, aber ubiquitär; arthritisähnliche Gelenkbeschwerden.
> **Röntgen:** kleine Osteolysen in Spongiosa, auch Kompakta, mit Periostreaktionen (Osteomyelitisbild), Knochenmarkinfarkte, Knochennekrosen.

Exzessive Akkumulationen von Lipase im Serum können eine Hydrolyse von Neutralfett in Fettzellen und eine sekundäre Entzündung mit konsekutiver Nekrose auslösen. Betroffen ist nicht nur das Fett des Knochenmarks, sondern auch das subkutane Fettgewebe. Als auslösende Faktoren gelten die akute und rezidivierende Pankreatitis, als Initialzündung kommt aber auch ein exokrin aktives Azinarzellkarzinom des Pankreas in Frage (Radin et al. 1986). In letzterem Fall findet sich eine ausgesprochene Prävalenz für ältere Männer mit der klinischen Symptomatik von Fieber, Leukozytose und Eosinophilie. Bei der Pankreatitis treten subkutane Fettgewebsnekrosen und Knochenveränderungen etwa 14 Tage bis 3 Wochen nach dem pankreatitischen Ereignis ein.

Klinisch-dermatologisch fallen weiche erythematöse subkutane Knoten auf, die leicht mit einem Erythema nodosum (s. Abb. 3.6.4 a) verwechselt werden können. Letzteres tritt bekannterweise bevorzugt an den Unterschenkeln und Unterarmen auf, während die subkutanen Fettnekrosen generalisiert verteilt sind. Bei stärkerer Einschmelzung können die knotenförmigen Veränderungen aufbrechen, und es entleert sich steriles cremiges Material, das Fettkügelchen enthält.

Finden sich Fettgewebsnekrosen in Gelenknähe, können sich klinisch arthritisähnliche Bilder entwickeln mit einer Bevorzugung der oberen Sprunggelenkregion, der Knie, der kleinen Gelenke der Hände und Füße, der Ellenbogen und der Karpi. Hinter den Symptomen steckt weniger eine Synovitis als vielmehr die schmerzhafte Nekrose gelenknaher Fettgewebspartien.

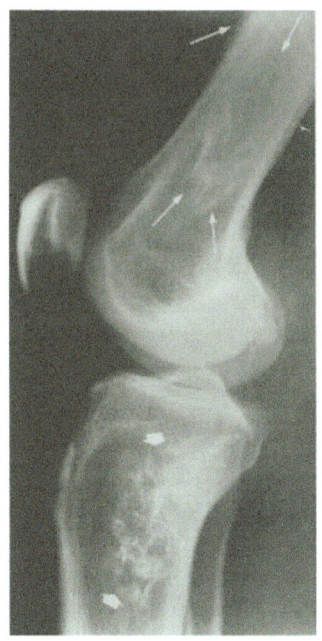

Abb. 8.4. Typische Knochenmarkinfarkte in distalem Femur und proximaler Tibia (bilateral-symmetrisch), erkennbar an irregulären – dystrophen – Verkalkungen (*Pfeile in den Knochen*). Die auf die Kortikalis des distalen Femurs zeigenden *Pfeile* markieren zarte Periostverkalkungen. Klinisch rezidivierende Pankreatitiden

Das *radiologische Bild* pankreatischer Skelettveränderungen ist sehr bunt. Es können *kleine Osteolysen* in der Spongiosa, aber auch in der Kompakta auftreten, die man mit Herden bei Plasmozytom verwechseln kann. Sie liegen überwiegend distal der Knie- und Ellenbogengelenkregion. Interessanterweise finden sich diese Osteolysen häufig unter den subkutanen Fettgewebsnekrosen. Gelegentlich sind *begleitende Periostverknöcherungen* (Abb. 8.4) feststellbar. Dadurch entstehen osteomyelitisähnliche Bilder.

Weitere nekrotische Veränderungen im Knochenmark äußern sich in multiplen *Knochenmarkinfarkten* (Abb. 8.4). Diese zeichnen sich durch girlandenförmig konfigurierte sklerotische Inseln im Knochenmarkbereich aus, zumeist in der Mitte gelegen, mit einer Bevorzugung der distalen Femur- und proximalen Tibiametaphysen. Von kalzifizierenden Enchondromen lassen sie sich dadurch abgrenzen, daß sie einen zumeist durchgehenden sklerotischen

Randsaum besitzen, der einer dystrophen Kalzifikation entspricht und daß sie keine lakunären Erosionen (sog. Scaloppingphänomen) an der Kortikalis verursachen.

Neben Knochenmarkinfarkten gibt es bei Patienten mit chronisch-rezidivierender Pankreatitis (insbesondere der alkoholinduzierten) *Hüftkopfnekrosen.*

Literatur

Bennett R, Petrozzi J (1975) Nodular subcutaneous fat necrosis. Arch Dermatol 111: 896

Gibson TJ, Schumacher HR, Pascual E, Brighton C (1975) Arthropathy, skin and bone lesions in pancreatic disease. J Rheumatol 2: 7

Haller J, Greenway G, Resnick D et al. (1989) Intraosseous fat necrosis associated with acute pancreatitis: MR imaging. Radiology 173: 193

Radin DR, Colletti PM, Forrester DM et al. (1986) Pancreatic acinar cell carcinoma with subcutaneous and intraosseous fat necrosis. Radiology 158: 67

Simkin P, Brunzell J, Wisner D et al. (1983) Free fatty acids in the pancreatic arthritis syndrome. Arthritis Rheum 26: 127

Smukler N, Schumacher H, Pascual E et al. (1979) Synovial fat necrosis associated with ischemic pancreatic disease. Arthritis Rheum 22: 547

Tannenbaum H, Anderson L, Schur (1975) Association of polyarthritis, subcutaneous nodules, and pancreatic disease. J Rheumatol 2: 14

Wilson H, Askari A, Neiderhiser D et al. (1983). Pancreatitis with arthropathy and subcutaneous fat necrosis. Arthritis Rheum 26: 121

8.5 Interstitielle Kalzinosen

Interstitielle Verkalkungen können auf dem Boden nekrotischer Gewebsveränderungen entstehen, denn nekrotisches Weichgewebe mit verändertem pH stellt einen potentiellen „Kalziumfänger" dar. Das Ursachenspektrum von kutanen und subkutanen Nekrosen ist breit und reicht vom banalen Trauma bis zur Vaskulitis, insbesondere bei Kollagenosen. Ein anderer Entstehungsmechanismus kutaner und subkutaner interstitieller Kalzinosen ist eher biochemischer Natur: Liegt das Kalziumphosphatprodukt über 70, kommt es zu Kalziumphosphatausfällungen in den Weichgeweben, insbesondere um die Gefäße und periartikulär, kutan und subkutan. Solche Zustände werden bei generalisierten Osteopathien, insbesondere beim primären und sekundären Hyperparathyreoidismus, bei Vitamin-D-Intoxikationen beobachtet. Auch Überschreitungen des Löslichkeitsprodukts, z.B. von Kalziumkarbonat oder Kalziumoxalat, können im Endeffekt das gleiche Phänomen auslösen.

Die Nomenklatur interstitieller Kalzinosen ist sehr uneinheitlich, besonders auf dem Gebiet der Dermatologie einerseits und dem der Osteologie andererseits. Wir wollen uns im folgenden mehr an der internationalen Nomenklatur orientieren und einige wesentliche primäre interstitielle Kalzinosen besprechen, da solche Krankheitsbilder im allgemeinen weniger bekannt sind als z.B. die sekundäre (symptomatische) interstitielle Kalzinose, wie sie bei hyperkalzämischen Zuständen auftritt (Calcinosis metastatica). In diesem Zusammenhang sei erwähnt, daß die morphologischen Erscheinungen interstitieller Kalzinosen an Haut und Unterhaut relativ uniform sind und sich bei primärer und sekundärer interstitieller Kalzinose kaum unterscheiden.

Zirkumskripte Kalzinose

Die Ursache der Erkrankung ist in etwa 60% der Fälle nicht geklärt, in 40% findet sich eine Assoziation mit einer Sklerodermie, einer Dermatomyositis oder einer Raynaud-Erkrankung (im Sinne eines Thiebièrge-Weissenbach-Syndroms). Klinisch-chemisch nachweisbare Störungen im Kalziumphosphatstoffwechsel werden nicht beobachtet. Augenscheinlich sind

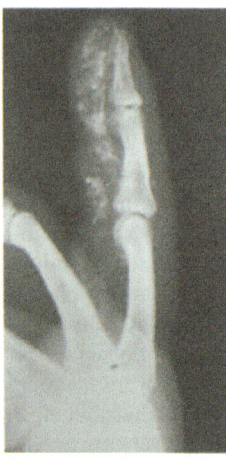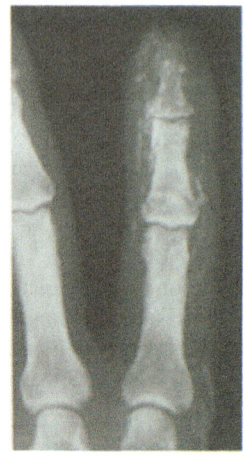

Abb. 8.5. Zirkumskripte Kalzinose im linken Zeigefinger. 48 Jahre alte, sonst gesunde Frau. Auf Druck entleert sich gelegentlich eine weißlich-gräuliche „matschige" Substanz

Frauen höheren Alters für eine Calcinosis circumscripta prädisponiert (Abb. 8.5). Klinisch imponieren an einer oder mehreren Fingerbeeren (Akrokalzinose) harte, körnige, weiß durchschimmernde Einlagerungen, über denen die Haut verdünnt ist. Solche Kalkdepots können nach außen durchbrechen, wobei sich eine weißlich-gräuliche „matschige Substanz" entleert.

Universelle Kalzinose

Auch hier ist bei einem Großteil der Fälle die Ätiologie unbekannt. Das Krankheitsbild tritt überwiegend bei Kindern und jungen Erwachsenen auf. In 30–40% der Fälle kennt man eine Assoziation mit Kollagenosen (Thiebièrge-Weissenbach-Syndrom, s. Abb. 2.1 e, f). Die klinisch-chemischen Befunde der Patienten sind normal. Die Kalzifikationen treten disseminiert als dünne Plaques unterschiedlicher Größe und Dicke in der Haut und Unterhaut auf (insbesondere in druckexponierten Körperpartien wie Fingerbeeren, Fußsohlen etc.), es werden allerdings auch Kalzifikationen zwischen den tiefen Muskeln und periartikulär beobachtet. In ausgeprägten Fällen kann es sekundär zu Muskelatrophie und Kontrakturen mit entsprechenden Deformitäten der Extremitäten kommen. Dermatologisch imponieren multiple Kalkeinlagerungen in Form harter weißer Papeln, die häu-

fig von einer entzündlichen Hautreaktion umgeben sind. Wie bereits erwähnt, gibt es auch regelrechte plaqueförmige Formationen. Es kann zu Perforationen mit nachfolgender Ulzeration kommen, ähnlich wie bei der zirkumskripten Kalzinose. Röntgenologisches Korrelat sind amorphe Kalzifikationen, die zum Teil beträchtliche Ausmaße vor allem im Unterhautgewebe erreichen können.

Pseudotumoröse interstitielle Kalzinose (Teutschländer)

Die pseudotumoröse Kalzinose („tumoral calcinosis") ist als seltene, häufig familiäre Erkrankung charakterisiert, die mit kalziumhaltigen Weichgewebsformationen einhergeht und gewöhnlich um große Gelenke lokalisiert ist. Teutschländer beschrieb 1935 diese Entität unter dem Begriff „progressive Lipogranulomatose der Muskulatur". Während im deutschsprachigen Raum zu Recht das Attribut „pseudotumorös" benutzt wird, ist in der angloamerikanischen Nomenklatur das Attribut „tumoral" gebräuchlich.

Pathologisch-anatomisch findet sich in frühen Stadien eine noch weiche, später feste Weichgewebsmasse, die ein Gewicht von 3–4 kg erreichen kann. In der Regel besitzt sie eine derbe umgebende Kapsel, nur selten findet sich eine Infiltration der angrenzenden Muskeln und der Haut. Die Schnittfläche ist gelblich oder schmutzigweiß und mutet aufgrund eines multizystischen Aufbaus honigwabenartig an. Zwischen den einzelnen Zysten liegen zum Teil ziemlich derbe und bis zu 2,5 cm dicke Septen. In den Zysten beobachtet man weiße bis grauweiße, flüssige oder bröckelige verkalkte Formationen, die chemisch Kalziumphosphat und/oder Kalziumkarbonat zuzuordnen sind. Der Begriff Lipogranulomatose leitet sich von dem mikroskopischen Befund einer Lipideinlagerung in den Wänden ab. Die beschriebenen Weichgewebsformationen können auch metaplastisch verknöchern.

Die Ätiologie und Pathogenese der pseudotumorösen interstitiellen Kalzinose ist letztendlich unbekannt, eine familiäre Häufung kann aber als erwiesen erachtet werden. Sehr häufig findet man eine Hyperphosphatämie bei Normokalzämie und eine reduzierte renale Ausscheidung von Phosphat (Lufkien et al. 1980). Die Hyperphosphatämie erklärt allerdings nicht allein die Tatsache, daß sich die pseudotumorösen Weichgewebsverkalkungen fast ausschließlich um die großen Gelenke und hier insbesondere um Schulter, Hüfte und Ellenbogen antreffen lassen und daß sich in anderen Weichgewebsstrukturen, z.B. in viszeralen Organen, keine Kalkablagerungen finden.

Die Patienten sind wie bei der universellen Kalzinose jung (1. und 2. Lebensdekade), obwohl grundsätzlich Menschen aller Altersklassen befallen werden können. Im Gegensatz zur universellen Kalzinose sind Kalkeinlagerungen in der Haut und Unterhaut eher selten. Wenn sie auftreten, finden sich keine Unterschiede. Die pseudotumorösen Massen beeinträchtigen die Patienten relativ wenig; nur selten kommt es zu Nervenkompressionen und noch seltener zu Arrosionen der daruntergelegenen Skelettabschnitte. Die Beweglichkeit der Gelenke, über denen die Massen liegen, ist eingeschränkt. Wenn die pseudotumorösen Massen nach außen perforieren, hinterlassen sie Fisteln, die sich infizieren können. Das Krankheitsbild schreitet insgesamt nur langsam fort.

Röntgenologisch ist die klassische pseudotumoröse Kalzinose durch eine nach außen zu klar abgrenzbare, multinoduläre kalzifizierte Masse charakterisiert, die überwiegend auf der Streckseite der großen Gelenke wie Hüfte, Ellenbogen und Schulter gelegen ist. Weitere Lokalisationen sind die Glutäal- und Oberschenkelregion. Im Hand- und Kniebereich kommt die pseudotumoröse Kalzinose offensichtlich nicht vor. Ein bilaterales Auftreten ist häufig. Sind die Kalzifikationen noch flüssig, stellen sich Spiegelphänomene ein.

Über das kombinierte Auftreten von tumorösen Kalzinosen mit *pseudoxanthoma-elasticum-ähnlichen Veränderungen* (Degeneration der elastischen Bindegewebsfasern mit Kalziumeinlagerung in der Haut, Gefäßverkalkungen und gefäßähnlichen Streifen in der Retina), ferner mit diffusen feinen Knochenmarkkalzifikationen an den langen Röhrenknochen und in der Calvaria, begleitet von periostalen Knochenneubildungen, bei 5 Patienten berichteten Martinez et al. (1990). Drei der Patienten waren miteinander verwandt (sämtlich männlich, 10, 58, 53 Jahre alt). Die beiden anderen nicht mitein-

ander verwandten Patienten waren 30 und 77 Jahre alt. Bei 3 Patienten waren die beschriebenen Kombinationen unterschiedlich ausgeprägt, bei 2 Patienten bestand zusätzlich noch eine Chondrokalzinose bzw. Pseudogicht. Die Kalzifikationen im Markraum, besonders gut im CT nachweisbar und im Szintigramm massiv anreichernd, werden auch als *Diaphysitis* bezeichnet.

Clarke et al. (1984) beschrieben eine Diaphysitis anhand des Kriteriums von Kalkeinlagerungen in den großen Röhrenknochen in Kombination mit Hyperphosphatämie bei 3 Kindern. Gleichzeitig bestanden ausgeprägte Periostveränderungen, die insgesamt das Bild einer Osteomyelitis vortäuschten.

Literatur

Bishop AF, Destouet JM, Murphy WA et al. (1982) Tumoral calcinosis: case report and review. Skeletal Radiol 8: 269

Clarke E, Swischuk LE, Hayden CK (1984) Tumoral calcinosis, diaphysitis, and hyperphosphatemia. Radiology 151: 643

Feldman ES, Dalinka MK, Schumacher HR (1981) Diffuse soft tissue calcification in tumoral calcinosis. Skeletal Radiol 7: 33

Harkess JW, Peters HJ (1967) Tumoral calcinosis. A report of six cases. J Bone Joint Surg [Am] 49: 721

Lufkin EG, Wilson DM, Smith LH et al. (1980) Phosphorus excretion in tumoral calcinosis: Response to parathyroid hormone and acetozolamide. J Clin Endocrinol Metab 50: 648

Manaster BJ, McDowell Anderson T (1982) Tumoral calcinosis: serial images to monitor successful dietary therapy. Skeletal Radiol 8: 123

Martinez S, Vogler JB, Harrelson JM et al. (1990) Imaging of tumoral calcinosis: new oberservations. Radiology 174: 215

Sissons HA, Steiner GC, Bonar F et al. (1989) Tumoral calcium pyrophosphate deposition disease. Skeletal Radiol 18: 79

Teutschländer O (1935) Über progressive Lipogranulomatose der Muskulatur. Zugleich ein Beitrag zur Pathogenese der Myopathia osteoplastica progressiva. Klin Wochenschr 14: 541

8.6 Chrom- und Nickelallergie durch Osteosynthesematerial

Für Osteosynthesematerial werden Chrom-Nickel-Stahllegierungen verwandt, die neben Eisen verschiedene Elemente, so auch Chrom und Nickel enthalten. Dieses Material kann bei längerem Verbleib am Knochen Korrosionserscheinungen zeigen, wodurch die erwähnten Elemente freigesetzt werden. Verstärkt wird dieses Phänomen bei Infektion beobachtet. Die Allergisierungsquote ohne Infekt liegt bei etwa 2%, mit Infekt bei etwas über 10%.

An der Haut können typische Chrom-Nickel-Allergien entstehen, und zwar nicht nur über dem Osteosynthesematerial, sondern ubiquitär. Das dermatologische Korrelat besteht aus einem mehr oder weniger umschriebenen Ekzem mit Streuherden.

Literatur

Hierholzer S, Hierholzer G (1984) Metallallergie als pathogenetischer Faktor für die Knocheninfektion nach Osteosynthesen. Unfallheilkd 87: 1

Sachverzeichnis

Hinweis: Dermatologische und radiologische Leitsymptome sind nur partiell in diesem Sachverzeichnis aufgeführt, hingegen ausführlich und in bezug zum möglichen Krankheitsbild in den differentialdiagnostischen Tabellen (S. 3–12) aufgelistet!

---

[1] Die *halbfett kursiv* gedruckten Seitenzahlen beziehen sich auf die Seiten, auf denen das entsprechende Thema schwerpunktmäßig abgehandelt ist.

GPSR Compliance

The European Union's (EU) General Product Safety Regulation (GPSR) is a set of rules that requires consumer products to be safe and our obligations to ensure this.

If you have any concerns about our products, you can contact us on ProductSafety@springernature.com

In case Publisher is established outside the EU, the EU authorized representative is:

Springer Nature Customer Service Center GmbH
Europaplatz 3
69115 Heidelberg, Germany

The manufacturer's authorised representative in the EU is Springer
Nature Customer Service Centre GmbH, Europaplatz 3, 69115 Heidelberg,
Germany. If you have any concerns regarding our products, please
contact ProductSafety@springernature.com

Printed and bound by CPI Group (UK) Ltd, Croydon, CR0 4YY
27/04/2026
02097642-0002